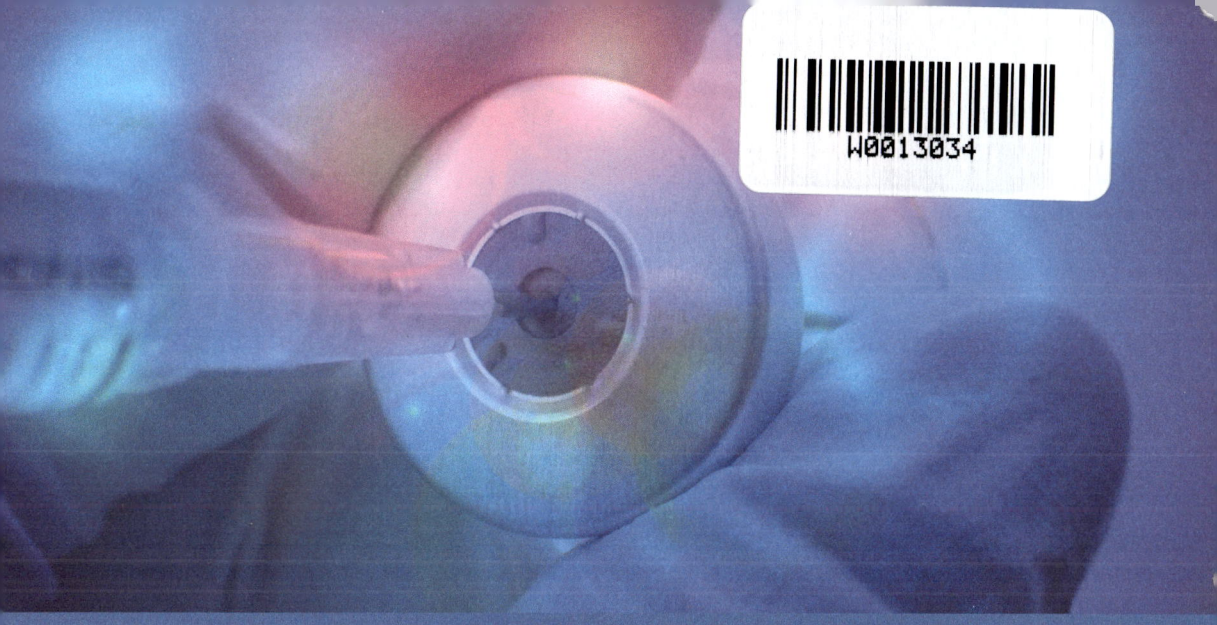

PHARMAKOLOGIE FÜR NOTFALLSANITÄTER

Medikamente aus dem Pyramidenprozess

Herausgegeben von
Prof. Dr. med. H. Hohage

1. Auflage 2016

beinhaltet 104 farbige Abbildungen

Autorenverzeichnis

Herausgeber

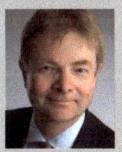

Prof. Dr. med. Helge Hohage
Zentrum für Nieren- und
Hochdruckkrankheiten Münster
Duesbergweg 128/130
48153 Münster

Autoren dieser Auflage

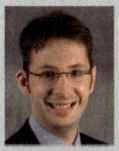

Manuel Geuen
praxisHochschule Rheine
Dutumer Straße 33
48431 Rheine

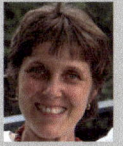

Dr. med. Katharina Hohage
Schlüterstrasse 12
48149 Münster

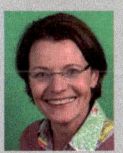

Dorothee Müssemeier, M.Sc.
Im Wiesengrund 24
53347 Alfter

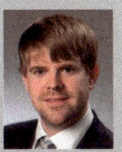

Dr. Christopher Niehues, LL.M.
HC&S AG – Healthcare
Consulting Services
Lippstädter Straße 42
48155 Münster

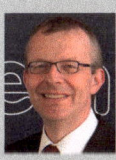

Dipl.-Pflegepäd. Alfons Osterbrink
praxisHochschule Rheine
Dutumer Straße 33
48431 Rheine

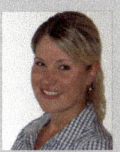

Swantje Plagemann
Evangelisches Krankenhaus Münster
Wichernstraße 8
48147 Münster

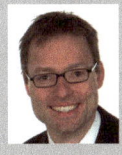

Dr. med. Wolf Rommel, LL.M.
Hamalandstr. 24
48683 Ahaus

Impressum

Herausgeber Prof. Dr. med. H. Hohage

Bibliographische Information der Deutschen Bibliothek Die Deutsche Bibliothek verzeichnet diese Publikation in der Deutschen Nationalbibliographie; detaillierte bibliographische Daten sind im Internet über http://dnb.ddb.de abrufbar.

1. Auflage 2016

ISBN 978-3-00-052929-0

Verlag LUHRI Verlags GbR
Postfach 300965
53189 Bonn
info@luhri.de
www.luhri.de

Layout/ Produktion Medien Synergie, Bonn
www.medien-synergie.de
Printed in Germany

Lektorat Andreas Schindele, Bonn

Vorwort

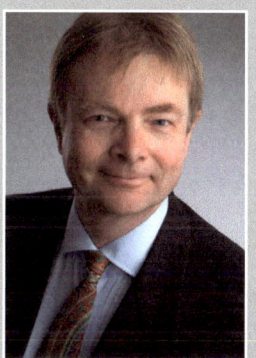

Der Gesetzgeber hat mit dem Notfallsanitätergesetz die Möglichkeit geschaffen, die präklinische Notfallversorgung in Deutschland deutlich zu verbessern. Für die Beteiligten, namentlich die Notfallsanitäter(innen), eröffnen sich damit neue, interessante Möglichkeiten und Perspektiven. Andererseits bedeutet dies aber auch eine deutlich höhere Verantwortung. Mit diesem Pharmakologiebuch für Notfallsanitäter möchten wir Ihnen ein Werkzeug an die Hand geben, dieser höheren Verantwortung gerecht zu werden.

Anhand von Leitsymptomen werden alle Medikamente besprochen, die im Pyramidenprozess für die Anwendung durch Notfallsanitäter vorgesehen sind. Ein Überblick über das jeweilige klinische Bild soll Ihnen helfen, die Zusammenhänge besser erkennen zu können. Eingearbeitet wurden auch, sofern vorhanden, aktuelle Leitlinien, insbesondere die aktualisierten Leitlinien des ERC aus dem Jahr 2015.

Einige Formulierungen mögen Ihnen an der einen oder anderen Stelle vielleicht etwas „unwissenschaftlich" oder gar banal vorkommen.

Wichtiger als eine wissenschaftliche Ausdrucksweise sollte aber sein, dass Sie Zusammenhänge erkennen und das Gelernte besser behalten und anwenden können.

Komplettiert wird dieses Buch durch Checklisten, die Sie in Ihrem Alltag im Rettungsdienst unterstützend begleiten.

Mein besonderer Dank gilt allen Mitarbeitern des LUHRI Verlages für ihren großen und unermüdlichen Einsatz bei der Erstellung dieses Buches sowie meiner Frau, die bei Schreibblockaden immer ein Stück Schokolade zur Aufmunterung für mich bereit hielt.

Wir wünschen Ihnen viel Vergnügen beim Lesen dieses Buches und viel Erfolg bei Ihrer zukünftige Tätigkeit als Notfallsanitäter(in).

Prof. Dr. med. Helge Hohage

Inhaltsverzeichnis

6   Leitsymptom Bradykardie – Atropin 103

7   Leitsymptom Dyspnoe Teil 1 – ß2-Sympathomimetika 115

11 Herz-Kreislaufstillstand – Adrenalin 169

12 Herz-Kreislaufstillstand – Amiodaron 183

17 Schmerzen – Analgetika 267

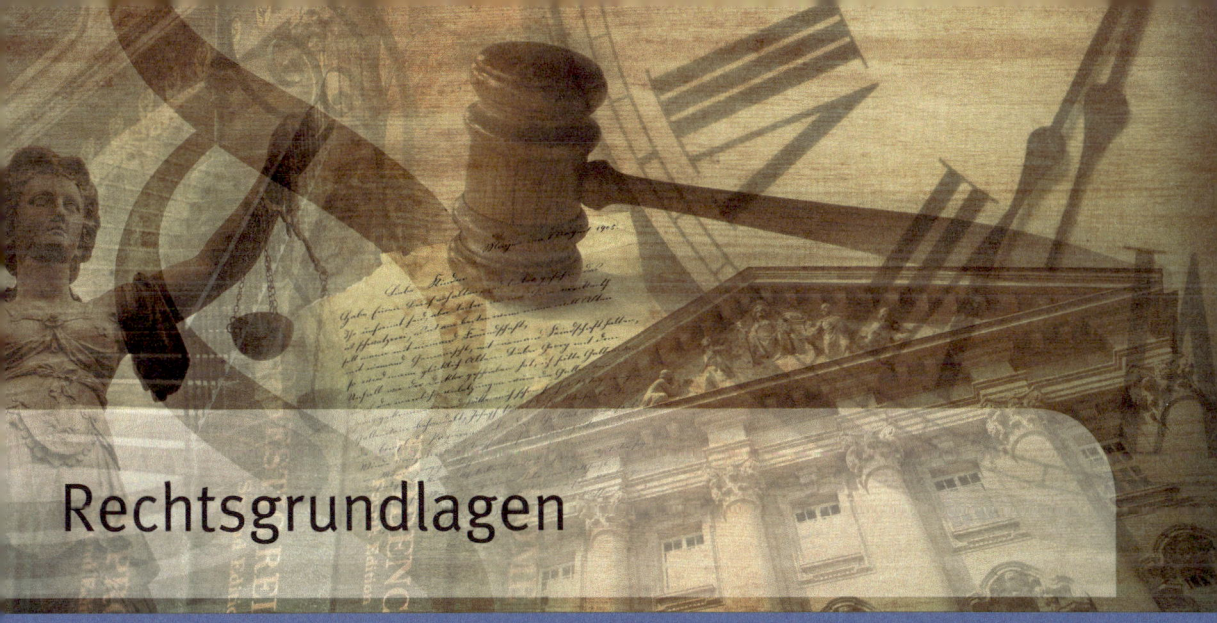

Rechtsgrundlagen

Dr. med. W. Rommel, LL.M.

Rechtsgrundlagen der medikamentösen Therapie durch Notfallsanitäter

1.1 Einleitung

Die Durchführung einer Heilbehandlung ist nach deutschem Recht ausschließlich Ärzten und – auf fachlich deutlich niedrigerem Niveau – auch Heilpraktikern gestattet (§ 1 Heilpraktikergesetz). Unter bestimmten Voraussetzungen und in eng begrenztem Rahmen dürfen auch Hebammen und Physiotherapeuten Tätigkeiten vornehmen, die heilkundliche Elemente beinhalten. Die Abgabe von Medikamenten ist zudem durch das Arzneimittelgesetz in besonderer Weise geregelt. Der Regelfall ist die Verschreibung durch einen Arzt und die Abgabe durch eine Apotheke (§§ 43 ff. Arzneimittelgesetz).

> Rettungsdienstpersonal darf nach wie vor keine selbständige Heilkunde ausüben. Trotz verschiedener Vorschläge im Rahmen des Gesetzgebungsverfahrens zum Notfallsanitätergesetz konnte sich der Gesetzgeber letztlich nicht zu dieser Lösung entschließen. Ebenso ist es weiterhin nicht zulässig, wenn Rettungsdienstpersonal Patienten Medikamente zur Eigenanwendung übergibt. Hilfe bei der Einnahme von zuvor ärztlich verordneten Medikamenten ist dagegen möglich.

Invasive und heilkundliche Maßnahmen sind daher klar von der Heilkundeausübung durch Ärzte bzw. Notärzte abzugrenzen. Der Gesetzgeber stellte von Anfang an klar, dass es sich bei heilkundlichen Maßnahmen um eine Form der vorbereitenden Mitwirkung an der notärztlichen Therapie handelt. Durch die Bezeichnung „invasive" und „heilkundliche Maßnahmen" soll ausdrücklich der Begriff der tatsächlichen Heilkunde vermieden und davon abgegrenzt werden. Grundlegend ist festzuhalten, dass es sich beim Notfallsanitätergesetz um ein Berufsausbildungs- und Zulassungsgesetz handelt. Dieses kann schon von seiner Ausrichtung her nicht die Zulässigkeit einer Heilkundeausübung durch Notfallsanitäter regeln. Zudem haben die zuvor genannten übergeordneten bundesgesetzlichen Rechtsnormen Vorrang.

1.2 Historische Entwicklung

Seit Jahrzehnten ist fachlich unbestritten, dass gerade das Rettungsdienstpersonal zur Abwendung einer konkreten Lebensgefahr der ihm anvertrauten Patienten auch einzelne lebensrettende heilkundeähnliche Tätigkeiten bzw. ärztliche Maßnahmen übernehmen und beherrschen sollte. Dies galt und gilt ausschließlich in Fällen, in denen ein zuständiger Arzt nicht rechtzeitig verfügbar ist.[1]

Welche Maßnahmen im Einzelfall auch durch Rettungsdienstpersonal beherrscht werden können und auf welcher rechtlichen Grundlage diese Maßnahmen erfolgen sollten, war bis zum Inkrafttreten des NotSanG teils heftig umstritten. 1992 veröffentlichte die Bundesärztekammer eine Stellungnahme zur sogenannten Notkompetenz.[2]

Diese blieb jedoch rechtlich unverbindlich, da die Bundesärztekammer weder eine hoheitliche Funktion innehatte, noch für Rettungsassistenten zuständig war. Diese Stellungnahme wurde fachlich wie juristisch weiterhin kontrovers betrachtet und konnte aus Sicht der Rettungsassistenten letztlich nicht wesentlich zur Rechtssicherheit beitragen. In den letzten Jahren vor Verabschiedung des Notfallsanitätergesetzes wurde gerichtlich festgestellt, dass nicht nur Beschränkungen, sondern gleichzeitig umfangreichere Handlungspflichten bestehen, als dies den Rettungsassistenten in der Aus- und Fortbildung oder durch Verlautbarungen der Arbeitgeber und leitenden Ärzte regelmäßig vermittelt worden war. In den arbeitsgerichtlichen Entscheidungen wurde unter anderem festgestellt, dass ein Rettungsassistent aufgrund seiner Garantenstellung bei Unterlassung der Gabe eines blutdrucksenkenden Medikamentes wegen unterlassener Hilfeleistung in Haftung hätte genommen werden können.[3]

In einem anderen Fall war festgestellt worden, dass ein Rettungsassistent bei Vorliegen eines Rechtfertigungsgrundes eigenständig Diazepam verabreichen darf.[4]

Die allgemeine Rechtsunsicherheit für alle am Rettungsdienst Beteiligten und organisatorisch Verantwortlichen machte eine klare gesetzliche Regelung erforderlich, wann und in welchem Umfang heilkundeähnliche Tätigkeiten von Rettungsdienstmitarbeitern übernommen werden dürfen – bzw. müssen. Dies führte zum Gesetzgebungsverfahren des Notfallsanitätergesetzes (NotSanG) in den Jahren 2012 und 2013. Das Notfallsanitätergesetz ist am 01.01.2014 in Kraft getreten.

1.3 Das Notfallsanitätergesetz (NotSanG) von 2014

Das Notfallsanitätergesetz regelt den bundeseinheitlichen Rahmen der Berufsausbildung zum Notfallsanitäter sowie bestimmte Zulassungsvoraussetzungen zur Ausbildung und zur Ausübung des Berufs. Es beinhaltet ausdrücklich keine gesetzliche Erlaubnis zur Ausübung bestimmter Maßnahmen. Vielmehr werden durch das NotSanG die Rahmenbedingungen für eine spätere patientensichere Ausübung von sogenannten heilkundlichen und invasiven Maßnahmen geschaffen. Das NotSanG beschreibt vier verschiedene Arten der Ausübung und Durchführung ärztlicher bzw. heilkundeähnlicher Tätigkeiten bzw. der Unterstützung hierbei. Bei rechtzeitiger Verfügbarkeit eines Notarztes erfolgen notfallmedizinische Maßnahmen in Assistenz oder in Delegation:

> *Assistenz (§ 4 Abs. 2 Nr. 2a NotSanG)*
> Als Assistenz versteht man unterstützende, anreichende und vorbereitende Tätigkeiten. Hierzu gehört das Aufziehen von Medikamenten oder das Anreichen von Venenverweilkanülen.

Ärztliche Delegation (§ 4 Abs. 2 Nr. 2b NotSanG)

Ärzte müssen nicht jede ärztliche Maßnahme höchstpersönlich durchführen. Das allgemeine Sozialrecht legt für sämtliche medizinischen Bereiche fest, dass zur ärztlichen Behandlung auch die Hilfeleistung anderer Personen gehört, die von dem Arzt angeordnet wird und von ihm zu verantworten ist (§§ 15 und 28 Sozialgesetzbuch V). Sehr viele und auch komplexe Maßnahmen dürfen durch Ärzte delegiert werden. Zu den delegierbaren Maßnahmen gehört unbestritten die Schaffung der im Rettungsdienst üblichen Zugangswege für Medikamente sowie die Applikation der jeweiligen Medikamente selbst. Voraussetzung ist die gesicherte Kompetenz des Delegationsempfängers. Diese wird in Bezug auf Zugangswege und Applikation nun im Rahmen der Notfallsanitäterausbildung verbindlich vermittelt. Die Delegation ist nur möglich bei individuellen Patienten, die der Arzt selbst kennt und beurteilt hat. Dies ist grundsätzlich auch telemedizinisch möglich.[5]

Eine vorweggenommene Delegation für abstrakte mögliche Fallkonstellationen in der Zukunft ist nicht möglich.

Ist ein Notarzt nicht rechtzeitig verfügbar oder ein Facharzt im Krankenhaus nicht rechtzeitig erreichbar, müssen durch Notfallsanitäter zur Abwendung von Gefahren für Leib und Leben heilkundliche oder invasive Maßnahmen durchgeführt werden:

Heilkundliche Maßnahmen (§ 4 Abs. 2 Nr. 2c NotSanG)

Heilkundliche Maßnahmen werden gemäß standardisierter qualitätssichernder Vorgaben des Ärztlichen Leiters Rettungsdienst durchgeführt, wenn ein Arzt nicht rechtzeitig verfügbar ist und Gefahren für Leib und Leben bzw. schwere Schmerzzustände abgewendet werden müssen. Der Gesetzgeber vermeidet bewusst die Bezeichnung „Ausübung von Heilkunde". Diese bleibt weiterhin dem Notarzt vorbehalten. Ausschließlich einzelne, als heilkundlich eingeschätzte Techniken, die ärztlich vorgegeben, fortlaufend geschult und im Rahmen der Qualitätssicherung ärztlich überwacht werden, dürfen standardisiert in engen Grenzen durchgeführt werden.

Invasive Maßnahmen (§ 4 Abs. 2 Nr. 1c NotSanG)

Für den sehr seltenen Fall, dass kein Notarzt vor Ort ist und dass ein Ärztlicher Leiter Rettungsdienst keine Regelungen über die Anwendung erweiterter Versorgungsmaßnahmen für den vorliegenden Fall getroffen hat, sollen die Notfallsanitäter in der Lage sein, erweiterte Maßnahmen selbständig entsprechend ihres Kenntnisstandes zur Abwendung der Lebensgefahr eines Notfallpatienten durchzuführen. Dabei hat der Notfallsanitäter gleichzeitig unbedingt zu versuchen, einen Arzt hinzuziehen (§ 4 Abs. 2 Nr. 1b NotSanG). Diese Regelung ist nur so zu interpretieren, dass der Gesetzgeber klare Regelungen zur Anwendung erweiterter lebensrettender Maßnahmen unter allen Umständen als geboten ansieht. Im Sinne des Patientenschutzes möchte er dem Notfallsanitäter mit dem neuen Ausbildungsstandard Fähigkeiten vermitteln, um im Ausnahmefall der fehlenden ärztlichen Regelungen auf Basis neuer Ausbildungskompetenzen lebensrettend eingreifen zu können, zumal er dies aufgrund seiner Garantstellung

Rechtsgrundlagen

Rechtsgrundlagen

ohnehin tun muss. Damit die Indikationen und Rechtfertigungsgründe durch den Notfallsanitäter nicht fehlinterpretiert und erweiterte Maßnahmen nicht unzulässig angewendet werden, beinhaltet die Ausbildung nach Notfallsanitätergesetz gleichzeitig entsprechende juristische und medizinische Lernziele, die eine verantwortungsvolle Abwägung vor Anwendung dieser Kompetenzen sicherstellen. [6]

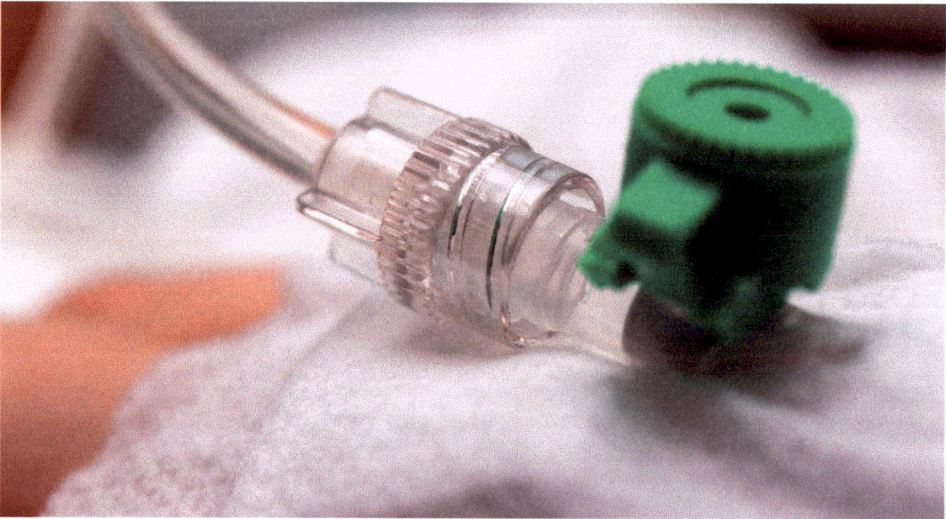

Abb. 1: Venöser Zugang als invasive Maßnahme durch Notfallsanitäter

Sowohl heilkundliche, als auch invasive Maßnahmen umfassen die Schaffung von Zugangswegen zur Verabreichung von Medikamenten sowie die Anwendung einzelner, in der Aus- und Fortbildung erlernter Medikamente durch Notfallsanitäter.

Vorgehen nach dem Prinzip der Verhältnismäßigkeit

Notfallsanitäter haben bei der Wahl ihrer Maßnahmen stets das geringste erforderliche Vorgehen zu wählen. Es gilt: Arzt vor eigenständigem Handeln und weniger invasiver vor invasiver oder heilkundlicher Maßnahme! Bei eigenständigen Medikamentengaben ist so schnell wie möglich eine ärztliche Therapie sicherzustellen. Entweder geschieht dies durch ein Treffen mit dem NEF im Rendez-vous-System oder durch einen schnellstmöglichen Transport in eine geeignete Notaufnahme, falls ein Notarzt nicht verfügbar sein sollte. Ist der Patient nach Durchführung einer eigenständigen heilkundlichen oder invasiven Maßnahme transportfähig, ist somit ein verzögerndes Verbleiben und Warten auf den Notarzt am Einsatzort unzulässig, wenn ein Klinikarzt schneller erreichbar ist.

Die dargestellte nachrangige Vorgehensweise nach dem Aspekt der Verhältnismäßigkeit erschließt sich nicht aus der orientierenden Lektüre des Gesetzestextes, ist jedoch aufgrund der Gesetzesbegründung eindeutig, wie dargestellt, zu interpretieren. [7]

Die Notwendigkeit des schnellstmöglichen Arzt-Patienten-Kontakts ergibt sich aus dem bereits erläuterten allgemeinen gesetzlichen Arztvorbehalt.

1.4 Mögliche Rechtsfolgen

Bis heute bestehen erhebliche Rechtsunsicherheiten und insbesondere Ängste vor gerichtlichen Sanktionen oder arbeitsrechtlichen Nachteilen. Unzählige Spekulationen und Anekdoten verunsichern täglich das aktive Rettungsdienstpersonal im Dienst und bei Fortbildungen. Durch den nachfolgenden orientierenden Überblick soll Klarheit über die Rechte und vor allem Pflichten bezüglich der umfangreichen medizinischen Hilfeleistung durch Notfallsanitäter vermittelt werden.

1.4.1 Strafrechtliche Aspekte

Obwohl es bis heute in der deutschen Rechtsgeschichte noch zu keiner relevanten strafrechtlichen Verurteilung eines Rettungsdienstmitarbeiters wegen ordnungsgemäß durchgeführter erweiterter bzw. ärztlicher Maßnahmen – einschließlich verschiedenster Medikamentengaben – gekommen ist, wird in rettungsdienstlichen Lehrbüchern, in nichtjuristischen Zeitschriften und in der Aus- und Fortbildung meist vorrangig auf die strafrechtliche Komponente hingewiesen.

Strafrechtlich wird immer wieder die tatbestandliche Körperverletzung gemäß § 223 StGB problematisiert. Allerdings wird die geringe Bedeutung der tatbestandlichen Körperverletzung ersichtlich, wenn man sich vor Augen führt, dass auch jeder Arzt bei lege artis durchgeführter Therapie stets tatbestandliche Körperverletzungen begeht. Diese wird jedoch durch die Einwilligung des Patienten gerechtfertigt. Man spricht auch vom tatbestandsausschließenden Einverständnis. Sobald ein Notfallsanitäter mit tatsächlicher oder mutmaßlicher Einwilligung des Patienten indizierte heilkundliche oder invasive Maßnahmen fachlich korrekt anwendet, droht also hinsichtlich § 223 StGB keine strafrechtliche Gefahr.

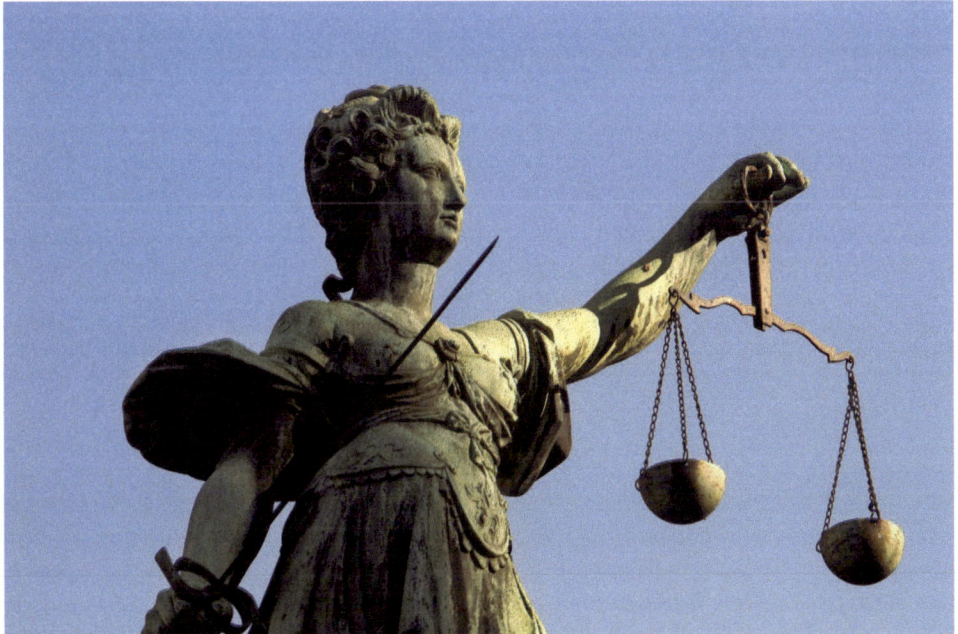

Abb. 2: Justitia – Römische Göttin der Gerechtigkeit

Vielfach wird jedoch nicht berücksichtigt, dass das nebenstrafrechtliche Verbot aus § 5 Heilpraktikergesetz, Heilkunde auszuüben, auch für Notfallsanitäter gilt. Der notwendige Verstoß gegen diese auch für den Patienten nicht disponible Rechtsnorm kann ausschließlich im Rahmen des Rechtfertigenden Notstandes nach § 34 StGB gerechtfertigt werden.

> **Notstandskriterien und Einwilligung**
> Folgende Voraussetzungen müssen vor der Anwendung heilkundlicher und invasiver Maßnahmen vorliegen:
> - Indikation (Notarzt nicht verfügbar, unmittelbare Lebensgefahr usw., Maßnahme geeignet)
> - kein zeitlicher Aufschub möglich
> - keine geringere Maßnahme kann die Gefahren für den Patienten abwenden
> - Die Maßnahme wird hinreichend beherrscht
> - Der Patient hat tatsächlich oder mutmaßlich eingewilligt (auch eine Patientenverfügung oder Betreuerentscheidung darf der Maßnahme nicht entgegenstehen)

Viel zu selten wird jedoch im Rahmen der strafrechtlichen Betrachtungen berücksichtigt, dass insbesondere die Notfallsanitäter, welche im Rahmen der hoheitlichen Daseinsvorsorge eingesetzt werden, ihre Garantenpflichten zu erfüllen haben. Da Notfallsanitäter dafür einzustehen haben, Gesundheitsgefahren von den ihnen anvertrauten Patienten abzuwenden, können sie vor allem dann bestraft werden, wenn sie notwendige heilkundliche und invasive Maßnahmen nicht durchführen. Dieses Unterlassungsdelikt gem. § 13 StGB wird genauso bestraft, wie ein aktives Handeln. Eine Verurteilung wegen Körperverletzung durch Unterlassen droht also viel eher, als durch die Anwendung der heilkundlichen und invasiven Maßnahmen, wenn diese geboten gewesen wäre. Somit besteht in diesen Situationen eine Pflichtenkollision zwischen dem „Helfenmüssen" aus der Garantenstellung und dem „Nichthelfendürfen" aus § 5 HeilprG, wobei jede mögliche Entscheidung strafrechtlich nachteilig sein würde. Das Berufsethos der Notfallsanitäter verpflichtet in diesen Situationen subjektiv selbstverständlich zur invasiven Hilfeleistung. Bei Gefahren für Leib und Leben, die nicht anders abgewendet werden können, muss der Notfallsanitäter diese erweiterten Maßnahmen also zwingend anwenden, insbesondere in Einzelfällen auch Medikamentengaben durchführen. Anders lautende Weisungen von Arbeitgebern oder ÄLRD sind rechtswidrig: In aktuelleren juristischen Fachveröffentlichungen herrscht absolutes Unverständnis über eine Anordnung des Ärztlichen Leiters Rettungsdienst des Rettungszweckverbandes München, der angewiesen hatte, von der intravasalen Gabe von Medikamenten durch Rettungsdienstpersonal sei abzusehen. Diese Aussage ist aus Sicht von Fachjuristen ersichtlich nicht mit der Gesetzeslage in Einklang zu bringen.[8]

1.4.2 Haftungsrechtliche Aspekte

Von wesentlich größerer Bedeutung als die vor allem theoretischen und teilweise auch emotionalen strafrechtlichen Betrachtungen, ist in der Praxis das Zivilrecht. Hier geht es um Schadensersatzforderungen, also im Zweifel um viel Geld. Die formalen Hürden für eine gerichtliche Sanktionierung sind im Zivilrecht viel geringer als im Strafrecht. Unabhängig von möglichen vertraglichen, deliktischen oder amtshaftungsrechtlichen Ansprüchen sind die haftungsbegründenden Voraussetzungen im Arzt- und Medizinstrafrecht nahezu identisch. Es handelt sich im Kern stets um die Frage, ob eine Behandlung gewissenhaft und sorgfältig durchgeführt worden ist. Von zentraler Bedeutung ist § 630a Abs. 2 BGB. Die Behandlung hat nach den zum Zeitpunkt der Behandlung bestehenden, allgemein anerkannten fachlichen Standards zu erfolgen. Diese sind für den Fall der Abwesenheit eines Arztes eindeutig durch die Ausbildungsziele des Notfallsanitätergesetzes einschließlich des Standards „heilkundliche und invasive Maßnahmen" vorgegeben. Sehr präzise konkretisiert wird der allgemein anerkannte fachliche Standard für Notfallsanitäter durch einen breiten Konsens, den der Bundesverband der Ärztlichen Leiter Rettungsdienst im Einvernehmen mit maßgeblichen ärztlichen Fachgesellschaften definiert hat, die sogenannten Pyramidenprozess-Maßnahmen.[9]

Wer bei Gefahr für Leib und Leben ohne verfügbaren Notarzt unterhalb des Standards des Pyramidenprozesses handelt, setzt sich einer erheblichen Schadensersatzgefahr aus. Es stellt sich zivilrechtlich nicht mehr die Frage, ob diese Maßnahmen ergriffen werden dürfen, sondern im Gegensatz, ob diese gebotenen Maßnahmen ordnungsgemäß und gewissenhaft gemäß aktuellem medizinischen Standard für hauptberufliches Personal im Rettungsdienst ausgeführt worden sind. Die Verpflichtung, in besonderen Situationen Medikamente verabreichen zu müssen, besteht ohne jeden Zweifel auch für Notfallsanitäter. Darüber hinaus sind Rettungsdienstträger und -betreiber inzwischen sicherlich verpflichtet, den neuen Standard gemäß § 630a BGB so schnell wie möglich sicherzustellen. Wer weiterhin auf Rettungsassistenten setzt, die diesen Standard denknotwendig aufgrund der geringeren Ausbildungsinhalte nicht erfüllen können, setzt sich als Organisation oder Behörde möglicherweise ernsten Schadensersatzgefahren aus. Insofern könnte auch eine Berufung auf die gesetzliche Übergangsfrist des § 4 Abs. 7 Rettungsgesetz NRW, wonach Notfallsanitäter erst ab 2027 verpflichtend eingesetzt werden müssen, haftungsrechtlich problematisch sein. Deutsche Rettungsdienste sollten daher nicht zögern, den neuen Notfallsanitäterstandard umgehend einzuführen.

1.4.3 Arbeitsrechtliche Aspekte

Die Mehrzahl der Deutschen Notfallsanitäter ist in einem dienstvertraglichen Verhältnis beschäftigt. Arbeitgeber sind gehalten, im Einvernehmen mit dem Ärztlichen Leiter Rettungsdienst Vorgaben im Sinne von heilkundlichen Maßnahmen als Dienstanweisung verbindlich zu regeln. Gleiches gilt analog für dienstrechtliche Regelungen im Beamtenverhältnis. Es sind möglichst viele wiederkehrende lebensbedrohliche Situationen mit entsprechenden Handlungsanweisungen für das nichtärztliche Personal auszugestalten. Die Notfallsanitäter müssen intensiv und wiederholt auf die entsprechenden Maßnahmen eingewiesen und geschult werden. Erfolgskontrollen seitens des Arbeitgebers weisen einen besonders hohen Kompetenzstandard nach und sind aus Gründen der Patientensicherheit ausdrücklich zu empfehlen. Im Falle des Misserfolges sollte der Notfallsanitäter zunächst außerhalb der Notfallrettung eingesetzt werden, bis er die Kompetenzen auf dem geforderten Sorgfaltsniveau nachweisen kann. Dass derartige Ausbildungen und Prüfungen grundsätzlich rechtens sind, wurde bereits gerichtlich festgestellt.[10]

Ebenso müssen zwischen Arbeitgebern und den Ärztlichen Leitern Rettungsdienst (ÄLRD) Maßnahmen der Qualitätssicherung vereinbart und gelebt werden. Für die angestellten Notfallsanitäter bedeutet dies arbeitsrechtliche Handlungssicherheit, für den Arbeitgeber bzw. Dienstgeber erhöhte Sicherheit im Falle von Schadensersatzforderungen.

Rechtsgrundlagen

Das Unterlassen von entsprechenden ärztlichen Regelungen zur Durchführung heilkundlicher Maßnahmen widerspricht dem Sinn des Notfallsanitätergesetzes, das von einem klaren qualitätssichernden ärztlichen Einfluss auch für den Fall der Abwesenheit des Arztes ausgeht. Ähnliches ergibt sich auch aus den Landes-Rettungs(dienst)gesetzen. Invasive Maßnahmen lediglich anhand des Berufsausbildungsstandards sind den ärztlich vorgegebenen, geregelten und geschulten heilkundlichen Maßnahmen denknotwendig qualitativ unterlegen.

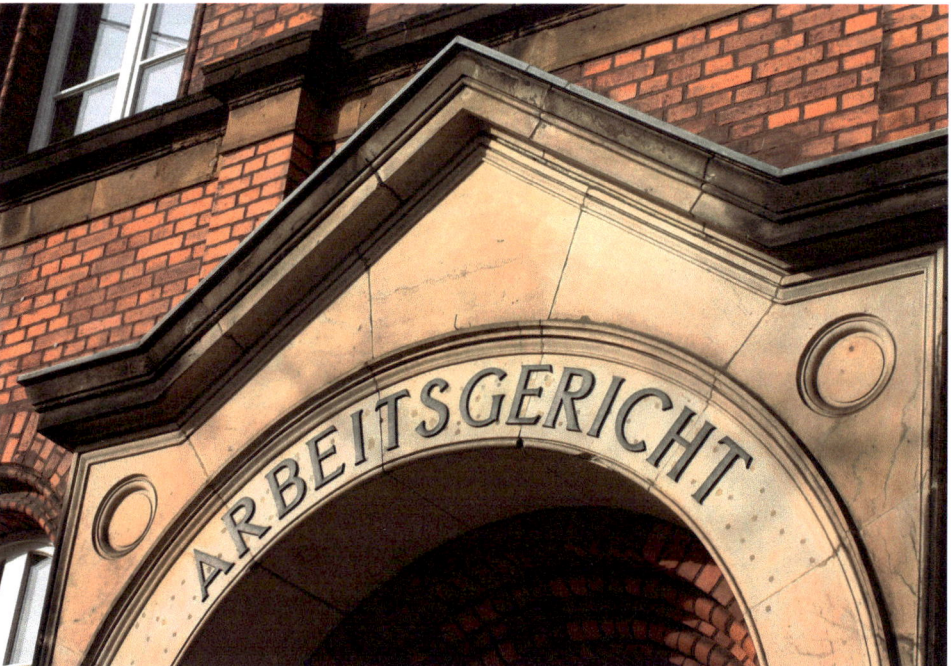

Abb. 3: Als Gerichte der Erstinstanz regeln die Arbeitsgerichte Rechtsstreitigkeiten zwischen Arbeitgeber und Arbeitnehmer

1.5 Fazit

Bestimmte Medikamente müssen bei Abwesenheit eines Arztes und bei anderweitig nicht zu beherrschenden, erheblichen Gesundheitsstörungen durch Notfallsanitäter selbständig angewendet werden. Dabei ist der aktuelle fachliche Standard zu gewährleisten. Dieser wird derzeit durch die Empfehlungen des Pyramidenprozesses konkretisiert. Die Rahmenbedingungen zur Anwendung von Medikamenten müssen so umfangreich wie möglich durch fachliche Vorgaben des Ärztlichen Leiters Rettungsdienst konkretisiert werden. Aus-, Fort- und Weiterbildung müssen sich an dem aktuellen fachlichen Standard ausrichten und sind im Falle neuer wissenschaftlicher Erkenntnisse anzupassen. Im Einsatz muss neben der ordnungsgemäßen Indikationsstellung und der sorgfältigen Durchführung gemäß ärztlicher Vorgaben vor allem der Wille des Patienten ermittelt und befolgt werden. Von wesentlicher Bedeutung ist auch die Dokumentation der durchgeführten medikamentösen Maßnahmen.

Rechtsgrundlagen

1   Einen historischen juristischen Überblick verschafft: Nadler, G. (2005): Zur Kompetenz von Rettungsassistent und Rettungssanitäter aus rechtlicher Sicht. Rettungsdienstjournal S. 10 ff. sowie: Nadler, G. (2009): Zur Kompetenz von Rettungsassistenz und Rettungssanitäter aus juristischer Sicht. Brandschutz Deutsche Feuerwehr-Zeitung S. 488 ff.).

2   Bundesärztekammer 1993 Stellungnahme zur Notkompetenz der Rettungsassistenten und zur Delegation ärztlicher Leistungen im Rettungsdienst, URL: http://www.bundesaerztekammer.de/fileadmin/user_upload/downloads/BAEK_Stellungnahme_Rettungsassistenten.pdf, vom 27.02.2016.

3   Arbeitsgericht Koblenz, Urteil vom 07.11.2008, Az. 2 Ca 1567/08.

4   Landessarbeitsgericht Bremen, Urteil vom 16.07.2014, Az. 3 Sa 97/13.

5   Siehe beispielsweise das „Telemedizinische Rettungsassistenzsystem"- Projekt in Nordrhein-Westfalen: URL: www.temras.de, vom 27.02.2016.

6   Gesetzesbegründungen und -erläuterungen: BT-Drucksache 728/13, S.40.

7   Gesetzesbegründungen und -erläuterungen: BT-Drucksache 728/13, S.40.

8   Lubrich, MedR 2013, 221 (225) sowie Brose, VersR 2014, 1172 (1172).

9   Download: http://www.agnnw.de/?p=1044, vom 27.02.2016.

10   Landesarbeitsgericht Mainz, Urteil vom 23.01.2013, Az. 8 Sa 355/12).

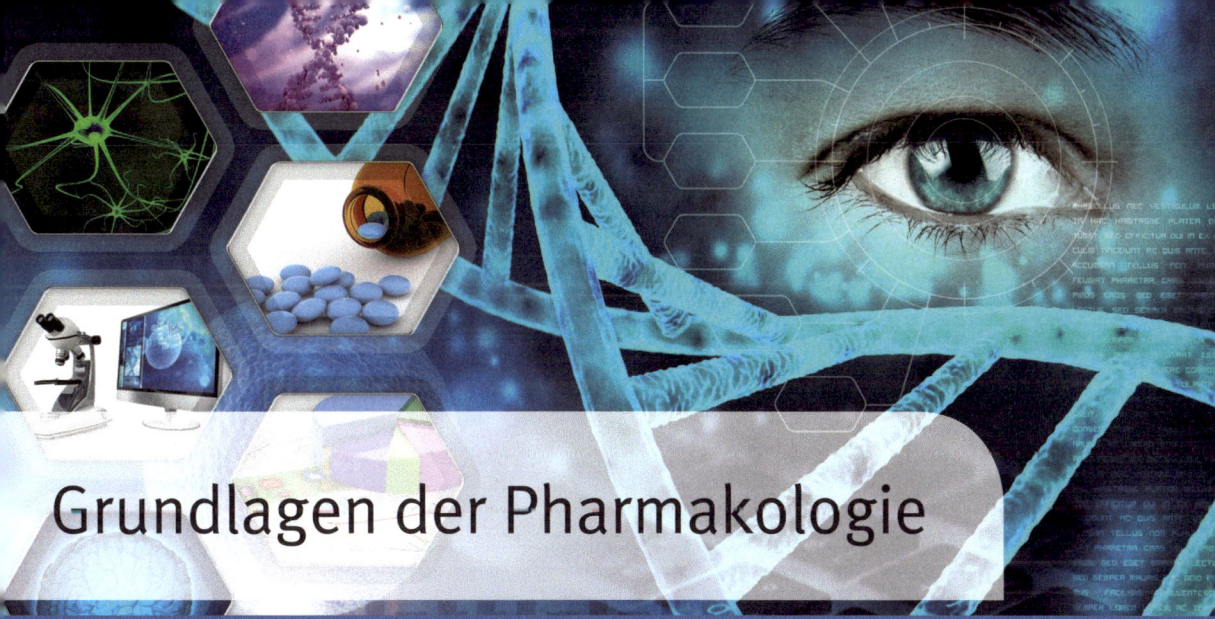

Grundlagen der Pharmakologie

Apothekerin D. Müssemeier, M. Sc.

Grundlagen der Pharmakologie

2.1 Einleitung

Schauen wir mal zurück: Wir erinnern uns noch gut, wie uns in den verschiedenen Ausbildungsstufen zum Rettungssanitäter oder auch Rettungsassistenten die Pharmakologie begleitet hat. Für die einen ein einfaches Thema mit einem einfachen Zugang und gutem Verständnis, für die anderen ein gefürchtetes Thema, quasi das sprichwörtliche „Buch mit sieben Siegeln".

Spätestens mit Einführung des Notfallsanitätergesetzes in 2014 hat der Gesetzgeber sich klar positioniert: Notfallsanitäterinnen und Notfallsanitäter sollen auch ausgewählte heilkundliche Maßnahmen ausüben dürfen, die vom Ärztlichen Leiter Rettungsdienst oder einem verantwortlichen Arzt im Rahmen von SOPs vorgegeben werden.

> **§ 4 Absatz 1 Satz 2c NotSanG:**
> „ ... die folgenden Aufgaben im Rahmen der Mitwirkung auszuführen: [...] eigenständiges Durchführen von heilkundlichen Maßnahmen, die vom Ärztlichen Leiter Rettungsdienst oder entsprechend verantwortlichen Ärztinnen oder Ärzten bei bestimmten notfallmedizinischen Zustandsbildern und -situationen standardmäßig vorgegeben, überprüft und verantwortet werden ... "

Zu den invasiven Maßnahmen, die in Deutschland grundsätzlich unter dem Heilkundevorbehalt der ärztlichen Zunft stehen, gehört für den Notfallsanitäter künftig auch die Verabreichung von pharmakologischen Präparaten. Das wurde z.B. in NRW durch die Veröffentlichung der Anlage 3 zu den Ausführungsbestimmungen Teil I unterstrichen, in der die Arbeitsgruppe der Ärztlichen Leiter Rettungsdienst den Mindestumfang für die Notfallmedikamente dargestellt hat, die während der Ausbildung von Schülerinnen und Schülern erlernt werden sollen. Die Liste umfasst annähernd 25 Medikamente in unterschiedlichen Applikationsformen und mit unterschiedlichen Indikationsbereichen.

2.2 Arzneimittelbegriff

Zunächst muss geklärt werden, was überhaupt genau ein Arzneimittel ist. Das Arzneimittelgesetz (AMG) bringt uns im Paragraphen 2 („Arzneimittelbegriff") Aufschluss darüber, wofür Medikamente überhaupt eingesetzt werden bzw. was sie überhaupt sind:

§ 2 AMG:

Arzneimittel sind Stoffe oder Zubereitungen aus Stoffen, die

1. zur Anwendung im oder am menschlichen oder tierischen Körper bestimmt sind und als Mittel mit Eigenschaften zur Heilung oder Linderung oder zur Verhütung menschlicher oder tierischer Krankheiten oder krankhafter Beschwerden bestimmt sind oder
2. die im oder am menschlichen oder tierischen Körper angewendet oder einem Menschen oder einem Tier verabreicht werden können, um entweder
   a) die physiologischen Funktionen durch eine pharmakologische, immunologische oder metabolische Wirkung wiederherzustellen, zu korrigieren oder zu beeinflussen

   oder

   b) eine medizinische Diagnose zu erstellen.

Ein Arzneimittel besteht aus dem Wirkstoff, Hilfsstoffen beispielsweise zur Formgebung und der dazugehörigen Information, der Packungsbeilage, die uns aber im Rettungsdienst oft nicht direkt griffbereit zur Verfügung steht.

2.3 Das „optimale" Notfallmedikament

Es gibt zahlreiche Anforderungen an ein Notfallmedikament, welches wir im Rettungsdienst einsetzen. Diese Anforderungen sind:

- kurze Zeit zwischen Applikation und Wirkungseintritt,
- möglichst Verabreichung über den i.v.-Zugang,
- kurze Wirkdauer und damit gute Steuerbarkeit,
- weitgehende Unempfindlichkeit gegen thermische Einflüsse,
- finanzielle Aspekte.

2.4 Pharmakologie

Die Pharmakologie ist die Lehre (Logos) von der Wirkung zwischen Arzneimittel (Pharmakon) und Lebewesen. Sie ist unterteilt in

- die Pharmakokinetik: Was macht der Organismus mit dem Wirkstoff auf dem Weg durch den Körper?
- die Pharmakodynamik: Was macht der Wirkstoff mit dem Organismus?

Die Pharmakokinetik lässt sich am einfachsten mit dem „LADME"-Prozess erklären. Er beschreibt einfach die Schritte, die das Pharmakon im Körper wählt:

1. **L**iberation: Freisetzung des Wirkstoffs
2. **A**bsorption: Aufnahme in das Blut
3. **D**istribution: Verteilungsprozesse innerhalb des Körpers
4. **M**etabolismus: Verstoffwechselung
5. **E**xkretion: Ausscheidung des Wirkstoffs (z.B. über die Niere, die Leber etc.)

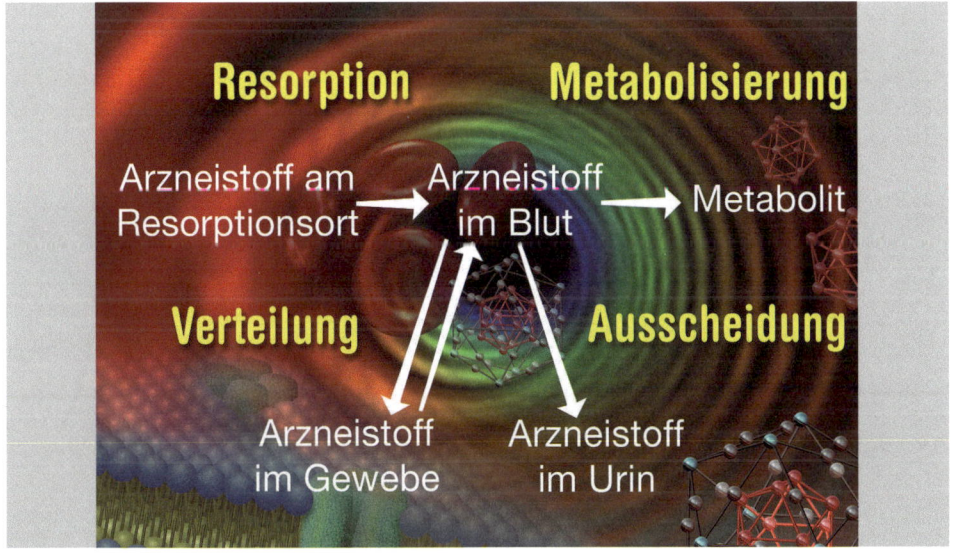

Abb. 1: „Schicksal" der Arzneimittel im menschlichen Organismus – Pharmakokinetik

2.5 Wirkstoffaufnahme/First-pass-Effekt

Damit der Wirkstoff eines Medikaments wirken kann, muss dieser in den Organismus gelangen. Dazu existieren unterschiedliche Wege. Die bekanntesten sind die enterale und die parenterale Aufnahme (Applikation). Bei der enteralen Applikation wird das Medikament per os, also über den Mund zugeführt, die Freisetzung des Wirkstoffs erfolgt meist im Magen, die Aufnahme (Resorption) erfolgt im Darm. Über die Pfortader wird der Wirkstoff genau wie die Nahrungsbestandteile zunächst in die Leber transportiert. Dort erfolgen bereits umfangreiche Stoffwechselprozesse, meist abbauender Art (Biotransformation). Dies geschieht noch bevor der Wirkstoff über das Kreislaufsystem seine eigentliche Wirkung entfalten kann. Diese erste Biotransformation wird als „First-pass-Effekt" bezeichnet. Der parenterale Weg umgeht den Magen-Darm-Trakt und bedeutet daher die direkte Verfügbarkeit des Wirkstoffs im Organismus. Zudem unterbleibt der „First-Pass-Effekt". In vielen Fällen hat sich daher die parenterale Applikation für den notfallmedizinischen Bereich als günstiger erwiesen.

2.6 Möglichkeiten pharmakologischer Beeinflussung

Die kleinste Baueinheit des Organismus ist die Zelle mit ihren Zellorganellen. Die Zelle wird von der Zellmembran, der Lipiddoppelmembran, umgeben. Diese trennt die Zelle (intrazellulär) vom umgebenden äußeren Raum (extrazellulär). Für die notwendige Kommunikation zwischen den Zellen existieren verschiedene Kontaktmöglichkeiten. Zu nennen sind beispielsweise die gap junction (elektrische Synapse) und Rezeptoren, die durch Botenstoffe (Transmitter) angesprochen werden.

Diese Kontaktmöglichkeiten werden zur pharmakologischen Beeinflussung genutzt:

- Substanzen, die wie körpereigene Botenstoffe eine Reaktion am Rezeptor auslösen (Rezeptoragonisten)
- Substanzen, die den Rezeptor blockieren und eine Reaktion verhindern (Rezeptorantagonisten)
- Beeinflussung von Transportsystemen in der Zellmembran
- Wirkung innerhalb der Zelle nach Durchdringung der Zellmembran

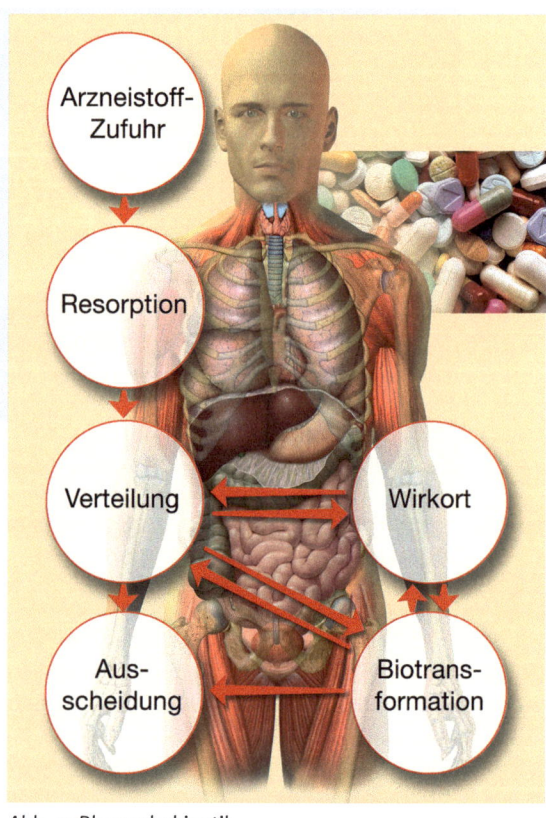

Abb. 3: Pharmakokinetik

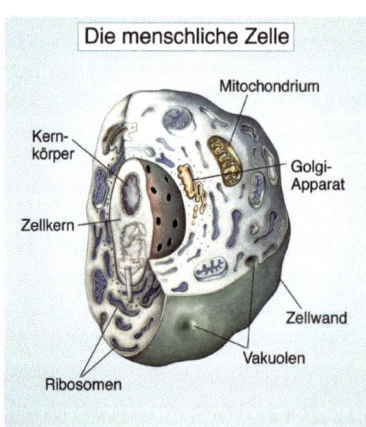

Abb. 2: Zellorganellen

Tabelle 1: Kurzübersicht der verschiedenen Zellorganellen (Zellbestandteile) und deren Funktion.

Zellorganell	Funktion
Endoplasmatisches Retikulum (ER)	Stofftransport innerhalb einer Zelle, Synthesefunktion
Ribosomen	Verknüpfung verschiedener Aminosäuren zwecks Eiweißproduktion
Golgi-Apparat	Dient der Aufnahme und Entfernung verschiedener Stoffwechselprodukte/Substanzen
Zentriolen	Dienen der Zellteilung (Mitose)
Mitochondrien	Stehen im Dienste der Energieproduktion in Form von Adenosintriphosphat (ATP). Sie werden daher auch als „Kraftwerke der Zelle" bezeichnet.
Lysosomen	Abbau zellinterner Zellorganellen (wenn diese überaltert oder abgestorben sind).

2.7 Schrankensysteme

Um sich vor dem Eindringen von schädigenden Substanzen zu schützen, ist der Organismus mit „Schranken" augestattet. Zu diesen „Schranken" zählen beispielsweise der saure pH-Wert des Magens, aber auch das Darmepithel mit seinem Bürstensaum und den schleimproduzierenden Becherzellen. Zusätzlich sind die Zellen der äußeren Barrieren durch dichte Verschlusskontakte, z.B. die „tight junction" fest „vernietet". In diesem Zusammenhang darf die intakte Haut mit ihrem mehrschichtigen Plattenepithel als äußere Schranke nicht vergessen werden. Die wohl bekanntesten Schranken dürften die Blut-Hirn-Schranke oder auch die Plazentaschranke sein. Es gibt auch Gewebe, in denen naturgemäß ein Transport über die Zellmembran ermöglicht werden soll. Dies ist z.B. in der Leber der Fall. Hier fehlt es an leistungsfähigen Barrieresystemen.

2.8 Transportprinzipien an der Zellmembran

Damit körpereigene Stoffe und auch Arzneistoffe in der Zelle wirken können, müssen sie die Zellmembran überwinden. Dies ist durch Diffusion (lipophile Substanzen) und passiven Transport durch Kanäle (hydrophile Substanzen) aber auch durch aktiven Transport möglich. Die beiden erstgenannten folgen dem Konzentrationsgefälle und verbrauchen keine Energie in Form von ATP. Aktiver Transport arbeitet gegen das Konzentrationsgefälle und ist energieverbrauchend. Neben dem Transport in die Zelle gibt es spezielle Pumpen, die Stoffe gezielt aus der Zelle hinaustransportieren, die sogenannten „Effluxpumpen".

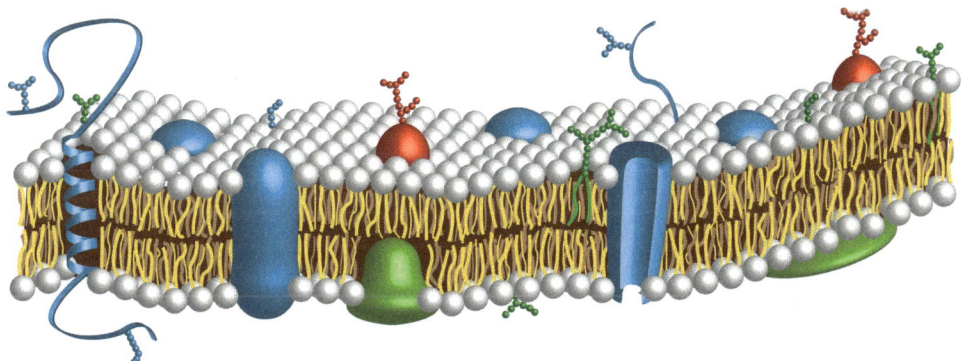

Abb. 4: Aufbau der Zellmembran: Lipiddoppelmembran

2.9 Wirkstoffverteilung

Nach der Aufnahme erreicht der Wirkstoff mit dem Blutstrom die unterschiedlichen Gewebe im Organismus. Die Verteilung ist grundsätzlich im Extrazellularraum (Intravasalraum und Interstitium) und Intrazellularraum möglich. Man spricht auch von extra- und intrazellulärer Verteilung.

Die Flüssigkeitsverteilung zwischen diesen Räumen veranschaulicht anliegende Grafik.

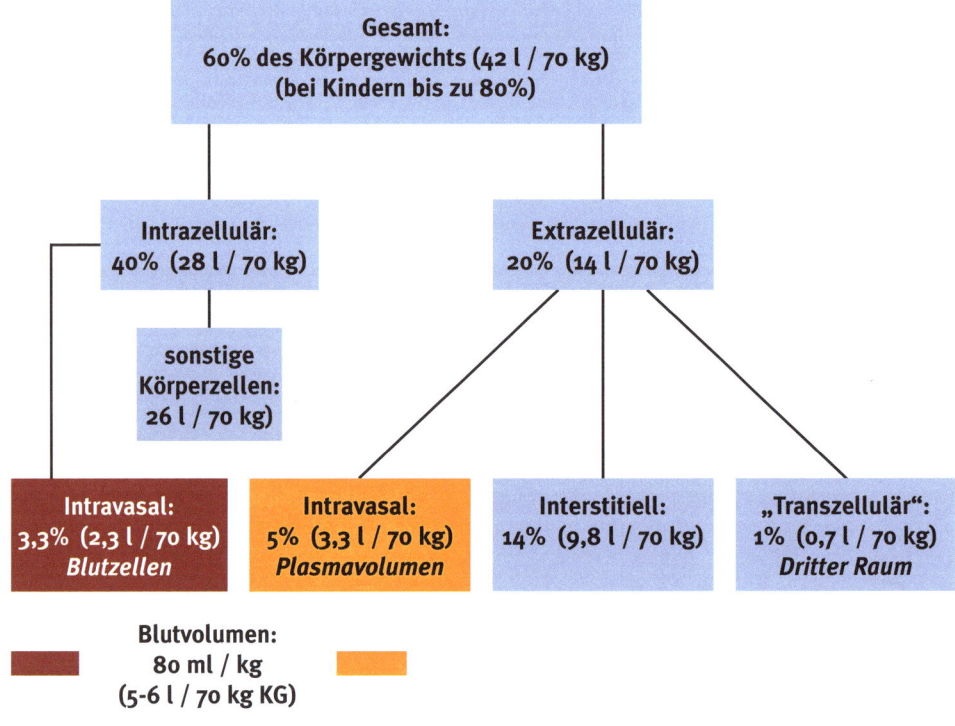

Abb. 5: Flüssigkeitsverteilung im menschlichen Organismus

Es gibt zahlreiche Substanzen, die sich unterschiedlich gut in diesen Räumen verteilen. Dies gelingt nicht der HAES-Lösung, deren Stärkemoleküle derart groß sind, dass eine Bewegung aus dem Intravasalraum bei physiologischen Verhältnissen bei entsprechender Molekülgröße kaum möglich ist. Dies macht man sich als Plasmaersatzlösung zu Nutze.

Es sei darauf hingewiesen, dass dies nicht für den Fall einer pathophysiologischen Veränderung gilt – denken Sie z.B. an Verbrennungen, die wegen des entstehenden Kapillarlecks eine Kontraindikation für HAES-Lösungen darstellen.

2.10 Organe zur Elimination des Arzneistoffs: Leber und Nieren

Wie bereits erwähnt, ist die Leber das wichtigste Stoffwechselorgan im Organismus. Unerwünschte und nicht benötigte Stoffe, beispielsweise Alkohol oder Medikamente werden abgebaut, Nahrungsbestandteile werden durch Abbau in ihre kleinsten Einheiten dem Organismus zur Verfügung gestellt. Darüber hinaus übernimmt die Leber noch eine Vielzahl von Syntheseaufgaben – zu nennen ist z.B. die Synthese von Blutgerinnungsfaktoren.

Für die Verstoffwechselung ist die Leber mit zahlreichen Enzymen ausgestattet, dessen wesentlicher Bestandteil das Cytochrom-P450-Enzymsystem ist. Die Verstoffwechselung läuft in zwei Phasen ab. Zunächst erfolgen in der sogenannten Phase-I-Reaktion Veränderungen am

Wirkstoffmolekül selbst. Es werden Metabolite (Stoffwechselprodukte) gebildet. In der sich anschließenden sogenannten Phase-II-Reaktion entstehen Kopplungsprodukte aus dem veränderten oder auch unveränderten Wirkstoff mit körpereigenen Säuren, beispielsweise Glucuronsäure. Diese Kopplungsprodukte werden über die Galle und den Darm oder durch die Nieren ausgeschieden. Die vielfach beschriebenen und auch zu berücksichtigenden Wechselwirkungen (Interaktionen) bei der gleichzeitigen Gabe von mehreren Medikamenten beruhen auf der Beeinflussung des Cytochrom-P450-Enzymsystems.

Die beiden Nieren sind das Hauptfilterorgan des Organismus und unverzichtbar für die Ausscheidung sogenannter „harnpflichtiger Substanzen", die entweder als Stoffwechselprodukte (Harnstoff) entstehen oder aber als Fremdstoffe (Medikamente) aufgenommen wurden. Zunächst wird in den Glomeruli der Primärharn (150–200l/Tag) in die Bowman-Kapseln abgepresst. Im nachfolgenden Tubulussystem erfolgt die Rückresorption aller noch benötigten Stoffe inklusive Wasser – also die Rückführung in den Blutstrom – und damit die Konzentrierung des Harns. In der Regel werden 99 Prozent des Wassers rückresorbiert. Eine medikamentöse Beeinflussung ergibt sich beispielsweise in dem als Henle-Schleife bezeichneten Abschnitt des Tubulus durch das Schleifendiuretikum Furosemid, welches zur schnellen Ödemausschwemmung in der Notfallmedizin eingesetzt wird.

2.11 Biologische Halbwertszeit

Die Aufnahme und die Ausscheidung von Medikamenten folgt exponentiellen Gesetzmäßigkeiten. Auf den Abbau bezogen bedeutet dies, dass die Zeitspanne, in der sich die Wirkstoffkonzentration halbiert, gleich bleibt. Diese Spanne wird als biologische Halbwertszeit bezeichnet. Am Beispiel der Nieren sei dies erläutert: Durch die Ausscheidungsfunktion der Nieren sinkt stetig die Konzentration der entsprechenden Substanzen im Blut. Folglich sinkt auch bei jedem erneuten Durchlauf die pro Zeiteinheit noch zu filtrierende Menge. Das virtuelle, von der entsprechenden Substanz in einer bestimmten Zeit befreite Blut-/Plasmavolumen wird als Clearance bezeichnet. Neben der Nierenclearance gibt es auch die Leberclearance, beide addieren sich zur Gesamtclearance.

2.12 Plasmawirkkonzentration

Für die Wirkung und Wirkdauer ist der Plasmaspiegel des entsprechenden Wirkstoffs von Bedeutung. In Abhängigkeit der Applikationsart wird er in drei Phasen unterteilt:

- Invasion
- Distribution
- Elimination

Dabei beschreibt die Invasion die Aufnahme des Wirkstoffs, z.B. aus dem Darm. Der Wirkstoff verteilt sich dann über das Blut im Körper, bis die jeweiligen Zielstrukturen erreicht sind. Die bereits beschriebenen Organe Leber und Niere übernehmen dann die Elimination der Substanzen. Sofern es ein Gleichgewicht zwischen Invasion und Elimination gibt, hält sich ein entsprechender Wirkspiegel im Plasma.

Bei der in der Notfallmedizin häufigsten Applikationsart, der intravenösen (i.v.) Applikation, entfällt die Phase der Invasion, die Substanz ist sofort im Blutkreislauf verfügbar.

2.13 Kumulation

Höhe und Verlauf der Wirkstoffkonzentration im Organismus hängen bei wiederholter Gabe gleicher Dosis von dem Verhältnis der Eliminationshalbwertszeit und dem Dosierintervall (also der Zeit, nach der eine erneute Wirkstoffgabe erfolgt) ab. Wird die erneute Dosis erst verabreicht, wenn die vorangegangene komplett ausgeschieden ist, ergeben sich immer wieder die gleichen Plasmaspiegel. Ist die vorangegangene Dosis jedoch noch nicht komplett ausgeschieden, addiert sich die neue Dosis zum vorhandenen Rest, die Substanz „kumuliert". Bei vorgegeben Dosierintervallen kumuliert die Substanz jedoch nicht grenzlos, vielmehr stellt sich nach einer gewissen Zeit ein Kumulationsgleichgewicht ein – dieses wird als „steady state" bezeichnet.

2.14 Rezeptorbindung

Hinsichtlich der Bindungsorte und Bindungsarten lassen sich verschiedene Konzepte differenzieren. So sind Substanzen bekannt, die an der Stelle des Rezeptors binden, an der auch eine physiologisch vorkommende Substanz bindet. Diese Art der Bindung wird auch als orthosterische Bindung bezeichnet und von der isosterischen Bindung differenziert, bei der die Bindung des Arzneistoffs im aktiven Zentrum von enzymatischen Prozessen erfolgt.

Davon unterscheidet sich die allosterische Bindung, bei der der körpereigene Botenstoff und das Medikament unterschiedliche Bindungsstellen nutzen.

2.15 Agonisten und Antagonisten

Wie schon erwähnt, lösen Agonisten den gleichen Effekt wie körpereigene Botenstoffe aus; Antagonisten dagegen blockieren den entsprechenden Rezeptor und verhindern somit die Bindung des körpereigenen Stoffes. Daneben gibt es die „allosterische" Bindung, bei der der Wirkstoff in der Umgebung der eigentlichen Bindungsstelle bindet. Es können sowohl hemmende als auch verstärkende Wirkungen ausgelöst werden. Ein Beispiel ist die Bindung der Benzodiazepine an ihrer allosterischen Bindungstelle am $GABA_A$-Rezeptor. Es folgt eine Verstärkung der hemmenden Wirkung des körpereigenen Botenstoffs GABA (Gammaaminobuttersäure).

2.16 Kompetitive und nicht-kompetitive Hemmung

Konkurriert der Antagonist mit dem körpereigenen Botenstoff um die Bindungsstelle am Rezeptor, spricht man von einer „kompetitiven Hemmung". Die Zahl der freien Bindungsstellen für den Botenstoff wird reduziert. Eine Konzentrationserhöhung des Botenstoffs bewirkt, dass der Antagonist von der Bindungsstelle verdrängt wird. Ein Beispiel ist das Alkaloid Atropin, welches den Botenstoff Acetylcholin vom muskarinischen Acetylcholin-Rezeptor kompetitiv verdrängen kann. Von einer „nicht-kompetitiven Hemmung" spricht man, wenn die Hemmung durch allosterische Bindung des Antagonisten erfolgt. Die Bindung kann beispielsweise eine Konformationsänderung der Bindungsstelle bewirken, sodass der körpereigene Botenstoff nicht mehr richtig „passt". Aber auch die irreversible Rezeptorblockade gilt als „nicht-kompetitive Hemmung". Eine Konzentrationserhöhung des körpereigenen Botenstoffs hat folglich keinen Einfluss.

2.17 Rezeptortypen

Rezeptoren dienen dazu, eine Kommunikation zwischen Zellen und ganzen Organsystemen zu ermöglichen. Hier unterscheidet man ionotrope Rezeptoren von metabotropen Rezeptoren. Bei ionotropen Rezeptoren spricht man auch von Ionenkanälen, die ligandengesteuert sind. Die Bindung eines Liganden am Rezeptor sorgt dafür, dass ein benachbarter Ionenkanal geöffnet wird. Durch den Einstrom von Elektrolyten kann so das Membranpotenzial moduliert und eine bestimmte Wirkung erzielt werden. Bei den metabotropen Rezeptoren hingegen findet eine Modulation von intrazellulären Signalprozessen bzw. eine Modulation der Aktivität intrazellulärer Enzymsysteme statt.

2.18 Rezeptoren und G-Proteine

Rezeptoren binden eine Substanz, worauf ein bestimmter Effekt ausgelöst wird. Rezeptoren finden sich in der Zellmembran, aber auch im Zellkern. Bei den Rezeptoren in der Zellmembran unterscheidet man zwischen liganden- und spannungsgesteuerten Ionenkanälen, enzymgesteuerten Rezeptoren sowie den G-Protein-gekoppelten Rezeptoren. Bei den ligandengesteuerten Ionenkanälen bewirkt die Reaktion mit einem körpereigenen Botenstoff oder einem Wirkstoff die Öffnung eines benachbarten Ionenkanals, gefolgt von einem veränderten Ionenfluss in die Zelle. Bei den spannungsgesteuerten Ionenkanälen lösen Spannungsunterschiede die Kanalöffnung aus. In beiden Fällen wird durch die Veränderung der Ionenkonzentration ein bestimmter Effekt ausgelöst. Ein Beispiel für einen ligandengesteuerten Ionenkanal ist der $GABA_A$-Rezeptor, der die schon erwähnte allosterische Benzodiazepinbindungsstelle besitzt. G-Protein-gekoppelte Rezeptoren bestehen aus einem Rezeptorprotein, welches sich in sieben Schlaufen kreisförmig durch die Zellmembran windet. Im Zellinneren direkt an der Membran liegt ein G-Protein, bestehend aus drei Untereinheiten. Man kennt verschiedene G-Proteine. Die Bindung eines Liganden führt zu einem Kontakt zwischen dem Rezeptor und G-Protein. Als Folge löst sich GDP, GTP wird angelagert und das G-Protein spaltet sich in zwei Untereinheiten. Diese Untereinheiten beeinflussen weitere Proteine und eine Vielzahl von Effekten werden ausgelöst. Die G-Protein-gekoppelten Rezeptoren machen die größte Zahl der membranständigen Rezeptoren aus. G-Protein-gekoppelte Rezeptoren sind beispielsweise der Morphin- und der Adrenalinrezeptor. Ein Beispiel für einen enzymgesteuerten Rezeptor ist der Insulinrezeptor, für einen Rezeptor mit Zellkernaktivität der Cortisolrezeptor.

2.19 Dosis-Wirkungsbeziehung

„Die Dosis macht das Gift" – dieser etwas verkürzte Ausspruch des Arztes und Philosophen Paracelsus drückt am besten aus, worum es geht: Ist die verabreichte Dosis des Wirkstoffs zu hoch, treten toxische Wirkungen auf, ist die gewählte Dosis dagegen zu niedrig, wird der gewünschte Effekt nicht eintreten. Eine bestimmte Schwellendosis muss erreicht und überschritten werden. Die zu verabreichende Dosis ist jedoch an den entsprechenden Patienten anzupassen. Üblich sind Dosierungen nach Körpergewicht oder Körperoberfläche, aber auch das Alter des Patienten sollte berücksichtigt werden. Mit höherem Lebensalter nimmt beispielsweise die Funktion der ausscheidenden Organe ab – folglich kann es zu Überdosierungen kommen. Der Begriff „Potenz" drückt aus, wieviel an Wirkung von der Dosis eines Medikaments zu erwarten ist. Der Begriff „ED_{50}" (Effektdosis 50%) ist die Dosis oder Konzentration, die zu einer halbmaximalen (50%) Wirkung führt und sich zum Vergleich von Wirkstoffen eignet. Der Begriff „Ceiling-Effekt" drückt aus, dass sich die maximale Wirkung ab einer bestimmten Dosis nicht weiter steigern lässt.

2.20　Wichtige Begrifflichkeiten in der Pharmakologie

Dosis-Effekt-Beziehung

Die nachfolgende Grafik stellt dar, inwiefern sich die Dosis auf den Effekt des Wirkstoffs auswirkt. Die Buchstaben differenzieren dabei verschiedene Dosen ein und desselben Wirkstoffs.

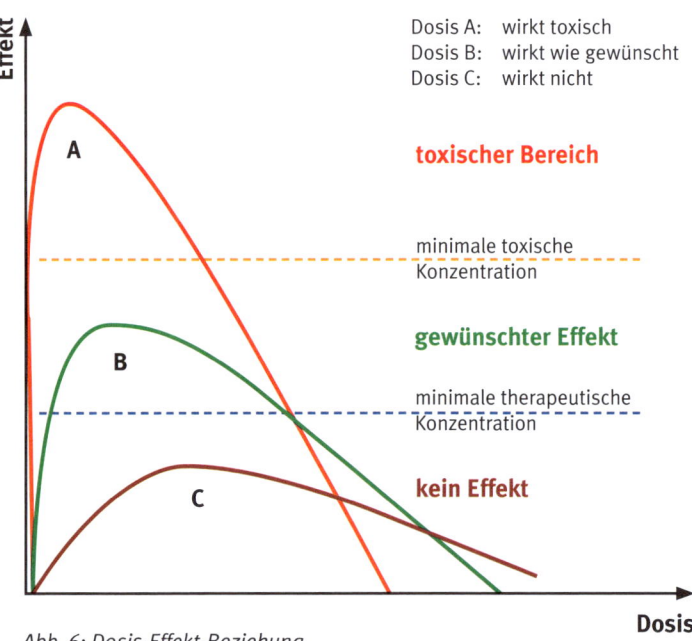

Dosis A:　wirkt toxisch
Dosis B:　wirkt wie gewünscht
Dosis C:　wirkt nicht

Abb. 6: Dosis-Effekt-Beziehung

Unerwünschte Arzneimittelwirkungen (UAW)

Diese werden häufig mit dem Begriff „Nebenwirkungen" bezeichnet. Neben der gewünschten Wirkung eines Medikaments hat dies meist auch unerwünschte Wirkungen, die ihrerseits zu unterschiedlichen Beschwerden von leichten Symptomen über Erkrankungen bis hin zum Tod führen können. Ursachen können eine Überdosierung, eine erhöhte Empfindlichkeit des Patienten gegenüber dem Wirkstoff oder aber eine mangelnde Spezifität der Substanz sein.

Kontraindikation (KI) oder Gegenanzeige

Ein Umstand, der die Anwendung einer therapeutischen oder diagnostischen Maßnahme bei gegebener Indikation verbietet. Unterschieden wird hier eine absolute von der relativen Kontraindikation, bei der eine Risiko-Nutzen-Abwägung erfolgt.

Indikation

Der festgelegte Anwendungsbereich – also der Grund für die therapeutische oder diagnostische Maßnahme.

Interaktion (IA) oder Wechselwirkung

Eine Änderung entweder in der Pharmakodynamik und/oder in der Pharmakokinetik eines Arzneistoffes, hervorgerufen durch zeitgleiche Gabe eines anderen Arzneistoffes, durch Lebensmittel oder Genussmittel wie Rauchen oder Alkohol. Es kann zur Abschwächung oder Verstärkung der Wirkung des Arzneistoffs kommen.

Therapeutische Breite

Die therapeutische Breite bezeichnet den Abstand zwischen der Dosis, die für den gewünschten Effekt benötigt wird und der Dosis, ab der toxische Wirkungen auftreten. Bei einer engen therapeutischen Breite ist dieser Bereich sehr schmal, bei einer großen dagegen recht breit. So lässt sich die therapeutische Breite mit Recht als „Sicherheitsabstand" der jeweiligen Substanz beschreiben.

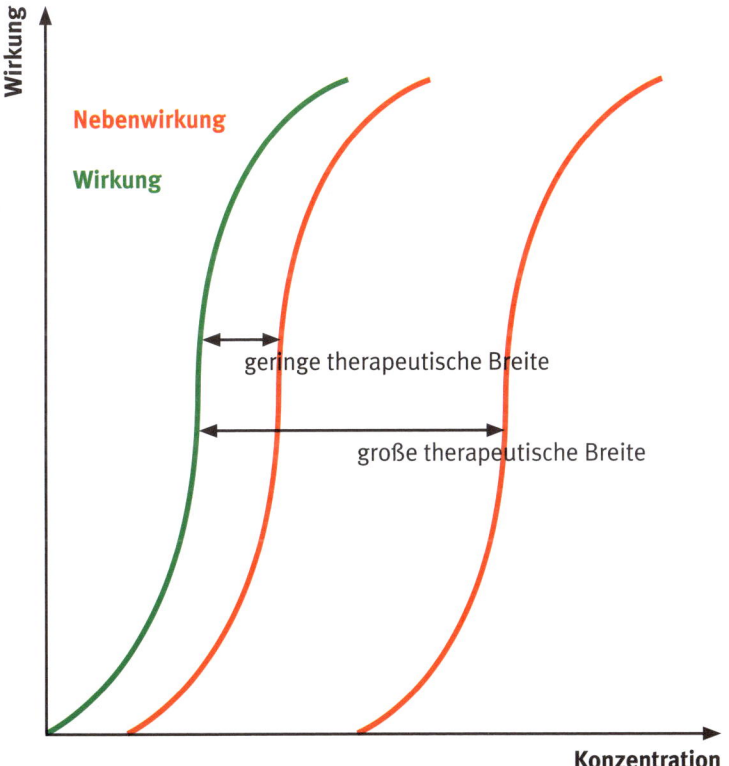

Abb.7: Therapeutische Breite

Exkurs: Paracelsus

Bekannt dürfte der Ausspruch von Paracelsus sein, einem Arzt und Philosophen, der vor etwa 500 Jahren gewirkt hat: „Alle Dinge sind Gift, und nichts ist ohn' Gift – allein die Dosis machts, dass ein Ding kein Gift sei". Es liegt natürlich auf der Hand, dass die Dosis des Pharmakons auch immer an den jeweiligen Patienten angepasst werden muss. Sehr gebräuchlich ist eine Dosierung nach dem Körpergewicht des Patienten oder auch nach Altersgruppen.

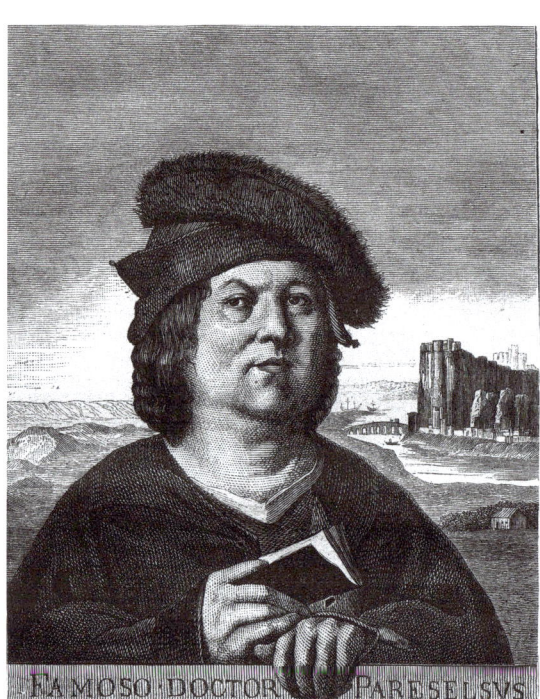

Abb. 8: Paracelsus (Philippus Theophrastus Aureolus Bombastus von Hohenheim)

Grundlagen der Pharmakologie

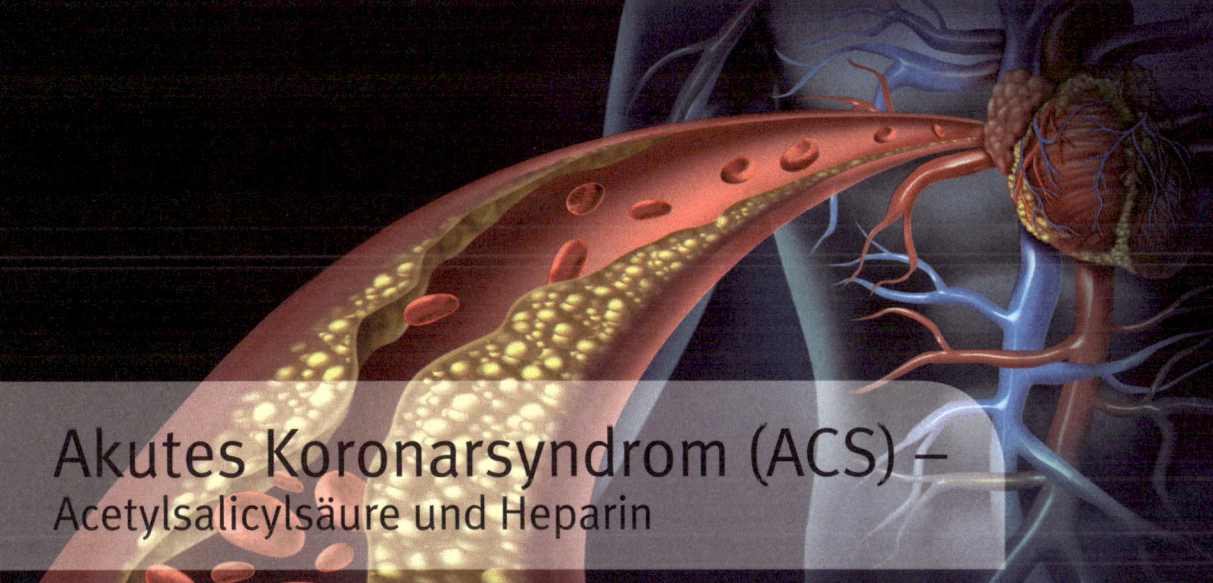

Akutes Koronarsyndrom (ACS) –
Acetylsalicylsäure und Heparin

Prof. Dr. H. Hohage

Akutes Koronarsyndrom (ACS) –
Acetylsalicylsäure und Heparin

3.1 Einleitung

Das Akute Koronarsyndrom ist kein einheitliches Krankheitsbild, sondern eine Beschreibung für drei unterschiedliche Formen der koronaren Herzkrankheit und umfasst

- den ST-Strecken-Hebungsinfarkt (**STEMI**)
- den Infarkt ohne ST-Strecken-Hebung (**NSTEMI**)
- die instabile Angina pectoris (**U**(nstable)**AP**)

wobei die beiden letztgenannten als NSTEMI-ACS zusammengefasst werden. STEMI und NSTEMI werden somit durch das Vorhandensein von ST-Strecken-Hebungen voneinander unterschieden (Abb. 1), weshalb das 12-Kanal-EKG an entscheidender Stelle in der Diagnostik steht und unmittelbar nach Eintreffen abgeleitet werden sollte. Problematisch ist, dass die klassischen klinischen Zeichen (ausstrahlende Brustschmerzen, Engegefühl, Dyspnoe, kalter Schweiß) keinesfalls immer vorhanden sind. Stattdessen berichten Frauen oft über

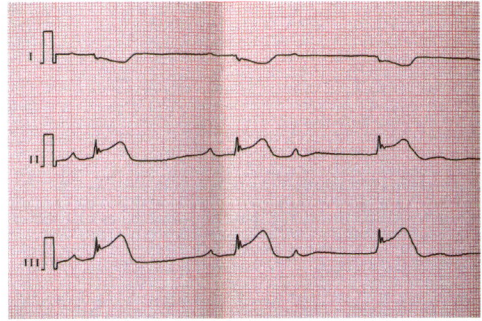

Abb. 1: ST-Strecken-Hebungsinfarkt (STEMI)

Hals- oder Kieferschmerzen, Oberbauchbeschwerden, Übelkeit und Erbrechen. Gerade bei Diabetikern sind, bedingt durch die diabetische Polyneuropathie, „stumme" Verläufe nicht selten. Auch der so genannte „Nitro-Test" als Unterscheidungsmerkmal zwischen einer Angina pectoris und einem Myokardinfarkt wird nicht mehr empfohlen. Schätzungen gehen davon aus, dass ohne die Zuhilfenahme von Labortests zwischen 2% und 7,7% der ACS nicht erkannt werden.

Dem Rettungsdienst kommt in Diagnostik und Therapie des ACS eine entscheidende Rolle zu, müssen entscheidende diagnostische und therapeutische Maßnahmen doch so schnell wie möglich eingeleitet werden. Hier gilt: „Zeit ist Herz"! Die aktuellen Leitlinien betonen, dass die Diagnose eines STEMI im 12-Kanal-EKG durch qualifiziertes Rettungsdienstpersonal (Notfallsanitäter) mit einer Genauigkeit vergleichbar im Krankenhaus gestellt und somit frühzeitig Diagnose, Einordnung und damit auch die Zuweisung zu einem geeigneten Krankenhaus ermöglicht werden kann.

Acetylsalicylsäure und Heparin

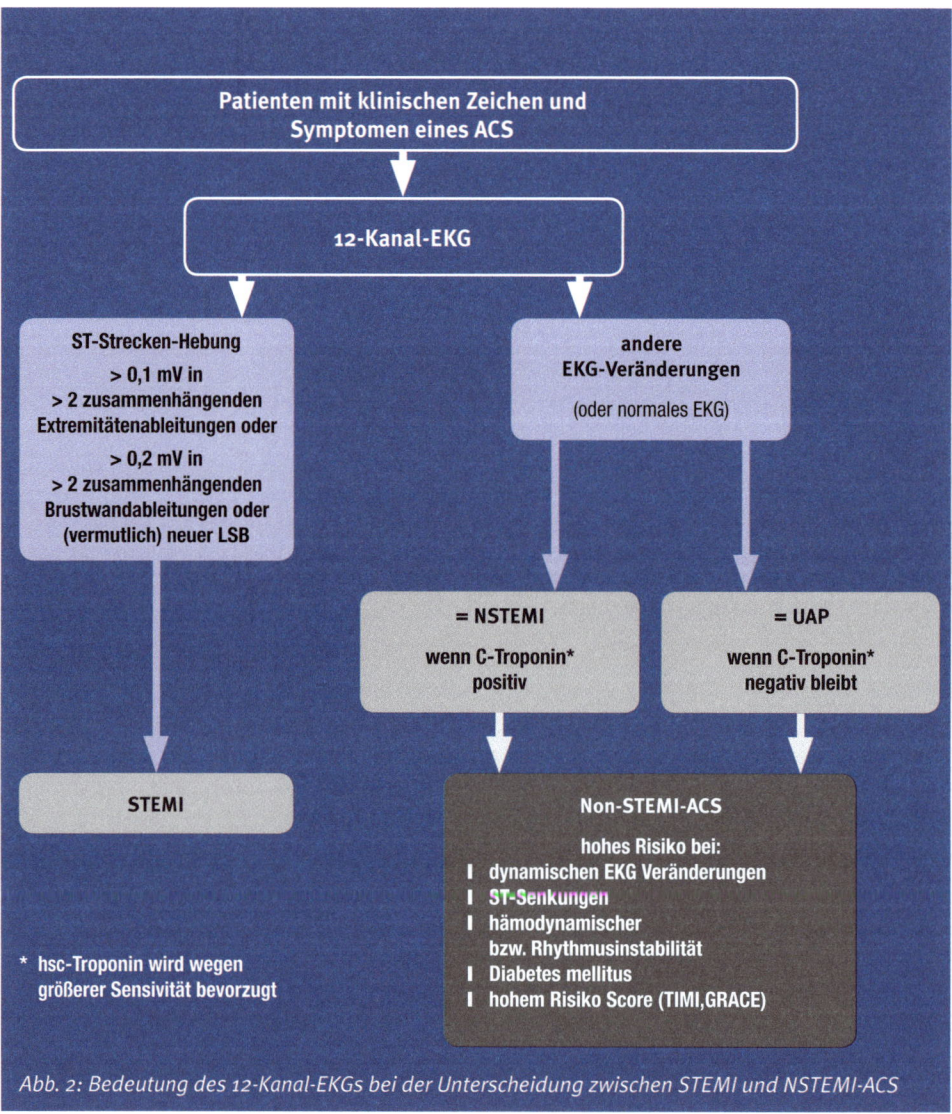

Abb. 2: Bedeutung des 12-Kanal-EKGs bei der Unterscheidung zwischen STEMI und NSTEMI-ACS

Der Anstieg kardialer Troponine ermöglicht die Unterscheidung zwischen NSTEMI und UAP, wobei das Fehlen eines Troponin-Anstieges ein ACS allerdings keinesfalls ausschließt, da die Freisetzung aus dem Myokard verzögert erfolgt.

Die aktuellen Leitlinien geben klare Empfehlungen zum therapeutischen Vorgehen (Abb. 3). Die Schmerzbehandlung steht an erster Stelle, hilft sie doch, Stress und Angst zu mindern, den Sympathikotonus zu senken und somit letztendlich auch die Herzarbeit zu ökonomisieren. Glyceroltrinitrat (Nitroglycerin) wird, vorausgesetzt der systolische Blutdruck ist größer

Tabelle 1: Normwerte der Biomarker Troponin und CK (Creatinkinase).

Marker	Normalwerte
Troponin T	< 0,1 µg/L
CK-MB	< 200 U/L (Männer) < 168 U/L (Frauen)

als 100 mmHg, in bis zu drei Einzeldosen zu 0,4 mg alle 5 Minuten gegeben. Persistieren die Schmerzen weiter und liegt ein Lungenödem vor, erfolgt eine intravenöse Therapie in einer Dosis von 10 µg/min. Die Schmerztherapie wird ergänzt durch Morphin, initial 3-5 mg i.v. Die gleiche Dosis kann ggf. nach wenigen Minuten wiederholt gegeben werden, bis der Patient schmerzfrei ist. Günstig wirkt sich hier auch die sedative Komponente des Morphins aus. Ähnlich Nitroglycerin erweitert Morphin zudem das venöse System, was sich günstig bei einem Lungenödem auswirkt, bei einer bereits bestehenden Hypotonie oder Bradykardie aber zu einer ausgeprägten Kreislaufdepression führen kann. Vorsicht ist auch bei eingetrübten Patienten oder einer bekannten Überempfindlichkeit geboten.

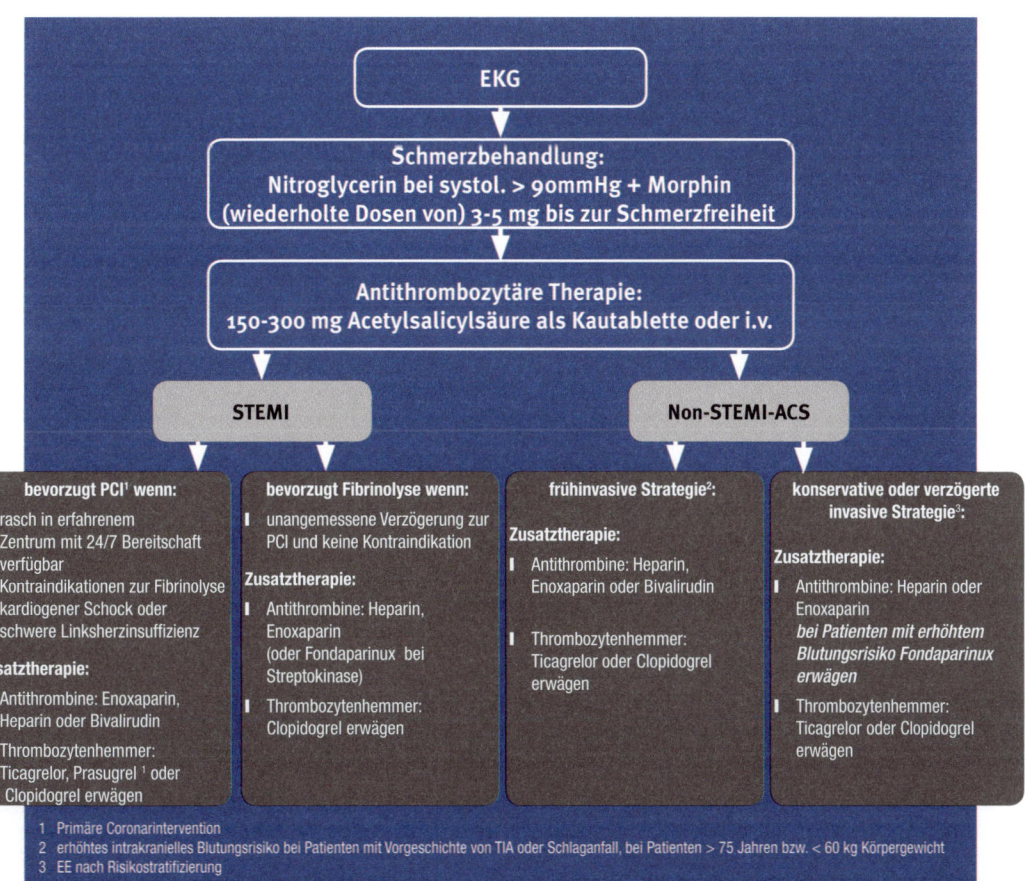

Abb. 3: Algorithmus der Therapie des Akuten Koronarsyndroms

Acetylsalicylsäure und Heparin

3.2 Acetylsalicylsäure (Aspirin®)

3.2.1 Pharmakologie

Acetylsalicylsäure (ASS) wird oral gegeben und im Körper sehr schnell (binnen 30 Minuten) u.a. in Salicylsäure gespalten. Für die ersten 20 Minuten nach oraler Gabe ist die Muttersubstanz, Acetylsalicylsäure, der wesentliche Wirkstoff. Salicylsäure ist Bestandteil der Rinde von Weidenbäumen (Salicis cortex), die über viele hundert Jahre zur Therapie von Fieberzuständen genutzt wurde (daher auch der Begriff „Fieberrinde"). Im Körper wird ca. 25% der aus ASS entstandenen Salicylsäure oxidiert, ein großer Teil wird an Glucuronsäure gebunden und ca. 25% werden als unveränderte Salicylsäure über die Nieren ausgeschieden. Die Resorption aus dem Magen-Darm-Trakt erfolgt schnell und vollständig. Maximale Plasmaspiegel für ASS werden nach 10-20 Minuten erreicht. Für Salicylsäure und ihre Metabolite werden maximale Spiegel nach 0,3-2 Stunden gemessen.

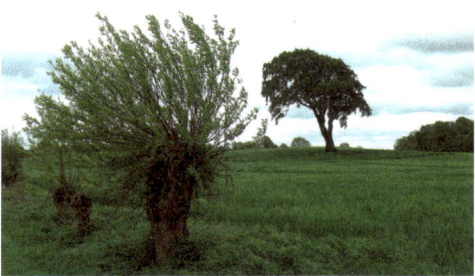

Abb. 4: Weidengewächse (Salicaceae) als natürliche Lieferanten der Acetylsalicylsäure

Salicylsäure weist eine Besonderheit bei ihrer Elimination auf. Die Halbwertszeit (2-30 Stunden) ist nämlich stark von der Dosis abhängig. Der Grund hierfür liegt in einer eingeschränkten Kapazität der Salicylsäure abbauenden Enzyme, was zur Folge hat, dass die Halbwertszeit mit steigender Dosis länger wird. Die Eliminationshalbwertszeit für ASS beträgt hingegen nur wenige Minuten. Auch die Plasmaeiweißbindung ist konzentrationsabhängig und liegt zwischen 49% bis 70% (ASS) bzw. 66% bis 98% (Salicylsäure). Einen interessanten Aspekt gibt es im Hinblick auf die Ausscheidung von ASS. Die kann nämlich durch Anhebung des pH-Wertes des Urins (zum Beispiel durch Gabe von Bikarbonat) erhöht werden. Diesen Effekt macht man sich zunutze, wenn eine Intoxikation mit ASS vorliegt.

3.2.2 Wirkungen

Acetylsalicylsäure (ASS) ist bereits ein sehr altes Medikament. Es wurde erstmalig 1897 synthetisiert und gehört zur Gruppe der Prostaglandinsynthesehemmer. Prostaglandine spielen eine ganz entscheidende Rolle im Entzündungsgeschehen, der Schmerzentstehung sowie bei der Temperaturregulation des Körpers. Dies erklärt, wieso ASS auch bei Schmerzen, Fieber und zur Behandlung von Entzündungen gegeben werden kann. Die Verminderung der Prostaglandinsynthese kommt über eine Blockade des Enzyms Cyclooxygenase, kurz COX zustande. Neben den Prostaglandinen wird durch die COX-Hemmung aber auch die Synthese von Thromboxan unterdrückt. Falls Sie den Begriff „Thromboxan" noch nie gehört haben, hilft für das Verständnis ein Ihnen bereits bekannter Begriff: Thromboxan muss etwas mit Thrombose zu tun haben. Und so ist es auch. Thromboxan entsteht in Blutplättchen und ist dort maßgeblich für deren Aggregation verantwortlich, begünstigt aber auch eine Vasokonstriktion der Gefäße. Vasokonstriktion und Plättchen-Aggregation sind zwei ganz entscheidende Schritte

Acetylsalicylsäure und Heparin

in der Blutstillung. Wird nun die Thromboxansynthese durch ASS unterdrückt, ist die Aggregation der Blutplättchen erheblich vermindert.

Die Plättchen-Aggregation besitzt eine Schlüsselrolle bei der koronaren Herzkrankheit und bei einem Akuten Koronarsyndrom. Bestimmte Risikofaktoren wie erhöhte Fettwerte, Diabetes mellitus, Hypertonie oder Nikotin begünstigen die Entstehung von arteriosklerotischen Plaques, die maßgeblich aus Fett (gelb) und Kalk bestehen. Normalerweise sind diese Plaques von der Gefäßinnenhaut (Endothel) überzogen, die eine

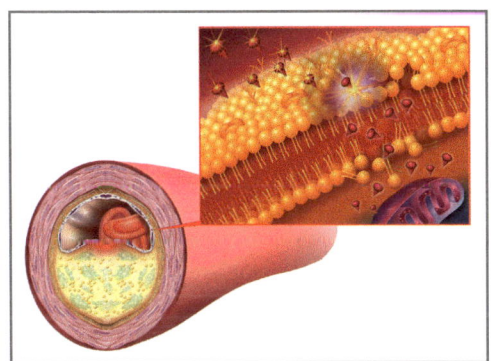

Abb. 5: Entstehung der Arteriosklerose durch freie Radikale

sehr glatte Oberfläche darstellt und üblicherweise die Anhaftung von Blutplättchen (Thrombozyten) verhindert. Haben die Plaques aber eine kritische Größe erreicht, können sie aufplatzen. Dabei kommen Strukturen in Kontakt zum Blut, die normalerweise durch das Endothel abgedeckt sind. Ist die „Tarnkappe" Endothel nicht mehr vorhanden, initiieren genau diese Strukturen die Aggregation von Thrombozyten und damit die Ausbildung eines Thrombus.
Bei einer koronaren Herzkrankheit (KHK) ist der Durchmesser der Koronararterie durch den Plaque sowieso schon eingeengt. Platzt dieser Plaque nun auf und entwickelt sich jetzt noch ein Thrombus, der das Gefäßlumen vollständig verschließt, dann hat sich soeben ein akuter Myokardinfarkt entwickelt. Und hier kommt ASS ins Spiel. Mit seiner Hilfe kann bei einer kritischen Durchblutungsstörung, z.B. bei einer schweren KHK, die Entstehung eines Thrombus zumindest reduziert werden.
Einige von Ihnen werden jetzt vielleicht sagen: „Prostaglandinsynthesehemmer, COX-Hemmer, das habe ich doch schon an anderer Stelle gehört. Wirken nicht auch Diclofenac (Voltaren®), Ibuprofen und andere Schmerz- und Rheumamittel auch so?" Richtig! Auch diese Medikamente können die Thrombozytenaggregation hemmen. Bei ASS gibt es aber einen ganz entscheidenden Unterschied: es hemmt die COX in Plättchen irreversibel. Da Blutplättchen ca. 10 Tage leben, kann eine relativ geringe Menge an ASS, die deutlich unter der für eine Schmerzstillung benötigten Dosis liegt, im Rahmen der Therapie eines Akuten Koronarsyndroms oder zur Sekundärprophylaxe nach einem Herzinfarkt eingesetzt werden. Die anderen Schmerz- oder Rheumamittel müssten in viel höheren Dosen eingenommen werden, was mit erheblichen Nebenwirkungen verbunden wäre.
Das soll Sie jetzt aber nicht dazu verleiten, täglich ASS zur Verhinderung eines Herzinfarktes zu schlucken. Das nützt nämlich leider nichts. Das Risiko gastrointestinaler Blutungen würde den potentiellen Nutzen übersteigen. Ist Ihnen gerade etwas aufgefallen? Da steht, die Thromboxansynthese wird durch ASS unterdrückt. Weiter oben steht aber, ASS wird sehr schnell in Metabolite umgewandelt. Tatsächlich, vieles spricht dafür, dass die Hemmung der Plättchenfunktion durch die Abspaltung der „Acetylgruppe" aus der Acetylsalicylsäure bedingt ist.

Acetylsalicylsäure und Heparin

Mittlerweile haben Sie einiges über Prostaglandine, Thromboxan und das Enzym COX gelesen. Es gibt aber noch einen weiteren interessanten Aspekt. COX hat nämlich eine weitere wichtige Rolle. COX ermöglicht die Synthese von Prostaglandinen im Magen-Darm-Trakt. Prostaglandine haben im Magen-Darm-Trakt zellschützende (cytoprotektive) Eigenschaften. Sie erhöhen die Bikarbonatsynthese und reduzieren die Säurefreisetzung. Beide Prozesse machen den Magensaft weniger sauer. Zudem wird noch die Freisetzung eines zellschützenden Schleims, Mucin, durch Prostaglandine gefördert. Wird nun die Prostaglandinsynthese durch Schmerz- oder Rheumamittel unterdrückt, dann können sich bedeutend schneller Magengeschwüre entwickeln.

3.2.3 Indikationen

Die Indikationsgebiete für Acetylsalicylsäure 100 mg und 300 mg sind nicht ganz identisch. Aspirin 100 mg ist zugelassen für

- die Therapie der instabilen Angina pectoris – als Teil der Standardtherapie,
- die Therapie des akuten Myokardinfarktes – als Teil der Standardtherapie,
- die Reinfarkt-Prophylaxe,
- die Thrombozytenaggregationshemmung nach arteriellen gefäßchirurgischen oder interventionellen Eingriffen (z. B. nach ACVB, bei PCI) und
- zur Vorbeugung von transitorischen ischämischen Attacken (TIA) und Hirninfarkten, nachdem Vorläuferstadien aufgetreten sind.

Im Gegensatz zur schwächeren Dosierung ist die 300 mg Dosis nur zur Reinfarkt-Prophylaxe zugelassen. Für die Behandlung von Schmerzzuständen reicht die 100 mg-Tablette nicht aus.

Für Aspirin® i.v. gilt es, folgende Indikationen zu beachten. Es ist nur für die Therapie

- von akut mäßig starken bis starken Schmerzen (falls eine orale Anwendung nicht angezeigt ist),
- der Kopfschmerzphase von Migräneanfällen mit oder ohne Aura,
- von Fieber (wenn eine sofortige Temperatursenkung erforderlich und eine orale Anwendung nicht angezeigt ist)

zugelassen. Die Anwendung bei einem Akuten Koronarsyndrom stellt also einen Off- Label-Gebrauch dar.

Keine Sorge, Sie müssen jetzt keine Angst vor einem „Kunstfehler" bei Verabreichung haben. Die aktuellen Leitlinien des European Resuscitation Council empfehlen die intravenöse Gabe von ASS. Diese Empfehlung ist sinnvoll, da nur durch die intravenöse Gabe ein nahezu sofortiger Wirkungseintritt gewährleistet ist.

3.2.4 Gabe von Acetylsalicylsäure beim Akuten Koronarsyndrom (ACS)

Die Entstehung eines Thrombus als Folge der Ruptur eines arteriosklerotischen Plaques steht an entscheidender Stelle in der Pathophysiologie des Akuten Koronarsyndroms. Die logische Konsequenz daraus ist, dass Thrombozytenaggregationshemmer einen Eckpfeiler in der

Therapie darstellen. Die Datenlage für eine Therapie mit ASS ist groß. Bereits geringe Dosen (75-325 mg) ASS reduzieren bei hospitalisierten Patienten die Sterblichkeit bei einem Akuten Koronarsyndrom. Die Ergebnisse scheinen sogar noch besser zu sein, wenn ASS bereits in der Prähospitalphase gegeben wird. Die neuen Leitlinien tragen dem Rechnung und empfehlen eine orale Aufsättigungsdosis von 150-300 mg einer nicht magensaftresistenten ASS-Zubereitung oder als intravenöse Injektion (cave: out-off-label-Indikation) bei allen Patienten mit einem ACS, sofern keine echte ASS-Allergie oder eine aktive Blutung vorliegt.

3.2.5 Kontraindikationen

Die Liste der Kontraindikationen gegen eine Therapie mit Acetylsalicylsäure ist erfreulich kurz und ergibt sich zumeist aus dem Wirkmechanismus. So dürfte kein Zweifel herrschen, dass Acetylsalicylsäure bei einer erhöhten Blutungsneigung (hämorrhagische Diathese) kontraindiziert ist. Eine bekannte Allergie gegen Aspirin® zählt verständlicherweise auch zu nachvollziehbaren Kontraindikationen. Aspirin® oder auch andere schwache bis mittelstarke Schmerzmittel können Asthmaanfälle hervorrufen. Insofern sollte, soweit das möglich ist, vor der Gabe von ASS gefragt werden, ob Schmerz- oder Rheumamittel bislang immer gut vertragen wurden.

Eine bekannte Nebenwirkung vieler schwach und mittelstark wirkender Schmerz- und Rheumamittel ist die Entwicklung von Geschwüren im Magen-Darm-Trakt. Von daher versteht sich von selbst, dass Acetylsalicylsäure nicht gerade dann gegeben werden sollte, wenn der Patient an einem akuten gastrointestinalen Geschwür leidet. Acetylsalicylsäure wird verstoffwechselt und über die Nieren ausgeschieden, daher zählt ein akutes Leber- oder Nierenversagen gleichfalls zu den Kontraindikationen. Leichte Leber- und chronische Niereninsuffizienzen sind allerdings keine Kontraindikationen.

Schmerzmittel wie Acetylsalicylsäure gehören zu den Prostaglandinsynthese-Hemmstoffen. Da einige Prostaglandine die Nierendurchblutung fördern, hat die Gabe von Schmerzmitteln wie Acetylsalicylsäure zur Folge, dass die Nierendurchblutung absinkt. Diesen ungünstigen Effekt versucht der Körper natürlich auszugleichen. Wenn die Nierendurchblutung sinkt, macht es Sinn, den Blutdruck anzuheben. Eine Alternative wäre auch, die Menge an Blut zu erhöhen. Das gelingt natürlich nicht so schnell, schließlich müssten dafür Erythrozyten und viele andere Substanzen synthetisiert werden. Es würde aber auch schon ausreichen, wenn nicht mehr Vollblut, sondern nur mehr Flüssigkeit in das Gefäßsystem gelangt. Für diese beiden Stellschrauben, Blutdruckerhöhung und Steigerung der Flüssigkeitsmenge im Gefäßsystem, besitzt der Körper ein Hormonsystem, genannt **R**(enin)-**A**(ngiotensin)-**A**(ldosteron)-System. Angiotensin II zählt zu den stärksten blutdruckerhöhenden Substanzen, die es gibt. Und Aldosteron, das sorgt für die Steigerung des intravaskulären Flüssigkeitvolumens. Wie gelingt es dem Körper die Flüssigkeitsmenge zu erhöhen? Die Lösung klingt sehr einfach: NaCl. Kochsalz bindet Wasser, was dann kurzfristig nur verringert über die Nieren ausgeschieden und somit im Körper gespeichert wird. Über diesen Mechanismus wirkt Aldosteron. Es sorgt dafür, dass weniger Kochsalz über die Nieren ausgeschieden wird, womit natürlich auch die Wasserausscheidung sinkt. Die Folge: die Flüssigkeitsmenge im Gefäßsystem nimmt zu, die Nierendurchblutung wird wieder besser. Soweit, so gut. Aber wie wirkt sich das bei Patienten mit einer chronischen Herzinsuffizienz aus? Diese haben in vielen Fällen eh schon zu viel Wasser im Körper. Und genau aus diesem Grund ist Acetylsalicylsäure bei einer schweren, nicht eingestellten Herzinsuffizienz kontraindiziert.

Acetylsalicylsäure und Heparin

Acetylsalicylsäure soll auch nicht in Kombination mit Methotrexat (MTX) gegeben werden, da es durch ASS aus der Plasmaeiweißbindung verdrängt wird und somit die Wirkung von MTX zunimmt.

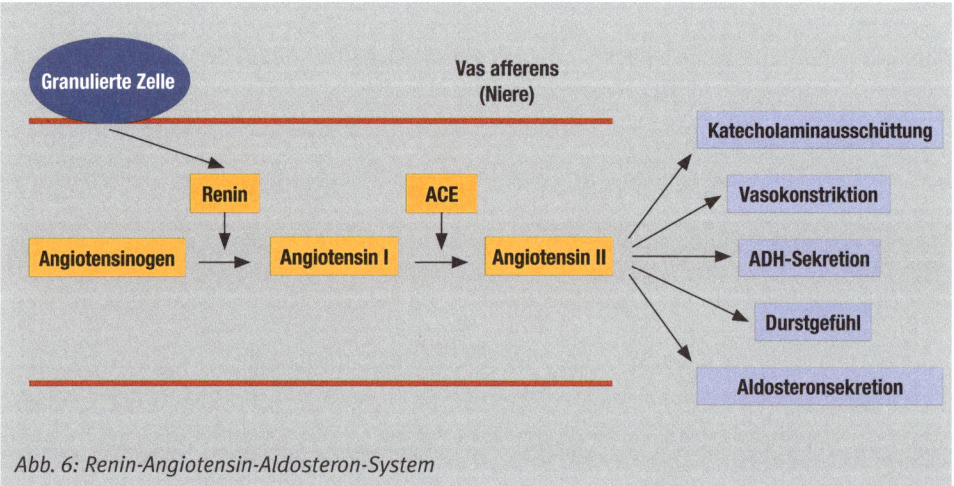

Abb. 6: Renin-Angiotensin-Aldosteron-System

Bei der Lektüre der Kontraindikationen haben Sie sicherlich Gewissensbisse bekommen. Wie sollen in einer Notfallsituation die Kontraindikationen allesamt abgefragt werden? Weiß der Patient oder die Angehörigen überhaupt davon? Auch hier hilft die aktuelle Leitlinie weiter und befreit Sie von Gewissensbissen. Nur eine echte Allergie oder eine akute Blutung werden als Kontraindikation bei einem Akuten Koronarsyndrom angesehen. Bedenken Sie: eine Allergie kann sich nur bei der zweiten Gabe eines Medikamentes entwickeln. Hat der Patient bislang nie ASS bekommen: kein Problem! Hat er ASS bislang gut vertragen? Auch kein Problem! Akute Blutungen könnten eher ein Problem sein. Man schätzt, dass 34-46% aller Patienten, die Schmerz- oder Rheumamittel einnehmen, Läsionen im Magen-Darm-Trakt entwickeln können. Patienten mit einem Akuten Koronarsyndrom stammen meist aus älteren Bevölkerungsgruppen, die wiederum häufiger unter Gelenkbeschwerden leiden. Und was wird gegen die Beschwerden genommen? Schmerz- und Rheumamittel. Es macht also durchaus Sinn, den Patienten oder seine Angehörigen nach regelmäßiger Einnahme dieser Medikamente zu fragen und zu eruieren, ob die Patienten einen schwarzen Stuhlgang (Teerstuhl) beobachtet haben.

3.2.6 Nebenwirkungen
Sie haben jetzt eine Menge über die Wirkungen und Wirkungsmechanismen von ASS gelesen, sodass Sie einige Nebenwirkungen schnell ableiten können; schwerwiegende Blutungen werden nur sehr selten beobachtet und stehen meist in Zusammenhang mit einer Komedikation mit anderen Antikoagulantien wie Marcumar® (Phenprocoumon). Häufiger sind gastrointestinale Beschwerden wie Sodbrennen, Übelkeit und Bauchschmerzen, während gastrointestinale Ulcera nur mit einer Häufigkeit von > 1:1.000 bis < 1:100 auftreten. Berichtet ein Patient über Kopfschmerzen, Übelkeit und Erbrechen in Zusammenhang mit Tinnitus, Schwindel oder Hörstörungen, kann dies für eine Überdosierung sprechen.

3.2.7 Wechselwirkungen

In der Tabelle 2 sind die wichtigsten Wechselwirkungen zwischen ASS und anderen Pharmaka zusammengefasst.

Tabelle 2: Wechselwirkungen zwischen ASS und anderen Pharmaka.

ASS vs. andere Pharmaka	ASS-Wirkung verstärkt	ASS-Wirkung abgeschwächt	ASS verstärkt Wirkung des Zweitmedikaments	ASS schwächt Wirkung des Zweitmedikaments
Antikoagulantien/ Thrombolytika	✓		✓	
Thrombozyten-aggregationshemmer (Ticlopidin, Clopidogrel)	✓		✓	
Schmerz und Rheumamittel	Risiko für gastrointestinale Blutungen ↑		Risiko für gastrointestinale Blutungen ↑	
Glukokortikoide	Risiko für gastrointestinale Nebenwirkungen ↑		Risiko für gastrointestinale Nebenwirkungen ↑	
Alkohol	Risiko für gastrointestinale Blutungen ↑			
Antidiabetika			✓	
Methotrexat			✓	
Valproinsäure			✓	
Selektive Serotonin-wiederaufnahme-hemmer (SSRI, z.B. Cipramil)	Risiko für gastrointestinale Blutungen ↑		Risiko für gastrointestinale Blutungen ↑	
Aldosteron-antagonisten				✓
Schleifendiuretika				✓
Antihypertensiva (insbesondere ACE-Hemmer)				✓
Urikosurika (Mittel zur Harnsäuresenkung), speziell Benzbromaron und Probenecid				✓

Acetylsalicylsäure und Heparin

Ein wichtiger Aspekt ist natürlich die erhöhte Blutungsgefahr, die naturgemäß mit allen Medikamenten gegeben ist, die gleichfalls die Gerinnungsfähigkeit herabsetzen. Zu beachten ist auch ein erhöhtes Risiko für gastrointestinale Probleme, die sich bei Kombination mit anderen Schmerzmitteln und Glukokortikoiden ergeben können. ASS ist zunächst einmal ein Schmerzmittel und wie viele andere Schmerzmittel wirkt es über eine Hemmung der Prostaglandine. Die haben im Magen-Darm-Trakt eine Schutzfunktion und so verwundert es nicht, dass bei Kombination von zwei Prostaglandinsynthese-Hemmstoffen (ASS und ein weiteres Schmerzmittel) das Risiko für Magengeschwüre steigt. Aber wieso ist das bei Cortisonpräparaten auch der Fall? Cortisonpräparate werden zur Therapie von Entzündungen eingesetzt und ein Teil der entzündungshemmenden Wirkungen von Glukokortikoiden kommt durch eine Prostaglandinsynthese-Hemmung zustande.

Bleibt noch die Frage, wieso die Wirkung von Aldosteronantagonisten, Schleifendiuretika und Antihypertensiva abgeschwächt wird. Letztendlich handelt es sich bei allen drei genannten Medikamentengruppen um blutdrucksenkende Pharmaka im weiteren Sinne. Wo könnte hier die Verbindung zur Wechselwirkung liegen? Die Lösung findet sich im bereits erwähnten Renin-Angiotensin-Aldosteron-Mechanismus: Dieses System wird immer dann aktiviert, wenn der Körper zu wenig Flüssigkeit enthält, der Blutdruck zu niedrig ist oder die Nieren schlechter durchblutet werden. Jetzt kommen wieder die Prostaglandine ins Spiel. Sie können die Nierendurchblutung begünstigen und umgekehrt, wird ihre Produktion gehemmt, die Nierendurchblutung vermindern. Die Folge: Das RAA-System wird aktiviert, Kochsalz und Wasser werden verstärkt im Körper zurückgehalten, die Flüssigkeitsmenge (und somit der Blutdruck) steigt und blutdrucksenkende Medikamente wirken entsprechend schlechter.

3.2.8 Dosierung

Für die Behandlung der instabilen Angina pectoris und des akuten Myokardinfarktes beträgt die Dosis > 250 mg i.v.

3.2.9 Besonderheiten

Aspirin®-Tabletten sind fünf Jahre haltbar und sollten nicht über 30°C gelagert werden. Die Haltbarkeit der Infusionslösung beträgt 18 Monate bei einer Temperatur von maximal 25° C. Aspirin® i.v. darf nur mit Wasser für Injektionszwecke verdünnt werden. Die verdünnte Lösung ist bei maximal 25° C zwei Stunden haltbar und sollte aufgrund von mikrobiologischen Aspekten sofort verbraucht werden.

3.3 Heparin

Heparin wurde 1916 von einem Medizinstudenten entdeckt. Der Student untersuchte seinerzeit verschiedene Gewebe auf gerinnungsfördernde Substanzen. Wie so oft in der Geschichte entdeckte er dabei zufällig etwas anderes. Er fand eine Substanz, die eine hohe gerinnungshemmende Potenz hat. Der Name Heparin rührt daher, dass die Substanz aus der Leber (Hepar) extrahiert wurde. Heparin ist keine chemisch einheitliche Substanz, sondern stellt eher eine Substanz-Familie mit unterschiedlich großen Familienmitgliedern dar. Trennt man die kleinen Familienmitglieder von den großen ab, dann erhält man die niedermolekularen Heparine. Heparin wird heutzutage aus Rinderlunge und Schweinedarm gewonnen. Da die Konzentration des Wirkstoffs naturgemäß schwankt, wird die gerinnungshemmende Potenz auf Internationale Einheiten (I.E.) standardisiert.

3.3.1 Pharmakologie

Heparin wird subkutan oder intravenös verabreicht, womit die Bioverfügbarkeit 100% beträgt. Oral gegeben oder inhaliert wird Heparin aufgrund der Molekülgröße und der negativen Ladung der Oberfläche nicht resorbiert. Nach intravenöser Gabe setzt die Wirkung unmittelbar ein. Nach subkutaner Gabe ist allerdings mit einer Latenzzeit von 20-30 Minuten bis zum Wirkungseintritt zu rechnen. Die Halbwertszeit ist mit 90-120 Minuten vergleichsweise kurz, wobei in Abhängigkeit von der Dosis sowie der Leber- und Nierenfunktion und weiteren Erkrankungen interindividuelle Schwankungen auftreten können. Trotz der relativ kurzen Halbwertszeit macht es Sinn, in Notfallsituationen die Therapie mit einem Bolus, gefolgt von einer Infusion zu beginnen.

Die Plasmaeiweißbindung ist hoch und erfolgt vorrangig an LDL (low density lipoproteine), Fibrinogen und ein ganz spezielles Globulin, das Antithrombin, was Sie weiter unten noch etwas genauer kennenlernen werden. Die hohe Proteinbindung erklärt auch das Verteilungsvolumen von 0,07 l/kg. Für einen 80 kg schweren Mann errechnet sich so ein Verteilungsvolumen von 5,6 l und das entspricht exakt der Blutmenge.

3.3.2 Wirkungen

Die Blutgerinnung erfolgt in einer Kaskade (Abb. 8). Aus inaktiven Vorstufen werden in einer Art Kettenreaktion aktive Substanzen gebildet. Am Ende dieses Prozesses entsteht ein Gerinnsel. Die Kettenreaktion kann durch zwei unterschiedliche Mechanismen in Gang gesetzt werden:

a) durch eine Endothelverletzung. Dies ist zum Beispiel der Fall, wenn ein arteriosklerotischer Plaque aufplatzt,

b) wenn im Rahmen einer Schnittverletzung das Gewebe geschädigt wird.

> **Exkurs zu den Blutstillungsprozessen am Beispiel einer Verletzung**
>
> Die Thrombozyten bilden das Fundament der Blutstillung, wobei sie die ersten Schritte selbiger einleiten.
> Die Hämostase lässt sich in folgende Phasen unterteilen:
> - Verletzung
> - Vasokonstriktion
> - Anheftung der Thrombozyten (Thrombozytenadhäsion)
>
> Notwendige Voraussetzung des Prozesses der Blutstillung ist ein entsprechender Verletzungserfolg der Gefäßwand (Gewebezelldefekt).
> Das geschädigte Gefäß reagiert aufgrund seiner Eigendynamik auf die Verletzung mit einer Vasokonstriktion, um einen potentiellen Blutverlust bestmöglichst einzuschränken.
> Nachfolgend kommt es im Rahmen der primären Hämostase durch eine wandständige Thrombenbildung zu einem vorläufigen Wundverschluss, woraufhin die sekundäre Hämostase ausgelöst wird, welche zur endgültigen Blutstillung führt.

Acetylsalicylsäure und Heparin

Acetylsalicylsäure und Heparin

Primäre Hämostase

Die Thrombozyten als kleinste Blutzellen sind am Außenrand des Blutstromes konzentriert (hydrodynamische Margination) und können somit extrem schnell auf Änderungen der Gefäßwandbeschaffenheit reagieren. Sie wandern an den Defektherd heran, verkleben miteinander sowie mit Strukturen tieferer Wandschichten des verletzten Gefäßes und sorgen so für einen ersten sehr lockeren und damit lediglich provisorischen Wundverschluss (primäre Hämostase / vorläufige Blutstillung). Die Anheftung der Thrombozyten an diesen Defektherd wird unter Vermittlung eines Faktors sichergestellt, welcher als „Von-Willebrand-Faktor" bezeichnet wird, der in der Lage ist, sich an Kollagene der Gefäßwand wie auch an die Thrombozyten zu binden. Ein Mangel dieses Faktors führt zu dem Ergebnis, dass die Thrombozyten den gewollten Erstverschluss nicht herbeiführen können und somit die Blutung nicht gestillt werden kann (Von-Willebrand-Jürgens-Syndrom).

Sekundäre Hämostase

Der im Rahmen der primären Hämostase gebildete Thrombus ist (wie angemerkt) nur in der Lage, einen vorläufigen Wundverschluss herbeizuführen. Für einen endgültigen Wundverschluss ist deswegen der Folgeschritt der sekundären Hämostase notwendig, an der eine Vielzahl von Gerinnungsfaktoren (Tabelle) beteiligt sind, welche sich durch enzymatische Spaltung gegenseitig aktivieren. Am Ende der Blutgerinnung liegt ein sog. Fibrinnetz vor, welches sich vereinfacht gesagt über den zuvor gebildeten Thrombus niederlegt und diesen verfestigt, ein Prozess, welcher als Retraktion bezeichnet wird und dem endgültigen Wundverschluss gleichzusetzen ist.

Tabelle 3: Übersicht über die Blutgerinnungsfaktoren.

Faktor	Name
I	Fibrinogen
II	Prothrombin
III	Gewebsthromboplastin (Tissue Factor, TF)
IV	Calcium-Ionen / ionales Calcium
V	Proakzelerin
VI	Akzelerin
VII	Prokonvertin
VIII	Antihämophiler Faktor A
IX	Antihämophiler Faktor B (Christmas-Faktor)
X	Stuart-Prower-Faktor
XI	Plasmathromboplastin Antecedent (PTA) / Rosenthal-Faktor
XII	Hageman-Faktor
XIII	Laki-Lorand-Faktor / fibrinstabilisierender Faktor
	Plättchenfaktor 3 (PF3)

Die Blutgerinnung kann über zwei Mechanismen, den extrinsischen Mechanismus (Gewebezelldefekt als Ursache) sowie den intrinsischen Mechanismus (Blutkontakt mit anderen Oberflächen als dem normalen Gefäßendothel, z.B. negativ geladene Partikeloberflächen wie Glas oder Kaolin) ausgelöst werden.

Der Ablauf der Blutgerinnung folgt der Kaskadentheorie nach Macfarlaine von 1964, welche Abbildung 8 in modifizierter Form zeigt.

Die Pfeilrichtung symbolisiert dabei die Richtung der enzymatischen Aktivierung der Einzelfaktoren.

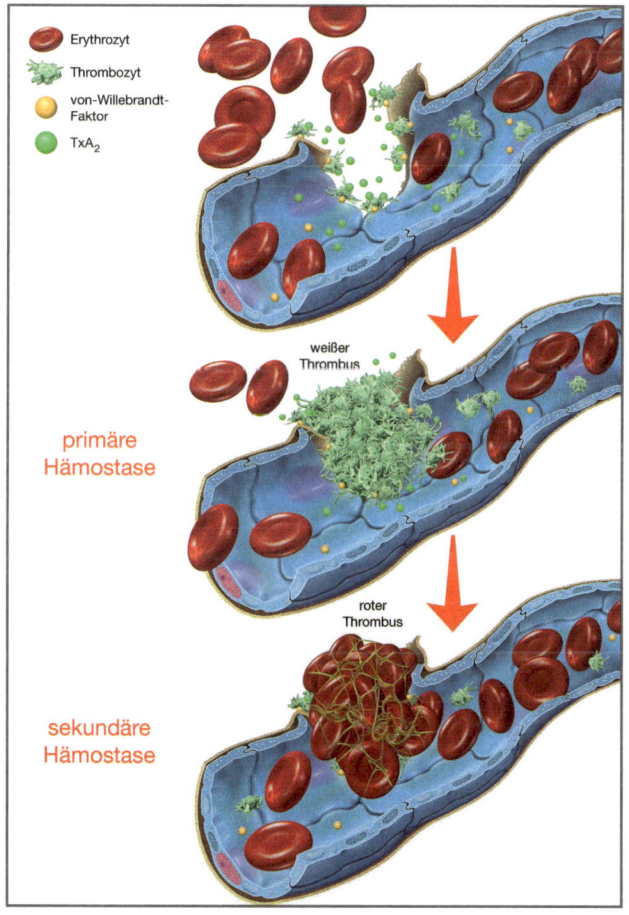

Erythrozyt

Thrombozyt

von-Willebrandt-Faktor

TxA$_2$

weißer Thrombus

primäre Hämostase

roter Thrombus

sekundäre Hämostase

Abb. 7: primäre und sekundäre Hämostase

Heparin hemmt die Koagulation durch Aktivierung von Antithrombin III. Antithrombin ist auch ohne Heparin im Körper schwach aktiv. Durch Zusatz von Heparin wird seine Aktivität aber um den Faktor 700 erhöht. Antithrombin ist, wie der Name schon sagt, antithrombotisch wirksam, indem Thrombin (Faktor IIa) und Faktor Xa inaktiviert werden. Die Kettenreaktion wird an diesem Punkt gestoppt, ein Thrombus kann nicht entstehen.

Acetylsalicylsäure und Heparin

Acetylsalicylsäure und Heparin

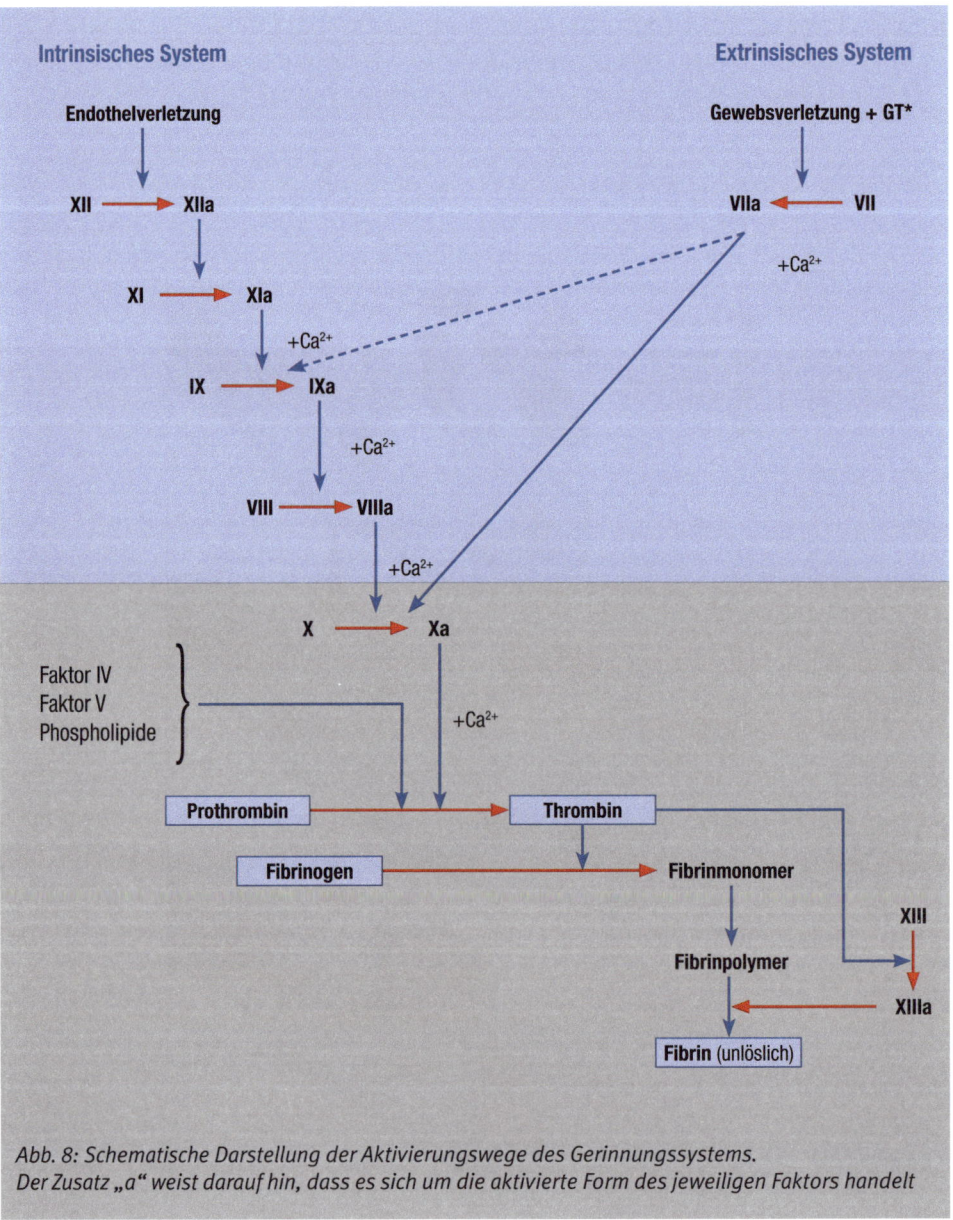

Abb. 8: Schematische Darstellung der Aktivierungswege des Gerinnungssystems.
Der Zusatz „a" weist darauf hin, dass es sich um die aktivierte Form des jeweiligen Faktors handelt

Unfraktioniertes Heparin (UFH) und die niedermolekularen Heparine (NMH) unterscheiden sich ein wenig in ihrer Wirkung, da die NMH nur den Faktor Xa, nicht aber Thrombin (Faktor IIa) inhibieren können.

3.3.3 Indikationen

Heparin ist zugelassen für die
- Prophylaxe von thromboembolischen Erkrankungen,
- im Rahmen der Behandlung von venösen und arteriellen thromboembolischen Erkrankungen (einschließlich der Frühbehandlung des Herzinfarktes sowie der instabilen Angina pectoris),
- zur Antikoagulation bei Behandlung oder Operation mit extrakorporalem Kreislauf (z.B. Herz-Lungen-Maschine, Hämodialyse).

3.3.4 Gabe von Heparin beim Akuten Koronarsyndrom (ACS)

Gemeinsam mit ASS ist Heparin ein wichtiger Bestandteil in der Therapie des ACS. Problematisch sind die stark streuenden gerinnungshemmenden Effekte des Heparins, die mögliche Auslösung einer HIT-II Reaktion sowie die Notwendigkeit der parenteralen Gabe. Die ERC-Leitlinien nennen an dieser Stelle auch einige Studien, die Alternativen in Form von Hirudin-Abkömmlingen oder niedermolekularen Heparinen überprüft haben. Diese Substanzen haben den Vorteil, dass die Gerinnung nicht so intensiv überwacht werden muss und das HIT-II Risiko geringer ist. Leider wurde bei den neueren Substanzen noch nicht untersucht, ob die prähospitale Gabe Vorteile gegenüber der intrahospitalen Gabe eines Heparins hat.

Trotz aller angesprochenen Probleme: die Chancen überwiegen doch deutlich die Risiken. Unfraktioniertes Heparin (UFH) wird zusammen mit Thrombozytenaggregationshemmern sowohl beim NSTEMI-ACS als auch beim STEMI-ACS empfohlen und zwar unabhängig davon, ob eine PCI vorgesehen ist oder nicht. Der Zeitpunkt der Heparingabe, also in der Prähospital- oder Intrahospitalphase, scheint hinsichtlich der Infarktgröße und der 30-Tage-Sterblichkeit keine Rolle zu spielen, eine frühe Gabe ist aber wohl mit einem besseren Flussverhalten in den Koronargefäßen vergesellschaftet. Die aktuellen Leitlinien legen sich bzgl. des Zeitpunktes der Heparingabe nicht fest, lassen aber letztendlich die prähospitale Gabe zu. Die Lektüre der revidierten Leitlinien sei an dieser Stelle ausdrücklich empfohlen.

Niedermolekulare Heparine scheinen beim NSTEMI-ACS Vorteile im Vergleich zu unfraktioniertem Heparin aufzuweisen. Die neuen direkten Thrombininhibitoren sind zum jetzigen Zeitpunkt noch nicht hinreichend beim ACS getestet.

3.3.5 Kontraindikationen

Wenngleich Heparin ein sehr sicheres Medikament ist, sollten doch einige Kontraindikationen dem Rettungsdienstpersonal bekannt sein und der Patient, sofern er noch antworten kann, oder ggf. Angehörige, nach einigen Besonderheiten befragt werden. Dabei werden Sie sicherlich das eine oder andere Mal mit dem Problem konfrontiert sein, dass trotz der eigentlich notwendigen Gabe bei einem Akuten Koronarsyndrom eine mögliche Kontraindikation gegen eine Therapie spricht. Hier gilt es zwei Dinge abzuwägen:

a) Wie groß sind die Gefahren, die sich aus der Nichttherapie eines ACS mit Heparin ergeben?
b) Wie groß ist die Gefahr, die sich aus dem Missachten der Kontraindikation ergibt?

Diese Abwägung löst nicht automatisch ihre Entscheidungsfindung, hilft bei der regelhaft vitalen Indikation einer Heparingabe bei einem ACS aber vielleicht doch weiter.

Acetylsalicylsäure und Heparin

Die Fachinformation nennt folgende Kontraindikationen für eine Therapie mit Heparin:
- Überempfindlichkeit gegen den Wirkstoff Heparin oder einen der sonstigen Bestandteile von Heparin-Natrium Braun 25.000 I.E./5ml,
- anamnestisch bekannte heparininduzierte Thrombozytopenie (HIT) Typ II oder klinischer Verdacht auf heparininduzierte Thrombozytopenie Typ II unter einer Heparintherapie (z.B. bei Entwicklung einer Thrombozytopenie unter Heparin und/oder Auftreten neuer arterieller und/oder venöser thromboembolischer Komplikationen unter Heparinbehandlung),
- Erkrankungen, die mit einem erhöhten Blutungsrisiko einhergehen, z.B. Thrombozytopenien, Koagulopathien, schwere Leber-, Nieren- oder Bauchspeicheldrüsenerkrankungen,
- Erkrankungen, bei denen der Verdacht einer Läsion des Gefäßsystems besteht, z. B. Ulcera im Magen- und/oder Darmbereich, Hypertonie (größer als 105 mmHg diastolisch), Hirnblutung, Traumata oder chirurgische Eingriffe am Zentralnervensystem, Augenoperationen, Retinopathien, Glaskörperblutungen, Hirnarterienaneurysma, infektiöse Endokarditis,
- Abortus imminens,
- Spinalanästhesie, Periduralanästhesie, Lumbalpunktion,
- Organläsionen, die mit Blutungsneigung einhergehen und
- bei Neugeborenen, insbesondere bei unreifen Frühgeborenen, wegen des Gehaltes an Benzylalkohol.

Heparin sollte nach Möglichkeit auch bei
- Malignomen mit Blutungsneigung,
- Nieren- und Harnleitersteinen und
- chronischem Alkoholismus (aufgrund der möglichen Entwicklung einer Leberinsuffizienz)
vermieden werden.

Die eine oder andere Kontraindikation können Sie sicherlich durch gezielte Fragen herausbekommen, z.B. chirurgische Eingriffe, Augenoperationen, Traumata, Organpunktionen oder Rückenmarksanästhesien und Lumbalpunktionen in der jüngeren Vergangenheit. Gerade in Anbetracht der kurzen Verweildauer in den Kliniken sind derartige Konstellationen durchaus vorstellbar. Bei anderen Kontraindikationen wird es schon schwieriger. So wird der Patient mit dem Begriff HIT nichts anfangen können, vielleicht aber kann er auf die Frage, ob es bei den Thrombosespritzen Probleme gegeben hat, schon eine sinnvolle Antwort geben. Viele, auch schwere Leber- oder Nierenerkrankungen, sind den Patienten häufig nicht bekannt. Hier hilft manchmal die Frage , ob der Patient leicht „blaue Flecken" bekommt, ein klein wenig weiter. Bei einigen Kontraindikationen wie Augenoperationen oder Retinopathien gilt es abzuwägen, was schwerer wiegt: der mögliche Verlust der Sehkraft oder ein schwerer Myokardinfarkt.

Die heparininduzierte Thrombozytopenie (HIT) Typ II ist eine seltene, wenn auch gefürchtete Komplikation einer Therapie mit Heparin. Sie beruht auf einer durch Antikörper gegen Heparin

Acetylsalicylsäure und Heparin

hervorgerufenen Aktivierung von Blutplättchen. Gleichzeitig wird die Gefäßwand geschädigt. Beide Prozesse begünstigen die Entstehung von dissiminierten Thromben in den Gefäßen, die Thrombozytenzahl sinkt ab. Während ein leichtgradiger Abfall der Thrombozytenzahlen unmittelbar nach Beginn einer Heparintherapie normal und ungefährlich ist, tritt die HIT II Reaktion üblicherweise mit einer Verzögerung von 2-14 Tagen auf. Das Risiko der Entstehung einer HIT II ist mit NMH geringer.

3.3.6 Nebenwirkungen

Die gefährlichste Nebenwirkung einer Therapie mit Heparinen ist eine Blutung, wobei in Form von Protaminsulfat ein hervorragendes und sehr schnell wirksames Antidot zur Verfügung steht. Es bildet als alkalische Substanz mit dem sauren Heparin einen inaktiven Komplex. Die benötigte Dosis an Protamin entspricht (in I.E.) annähernd der gegebenen Dosis an Heparin. Auch wurden nach langdauernder Therapie (6 Monate und mehr) Fälle von Spontanfrakturen ähnlich einer Osteoporose beschrieben. Aber so lange dauert auch der längste Rettungsdiensteinsatz nicht, hier ist also im präklinischen Bereich Entwarnung angezeigt. Bekannt ist auch eine Hyperkaliämie nach einer längerdauernden Therapie, die durch die Entstehung eines Hypoaldosteronismus begründet ist. Zuviel Aldosteron begünstigt eine Hypernatriämie; fehlt Aldosteron (Hypoaldosteronismus), entwickelt sich leicht eine Hyperkaliämie. Besonders sind hier Niereninsuffiziente und Diabetiker gefährdet. Es empfiehlt sich daher, nach einer Woche Therapie mit Heparin die Kaliumkonzentration im Serum zu bestimmen. Aber das ist auch nicht Ihr Problem, ebensowenig wie ein Anstieg der Lebertransaminasen, der bei jedem zehnten Patienten beobachtet wird.

3.3.7 Wechselwirkungen

Heparin ist ein Medikament, das die Gerinnung abschwächt. Daraus ergeben sich zwangsläufig Wechselwirkungen mit all den Medikamenten, die gleichfalls die Gerinnung abschwächen. Dazu zählen:

Thrombozytenaggregationshemmer (Acetylsalicylsäure, Ticlopidin, Clopidogrel, Dipyridamol in hohen Dosen),
- Fibrinolytika,
- andere Antikoagulanzien (Cumarin-Derivate wie Marcumar®),
- nicht-steroidale Antiphlogistika (Phenylbutazon, Indometacin, Sulfinpyrazon),
- Glykoprotein- IIb/IIIa-Rezeptorantagonisten,
- Penicillin in hohen Dosen und
- Dextrane.

Eine interessante Wechselwirkung wird auch mit Nitroglycerin beobachtet. Wird es abgesetzt, kann es zu einer sprunghaften Wirkungsverstärkung von Heparin kommen. Aber auch das ist eher ein Problem, welches während der stationären Versorgung zu beachten ist. Ascorbinsäure, Antihistaminika, Digitalis und Tetrazykline können die Wirkung von Heparin abschwächen. Umgekehrt kann Heparin die Wirkung von Medikamenten verstärken, die gleichfalls an Plasmaproteine gebunden sind.

Acetylsalicylsäure und Heparin

3.3.8 Dosierung

Für die Behandlung der instabilen Angina pectoris wird im Allgemeinen ein intravenöser Bolus von 5.000 I.E., gefolgt von einer kontinuierlichen Infusion von 1.000 I.E./Stunde empfohlen. Die genaue Dosierung richtet sich nach der aPTT (aktivierte partielle Thromboplastinzeit), die auf das 1,5- bis 2,5fache des Normalwertes verlängert sein sollte. Die aPTT kann natürlich im RTW nicht bestimmt werden. In Anbetracht der kurzen Zeitspanne zwischen Erstgabe von Heparin und dem Eintreffen im Krankenhaus, wo dann die Feinjustierung erfolgen kann, stellt dies aber kein Problem dar.

3.3.9 Besonderheiten

Heparin darf nicht mit anderen Arzneimitteln in einer Spritze oder Infusion verabreicht werden, da sich chemisch-physikalische Inkompatibilitäten entwickeln können. Das ungeöffnete Originalbehältnis ist drei Jahre haltbar. Heparin kann zur intravenösen Infusion mit folgenden Lösungen verdünnt werden:

- Natriumchlorid 9 mg/ml Infusionslösung,
- Glucose 50 mg/ml Infusionslösung,
- Glucose 100 mg/ml Infusionslösung,
- Natriumchlorid 4,5 mg/ml + Glucose 25 mg/ml Infusionslösung und
- Ringer-Infusionslösung.

Bei einer Temperatur von $25 \pm 2°C$ sind diese Lösungen über 48h chemisch und physikalisch stabil. Um bakterielle Kontaminationen zu vermeiden, sollten diese Lösungen sofort verwendet werden.

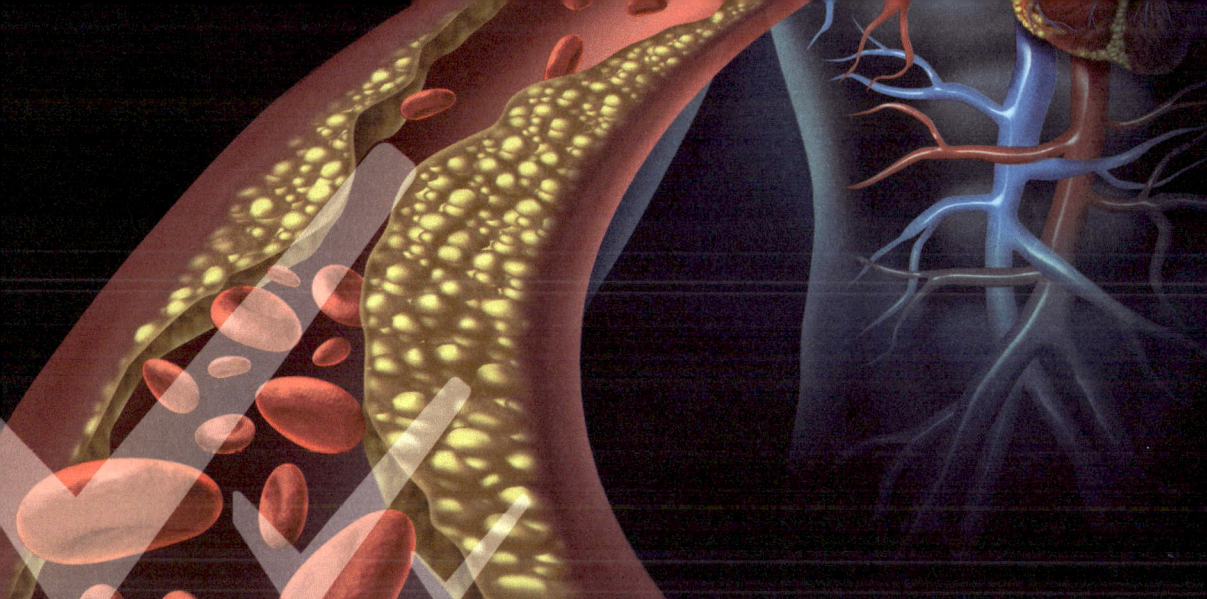

Checkliste: Akutes Koronarsyndrom

Acetylsalicylsäure
ASS
Thrombozytenaggregationshemmer
Handelsname: Aspirin®

Wirkweise
+ Hemmung der Synthese von Thromboxan und Prostaglandine
  durch Blockade des Enzyms Cyclooxygenase
  ■ Verhinderung der Thrombozytenaggregation
  ■ Vasokonstriktion
+ wirkt analgetisch, antiphlogistisch, antipyretisch

Indikation mit Dosierung
im Rettungsdienst nur beim ACS üblich

ansonsten auch bei leichten bis mittleren Schmerzzuständen, KHK,
Thromboseprophylaxe (wenn andere Optionen nicht möglich sind), Migräne

i.v. 75 – 325 mg*
p.o. 160 – 325 mg

*in Deutschland ist die Gabe von 500 mg im Rettungsdienst üblich
und kann beibehalten werden

Nebenwirkungen
+ Gastrointestinale Beschwerden
+ Allergische Reaktionen
+ Asthmaanfall
+ Blutungen

Kontraindikationen
+ Kinder < 12 Jahren (Reye-Syndrom)
+ Ulcus ventriculi
+ Erhöhte Blutungsneigung
+ Asthmaanfall
+ Nicht behandelte schwere Herzinsuffizienz mit Ödemen

Heparin
Antikoagulans
Handelsname: Heparin-Natrium-5000-ratiopharm®

Wirkweise
Koagulationshemmung durch Aktivierung von Antithrombin III
(Erhöhung um den Faktor 700)
(Gerinnungsfaktoren Thrombin (IIa) und Xa werden inaktiviert)

Indikation mit Dosierung
ACS
5.000 I.E. i.v.

Lungenembolie
10.000 I.E. i.v.

Nebenwirkungen
Blutungen (Antidot: Protaminsulfat)
Bei lang andauernder Therapie:
Osteoporose, Hypoaldosteronismus, Hyperkaliämie

Kontraindikationen
+ Bekannte Unverträglichkeit
+ (Heparininduzierte) Thrombozytopenie, Koagulopathie
+ Ulcera im GI-Trakt
+ Hypertonie (größer als 105mmHg diastolisch), Hirnblutung,
  Traumata oder chirurgische Eingriffe am Zentralnervensystem,
  Augenoperationen, Retinopathien, Glaskörperblutungen,
  Hirnarterienaneurysma, infektiöse Endokarditis
+ Abortus imminens
+ Spinalanästhesie, Periduralanästhesie, Lumbalpunktion
+ Organläsionen, die mit Blutungsneigung einhergehen
+ Neugeborene, *insbesondere bei unreifen Frühgeborenen*,
  wegen des Gehaltes an Benzylalkohol

Heparin sollte nach Möglichkeit auch bei
+ Malignomen mit Blutungsneigung
+ Nieren- und Harnleitersteinen und
+ chronischem Alkoholismus
  (aufgrund der möglichen Entwicklung einer Leberinsuffizienz)
vermieden werden.

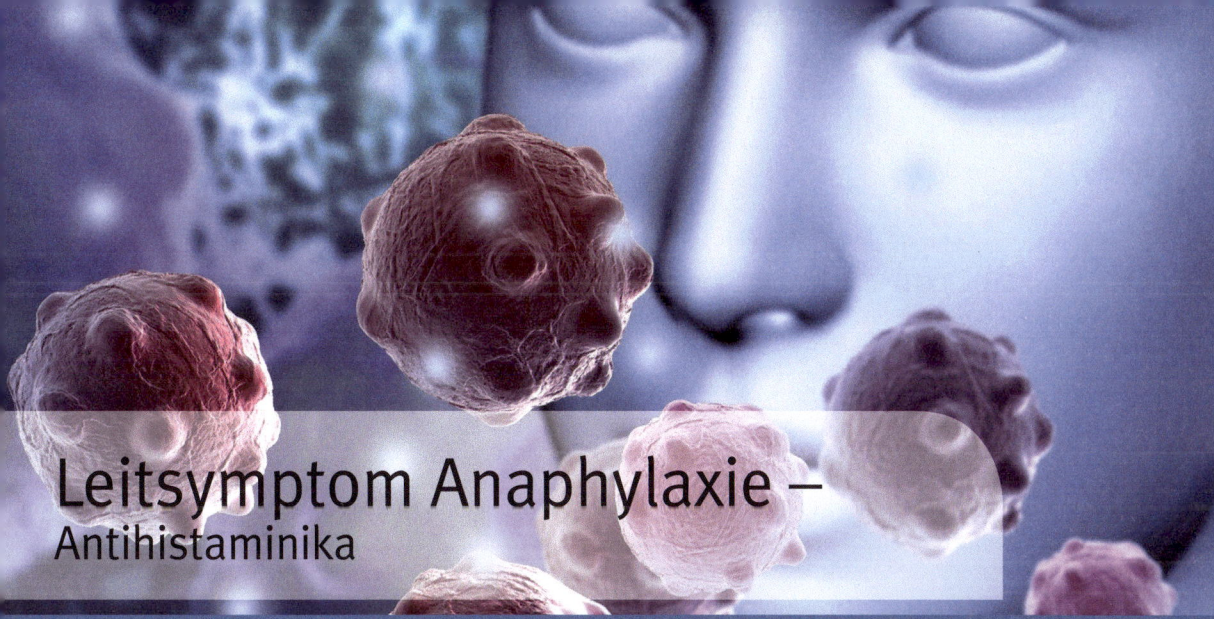

Leitsymptom Anaphylaxie –
Antihistaminika

Prof. Dr. H. Hohage

Leitsymptom Anaphylaxie –
Antihistaminika

4.1 Einleitung

Für die Anaphylaxie wurde bis heute keine allgemeingültige Definition gefunden. Am ehesten kann sie als eine schwere, lebensbedrohliche, generalisierte oder systemische Überempfindlichkeitsreaktion definiert werden. Pro 100.000 Einwohner und Jahr entwickeln zwischen 30 und 950 Patienten eine Anaphylaxie. Für jeden Einzelnen beträgt das Risiko 0,05 bis 2,0%. Ein breites Spektrum an Substanzen kommt als Auslöser in Frage. Hier sind unter anderem zu nennen:

- Nahrungsmittel
  - Nüsse
- Medikamente
  - Muskelrelaxantien
  - ASS
  - Antibiotika
  - nicht-steroidale Schmerzmittel (NSAR)
- Insekten
- Latex

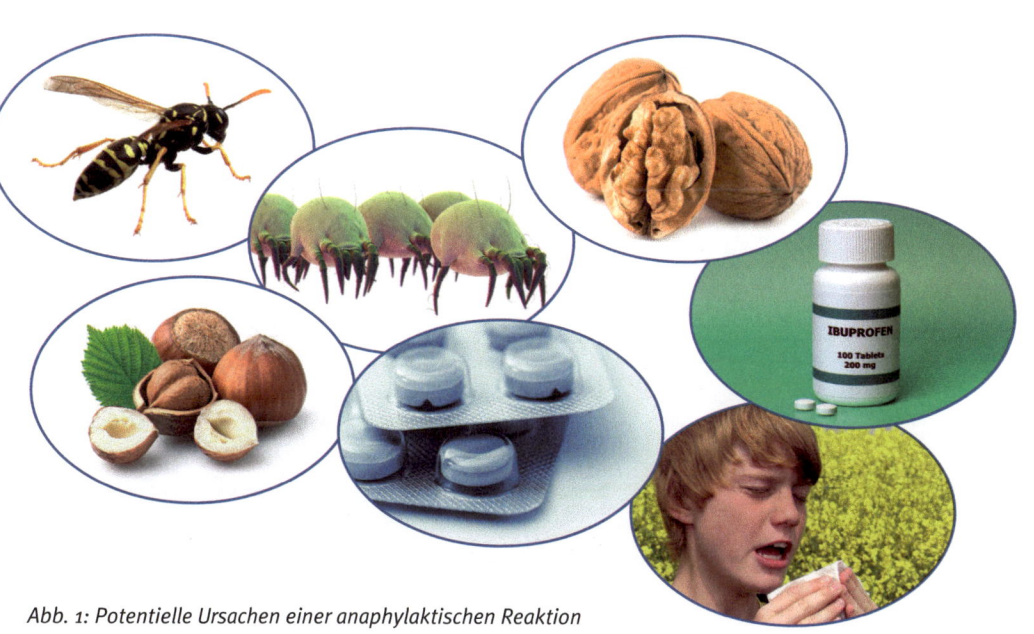

Abb. 1: Potentielle Ursachen einer anaphylaktischen Reaktion

Antihistaminika

Erfreulicherweise ist die Letalität mit weniger als 1% gering.

Eine Anaphylaxie kann sich auf unterschiedliche Art und Weise manifestieren, wobei die Symptome einzeln, aber auch kombiniert auftreten können. Typisch sind:

Symptome der Atemwegsstörung:
- Schwellung der Atemwege, z.B. Zunge, Larynx/Pharynx (laryngeales/pharyngeales Ödem)
- heisere Stimme
- Stridor

Symptome der Atemstörung:
- Kurzatmigkeit
- Keuchen
- Hypoxiebedingte Bewusstseinsstörungen
- Atemstillstand

Symptome der kardiovaskulären Störung:
- Blasse, feuchtkalte Haut
- Tachykardie
- Hypotonie
- Bewusstseinsstörungen
- Myokardischämie und EKG-Veränderungen, auch bei Patienten ohne vorbestehende koronare Herzkrankheit
- Kreislaufstillstand

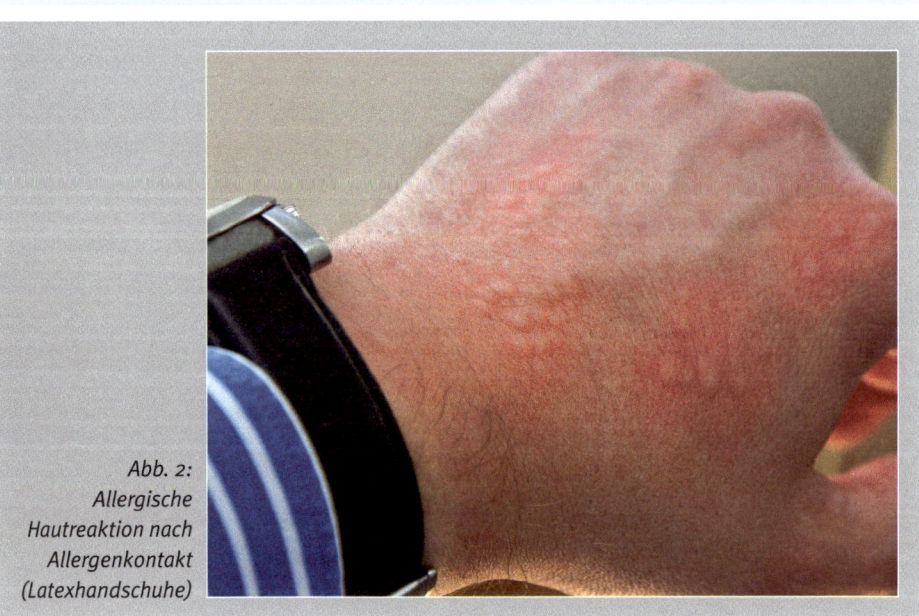

Abb. 2:
Allergische
Hautreaktion nach
Allergenkontakt
(Latexhandschuhe)

Antihistaminika

Alle Patienten, bei denen eine anaphylaktische Reaktion vermutet wird, sollen unabhängig vom Alter nach folgenden Grundprinzipien behandelt werden:

Monitoring
- Pulsoxymetrie
- EKG
- nichtinvasive Blutdruckmessung

Lagerung
- Aufstehen vermeiden
- bei Dyspnoe sitzende Position
- bei Kreislaufproblemen liegend

Entfernung der Trigger-Substanzen
- Medikamentengabe stoppen
- Stachel bei Insektenstich entfernen

Kardiopulmonale Reanimation bei Kreislaufstillstand

Sicherung der Atemwege
- Beutel-Masken-Beatmung
- Endotracheale Intubation
- Koniotomie

Medikamentöse Therapie
- Adrenalin
- Sauerstoff (höchstmögliche Konzentration, Flow > 10l/min)
- Intravenöse Flüssigkeit (bei Volumenverlust durch erhöhte Kapillardurchlässigkeit. Kinder 20 ml/kg KG, Erwachsene 500-1000 ml)
- Antihistaminika
- Kortikosteroide (nur begrenzte Beweise für Wirksamkeit, verkürzen oder verhindern Spätsymptome. Bei Asthmatikern besonders effektiv)
- Bronchodilatatoren

Nun muss eine allergische Reaktion ja nicht gleich in einer Anaphylaxie enden. Auch die Schwellung nach einem Bienen- oder Mückenstich kann schon unangenehm genug sein, sodass ein Einsatz von Antihistaminika gerechtfertigt ist.

4.2 Histamin

Histamin ist ein wichtiger Spieler im Rahmen einer anaphylaktischen Reaktion. Es handelt sich um ein basisches Amin, das in vielen Geweben des Körpers gefunden werden kann. Hohe Konzentrationen können in der Lunge und der Haut gemessen werden, die höchste Konzentration besteht aber im Gastrointestinaltrakt. Histamin wird dabei in spezialisierten Zellen gespeichert. Hierbei handelt es sich um Mastzellen und basophile Granulozyten. Während die basophilen Granulozyten im Blut anzutreffen sind, werden Mastzellen hauptsächlich im Bindegewebe, in hoher Dichte auch in der Submukosa der Lunge und des Gastrointestinaltraktes sowie der Haut bestimmt. In Mastzellen und den basophilen Granulozyten liegt Histamin in Form von kleinen Granula vor.

Antihistaminika

Antihistaminika

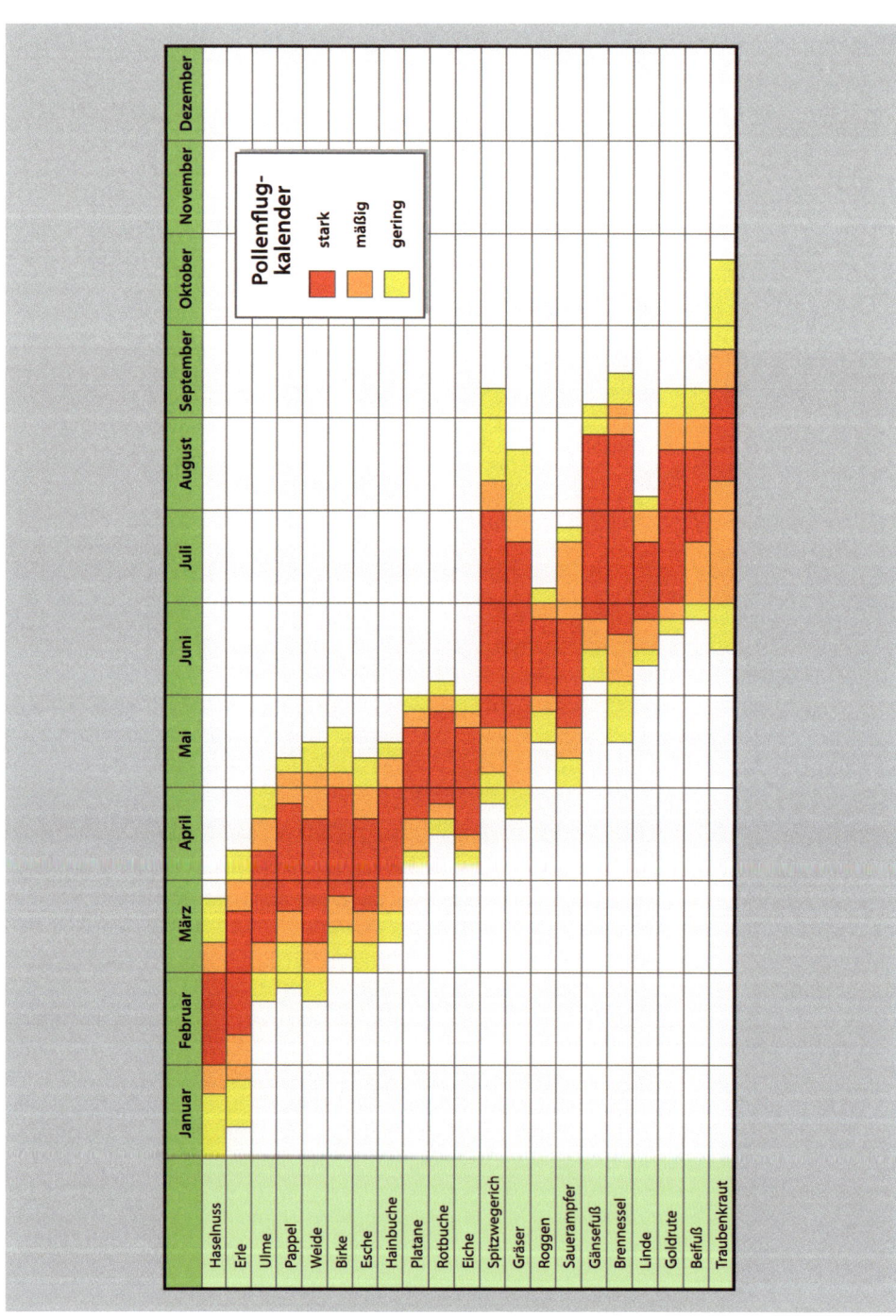

Abb. 3: Pollenflug-Kalender mit relevanten Allergenen zu den unterschiedlichen Jahreszeiten

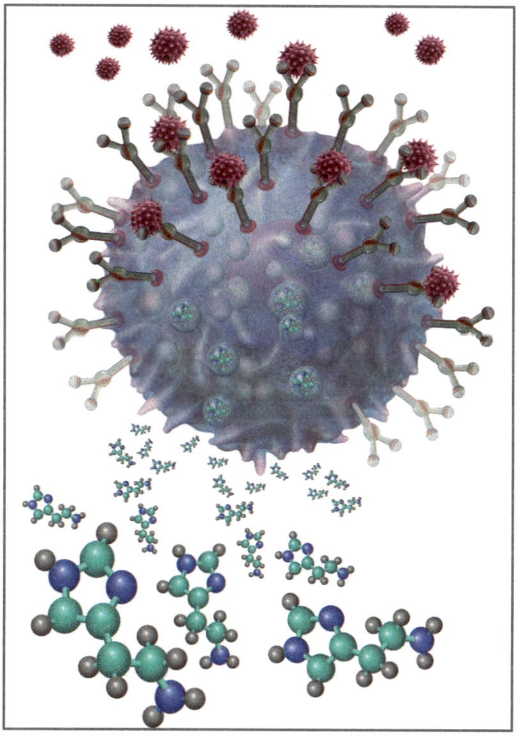

4.3 Histaminfreisetzung

Histamin wird aus Mastzellen und basophilen Granulozyten im Rahmen einer Entzündung oder allergischen Reaktion freigesetzt. Dabei spielen Immunglobuline eine entscheidende Rolle.

Immunglobuline (Ig) werden u.a. zur Abwehr von Krankheitserregern benötigt. Sie werden in den sogenannten Plasmazellen gebildet und sind immer nur gegen einen einzelnen Krankheitserreger wirksam. Das hat zur Folge, dass im Laufe unseres Lebens viele verschiedene Immunglobuline in unserem Körper gebildet werden.

Abb. 4: Freisetzung von Histamin aus Mastzellen durch eine Antigen-Antikörper-Reaktion

Eine Untergruppe der Immunglobuline, der Typ IgE, ist einer der Mitspieler im allergischen Geschehen. Genau wie bei Infektionen werden Immunglobuline jeweils gegen ein spezifisches Allergen gebildet. Das IgE gegen Inhaltsstoffe von Nüssen spielt folglich bei einer Allergie gegen Wespengift keine Rolle. Bekommt zum Beispiel ein Patient im Rahmen einer Lungenentzündung Penicillin, das bekanntermaßen bei vielen Patienten eine Allergie auslöst, dann werden von den Plasmazellen ganz spezifische Immunglobuline E (IgE) gegen Penicillin gebildet. Diese Immunglobuline ähneln ein wenig einem Y (siehe Abb. 6).

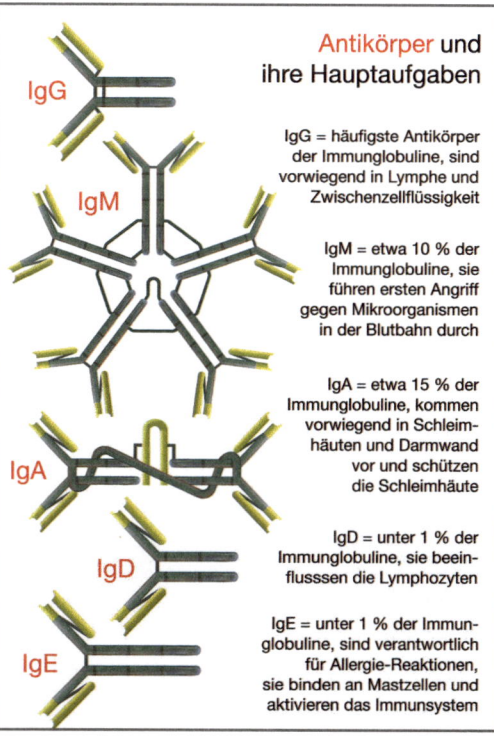

Antikörper und ihre Hauptaufgaben

IgG

IgM

IgA

IgD

IgE

IgG = häufigste Antikörper der Immunglobuline, sind vorwiegend in Lymphe und Zwischenzellflüssigkeit

IgM = etwa 10 % der Immunglobuline, sie führen ersten Angriff gegen Mikroorganismen in der Blutbahn durch

IgA = etwa 15 % der Immunglobuline, kommen vorwiegend in Schleimhäuten und Darmwand vor und schützen die Schleimhäute

IgD = unter 1 % der Immunglobuline, sie beeinflusssen die Lymphozyten

IgE = unter 1 % der Immunglobuline, sind verantwortlich für Allergie-Reaktionen, sie binden an Mastzellen und aktivieren das Immunsystem

Abb. 5: Antikörper und ihre Hauptaufgaben

Antihistaminika

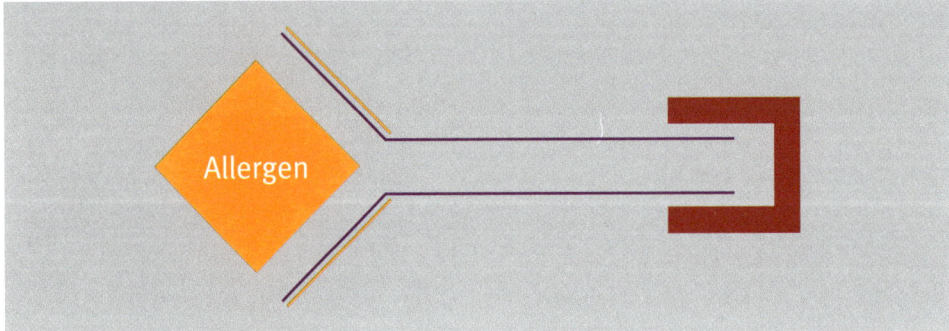

Abb. 6: Schematischer Aufbau eines Immunglobulins. Allergen (Raute in orange), Rezeptor für das Immunglobulin (rot)

Dieses Y ist insgesamt aus 4 Teilen aufgebaut, zwei sogenannten schweren Ketten (violett) und zwei leichten Ketten (orange). Die Ketten sind untereinander durch „Disulfidbrücken" miteinander verbunden. Die Öffnung des Y, also der Bereich, der aus der leichten und schweren Kette gebildet wird, stellt die Region dar, an die das Allergen (oder bei einer anderen Art von Immunglobulin der Krankheitserreger) gebunden wird. Da für jeden Typ von Allergen ein spezifisches Immunglobulin gebildet wird, nennt man diese Region auch den variablen Bereich oder Antigen-Bindungs-Bereich. Die Region, die nur aus den schweren Ketten geformt wird, ist bei den einzelnen Immunglobulingruppen jeweils identisch. IgE gegen Nüsse, Gräser, Pollen, Erdbeeren, Penicillin haben somit einen identischen Abschnitt und der passt genau in einen Rezeptor, der sich zum Beispiel auf der Oberfläche von Mastzellen oder auch basophilen Granulozyten befindet. Bekommt der Patient erneut Penicillin, passiert folgendes: das Allergen (Penicillin) verbindet sich nicht nur mit einem, sondern gleich mit zwei benachbarten IgE. Die sind aber durch den Rezeptor mit der Oberfläche der Mastzellen verbunden. Dieser Prozess findet nun nicht nur an einer einzigen Stelle, sondern tausendfach auf der Oberfläche der Mastzellen statt. Durch die Bindung von einem Allergen an mehrere IgE wird die Oberfläche der Mastzellen und der Granulozyten verformt, sie platzt auf und damit wird auch das in den Granula enthaltene Histamin freigesetzt.

4.4 Histaminrezeptor

Leider haben wir es nicht nur mit einem, sondern mit vier verschiedenen Histaminrezeptoren zu tun. Alle sind in das Entzündungsgeschehen involviert, wobei wir uns nur für die Typen H_1 und H_2 interessieren, da sie zum einen im allergischen Geschehen von besonderer Bedeutung sind und zum anderen auch Medikamente existieren, die spezifisch an diese beiden Rezeptoren binden.

4.5 Histaminwirkungen

Wie Sie bereits gelesen haben, wird Histamin an verschiedene Rezeptoren gebunden. Über eine Bindung an H_1-Rezeptoren löst Histamin eine Kontraktion der glatten Muskulatur im Ileum, den Bronchien und Bronchiolen sowie dem Uterus aus. Für die Atemwege hat das zur Folge, dass die Luft knapper wird. Und tatsächlich, Histamin spielt eine Rolle in der Pathophysiologie des allergischen Asthmas. Histamin-H_1-Rezeptoren sind aber nicht nur in den o.a. Organen, sondern auch im Gefäßsystem vorhanden. Die Bindung von Histamin an diese Rezeptoren hat zur Folge, dass sich die Blutgefäße erweitern. Können Sie sich noch an Ihren letzten Mückenstich erinnern? Diese Vasodilatation ist ein Teilaspekt der Schwellung, die sich nach einem Insektenstich entwickelt.

Am Herzen sind zusätzlich H_2-Rezeptoren vorhanden. Ihre Aktivierung erhöht Herzfrequenz und Schlagvolumen. H_2-Rezeptoren im Magen sind für eine Steigerung der Säuresekretion verantwortlich. Vor der Ära der Protonenpumpenblocker wie Omeprazol & Co waren es die H_2-Antihistaminika, die für die Therapie von Magengeschwüren genutzt wurden. Die Therapie von Magengeschwüren gehört allerdings nicht zu den vorrangigen Aufgaben im Rettungsdienst. Interessanter sind da schon Asthma und andere allergische Reaktionen.

Die meist sehr harmlose Reaktion nach einem Mückenstich ist zum Teil durch eine Histaminfreisetzung bedingt. Besonders in der Nacht ist der Juckreiz sehr störend. Er kommt durch eine Stimulation sensorischer Nervenendigungen durch Histamin zustande. Wird Histamin in die Haut injiziert, sind eine Rötung und Quaddelbildung das Ergebnis. Die Rötung ist Folge der Erweiterung der kleinen präkapillären Gefäße, die Ausbildung der Quaddel ein Ausdruck der erhöhten Permeabilität der postkapillären Venolen.

4.6 Antihistaminika

Histaminantagonisten wurden bereits in den 30er Jahren des letzten Jahrhunderts zu einem Zeitpunkt beschrieben, als noch niemand an Histaminrezeptoren gedacht hat.

4.7 H_1-Histamin-Rezeptor-Antagonisten

Diese Substanzgruppe spielt eine außerordentlich große Rolle in der Therapie von allergischen Reaktionen, wie zum Beispiel bei Heuschnupfen. Ist die antiallergische Komponente auch allen Vertretern dieser Gruppe gemein, so unterscheiden sie sich doch beträchtlich durch ihre Nebenwirkungen.

Die H_1-Antihistaminika werden in die sogenannte „Erst-" und „Zweitgeneration" unterteilt. Die Vertreter der ersten Generation zeichnen sich dadurch aus, dass sie hirngängig sind und damit sehr lästige sedierende Eigenschaften haben. Gerade die hat man sich aber zu Nutze gemacht, um sie als freiverkäufliche Schlafmittel zu verwenden. Andere ältere Antihistaminika haben auch antiemetische Eigenschaften. In Ihrer rettungsdienstlichen Tätigkeit haben Sie sicherlich schon einmal mit dem Medikament Vomex® gearbeitet. Vomex® ist nichts anderes als ein Antihistaminikum.

Leider sind auch die neueren Vertreter der zweiten Generation nicht ganz frei von Nebenwirkungen. Besonders gefürchtet ist die kardiale Toxizität mit der möglichen Auslösung von Torsade-de-pointes-Tachykardien, wie sie nach Gabe von Terfenadin speziell bei einer Komedikation mit den Antimykotika Ketoconazol und Itraconazol sowie dem Antibiotikum Erythromyzin beschrieben wurden. Die drei genannten Substanzen werden über das Enzym Cytochrom P450 verstoffwechselt und hemmen die Metabolisierung vieler anderer Medikamente, so auch von Terfenadin. Als Folge steigt die Wirkstoffkonzentration an, die Toxizität wird erhöht. Mittlerweile ist die dritte Generation der H_1-Antihistaminika im Handel. Sie machen weder müde noch lösen sie Rhythmusstörungen aus. Interessanterweise sind einige dieser Präparate der dritten Generation nichts anderes, als die Metabolite ihrer Vorgängergeneration (Fexofenadin).

Antihistaminika

4.8 Wirkungen

H_1-Histamin-Rezeptor-Antagonisten sind in der Lage, die Bindung von Histamin an die Histaminrezeptoren zu blockieren oder zumindest abzuschwächen. Gerade die Antihistaminika der ersten Generation haben aber noch eine ganze Reihe weiterer Wirkungen. Die sedierenden Effekte haben Sie bereits kennengelernt. Kinder, seltener auch Erwachsene, können bei einer normalen Dosierung Erregungszustände entwickeln. Antihistaminika der zweiten Generation haben diese Nebenwirkung üblicherweise nicht.

Die antiemetischen Effekte einiger älterer Antihistaminika macht man sich auch therapeutisch zunutze. Diphenhydramin und sein Salz Dimenhydrinat sind entsprechende Vertreter.

Viele Substanzen der ersten Generation haben auch ausgeprägte „atropin-ähnliche" Eigenschaften (anticholinerge Wirkung). Was ist darunter zu verstehen? Atropin gehört zur Gruppe der Parasympatholytika, also Medikamente, die die Wirkung des parasympathischen Nervensystems abschwächen. Erinnern Sie sich, was passiert, wenn der Parasympathikus stimuliert wird?

- Senkung der Herzfrequenz
- Bronchospasmus
- Intensivierung der Magen-Darm-Tätigkeit
- Anregung des Speichelflusses
- Engstellung der Pupillen

Wird nun das parasympathische Nervensystem durch Atropin oder die alten Antihistaminika blockiert, passiert genau das Gegenteil:
- Tachykardie,
- Erweiterung der Bronchien,
- Abschwächung der Tätigkeit des Magen-Darm-Traktes,
- trockener Mund sowie
- weite Pupillen

sind die Folge.

Diese anticholinerge Wirkung ist auch dafür verantwortlich, dass Symptome eines Morbus Parkinson abgeschwächt werden können. Kennen Sie übrigens Promethazin (Atosil®)? Auch dieser Wirkstoff gehört zu den Antihistaminika, wird aber zu den schwach wirksamen Psychopharmaka mit ausgeprägt sedierenden Eigenschaften gerechnet. Nebenbei ist das Medikament auch noch recht stark antiemetisch wirksam und zudem ein Antagonist (Gegenspieler) an α-Rezeptoren. Die sind u.a. für eine Vasokonstriktion verantwortlich, was üblicherweise einen Blutdruckanstieg zur Folge hat. Die Blockade dieser Rezeptoren erklärt den Blutdruckabfall bei Orthostase (Hinstellen), den man bei empfindlichen Patienten nach Gabe von Antihistaminika beobachten kann.

4.9 Dimetinden (Fenistil®)

Fenistil steht in verschiedenen Anwendungsformen zur Verfügung, nämlich als
- Fenistil® 24h Retardkapsel (4mg),
- Fenistil® Dragees (1 mg),
- Fenistil® Tropfen (1mg/ml) und
- Fenistil® Injektionslösung (1 mg/ml),

wobei für die Anwendung im Rettungsdienst nur die Injektionslösung sinnvoll ist.

4.9.1 Dosierung

Zur Akuttherapie allergischer Reaktionen werden 4-8 mg (1-2 Ampullen) über 30 Sekunden langsam intravenös gegeben.

Die Prophylaxe unerwünschter Reaktionen (Prämedikation vor Anästhesien, vor parenteraler Gabe von Plasmaexpandern oder Kontrastmitteln) erfolgt in Kombination mit einem H_2-Rezeptoren-Antagonisten. Hier werden 1 mg (1 ml) Fenistil®-Injektionslösung pro 10 kg Körpergewicht langsam i.v. (ca. 2 min) vor oder nach Gabe des H_2-Rezeptor-Antagonisten injiziert.

4.9.2 Indikationen

Die Fenistil®- Injektionslösung ist zugelassen

- zur symptomatischen Akutbehandlung allergischer Reaktionen: Pruritus verschiedener Genese (einschließlich juckende Dermatosen), Urtikaria, Nahrungs- und Arzneimittelallergie, allergische Rhinitis, Quincke-Ödem,
- als Adjuvans bei der Behandlung des anaphylaktischen Schocks und anaphylaktoider Reaktionen und
- zusammen mit einem H_2-Rezeptoren-Antagonisten zur Prophylaxe anaphylaktischer oder anaphylaktoider Reaktionen (als Prämedikation vor Anästhesien sowie vor Gabe von Plasmaersatzmitteln oder Kontrastmitteln).

Die Leitlinien des ERC sehen H_1-Antihistaminika nicht als Mittel der ersten Wahl in der Therapie einer Anaphylaxie. Hier ist ganz klar Adrenalin der Vorzug zu geben. Aufgrund theoretischer Überlegungen (Verhinderung der histaminbedingten Vasodilatation und Bronchokonstriktion) ist die Gabe von Antihistaminika als Medikamente der zweiten Wahl aber sicher zu vertreten.

4.9.3 Gegenanzeigen

Die Fachinformation ist hier erfreulicherweise sehr übersichtlich: lediglich eine Allergie gegen den Inhaltsstoff und Kinder bis 12 Jahren werden genannt, aber dabei dürfte es sich eher um eine relative Kontraindikation handeln.

4.9.4 Nebenwirkungen

Antihistaminika haben neben ihren erwünschten Effekten auch eine ganze Reihe unerwünschter Wirkungen, von denen man sich einige (sedierende und antiemetische Eigenschaften) auch therapeutisch zunutze macht. Aufgrund der Blockade von α-Rezeptoren kann es auch zu einem Blutdruckabfall und Schwindel sowie einer Reflextachykardie kommen. Kinder und empfindliche Erwachsene entwickeln selten eine paradoxe Reaktion mit Erregungszuständen. Die parasympatholytischen Effekte sind für Mundtrockenheit, Obstipation, Harnverhalt und Tachykardie verantwortlich.

4.9.5 Wechselwirkungen

Machen Sie sich an dieser Stelle noch einmal die verschiedenen Wirkungen und Nebenwirkungen der H_1-Antihistaminika bewusst. Mit welchen Medikamenten erwarten Sie Wechselwirkungen und wieso?

Antihistaminika

Lösungen:
Erinnern Sie sich noch, wozu die Antihistaminika der ersten Generation eingesetzt werden? Eine der Indikationen besteht als Schlafmittel und das macht klar, wieso die sedative Wirkung ZNS-dämpfender Mittel wie Tranquilizern, Opioid-Analgetika, Antikonvulsiva, Antihistaminika, Antiemetika, Antipsychotika, Anxiolytika, Hypnotika und Alkohol verstärkt werden kann. Die Kombination mit Alkohol kann zu einer Verlangsamung der Reaktionsfähigkeit führen.

Eine gleichzeitige Verabreichung von MAO-Hemmern (Monoaminooxidase-Hemmern) soll nicht erfolgen, da ZNS-Wirkungen von Antihistaminika verstärkt werden. Trizyklische Antidepressiva und Anticholinergika können das Risiko einer Verschlechterung eines bestehenden Glaukoms bzw. einer Harnretention steigern (eventuell Auslösen eines akuten Glaukomanfalls).

4.9.6 Weitere Hinweise

Die Haltbarkeit der Injektionslösung beträgt 3 Jahre. Die Lösung soll vor Licht geschützt nicht über 25°C gelagert werden. Die Fenistil®-Injektionslösung kann mit 100 ml 0,9% NaCl Lösung verdünnt werden. Diese Lösung ist für 36 Stunden hinsichtlich möglicher Konzentrationsänderungen stabil. Eine Mischinfusion mit Fenistil®-Injektionslösung und Ranitidin-Injektionslösung ist als Mischinfusion in 100 ml 0,9% NaCl-Lösung gleichfalls stabil.

4.10 H_2-Histamin-Rezeptor-Antagonisten

Die zweite Gruppe der Histamin-Rezeptor-Antagonisten wurde aus der Beobachtung heraus entwickelt, dass die H_1-Antagonisten die durch Histamingabe gesteigerte Säureproduktion nicht blockieren konnten. Die logische Schlussfolgerung daraus war: es muss noch einen zweiten Typ an Antagonisten geben. Vor Markteinführung der sogenannten Protonenpumpenblocker, wie z.B. Omeprazol und Pantoprazol, waren die Histamin-H_2-Rezeptor-Antagonisten Medikamente der Wahl in der Therapie von Magengeschwüren. In klinischem Gebrauch waren und sind drei verschiedene Substanzen: Cimetidin, Ranitidin und Famotidin. Alle Substanzen sind kompetitive Antagonisten an H_2-Rezeptoren der Parietalzellen des Magens, die für die Säureproduktion verantwortlich sind. Die H_2-Antagonisten können sowohl die basale als auch die durch Nahrungsaufnahme stimulierte Säureproduktion dosisabhängig unterdrücken. In üblicher Dosierung kann die 24h-Säureproduktion um ca. 60-70% reduziert werden. Der überwiegende Teil der Reduktion der Säureproduktion beruht auf einer Verminderung der nächtlichen Säureproduktion, die in besonderem Maße von Histamin abhängig ist. Als Folge steigt der pH-Wert des Magens auf Werte um 4-5 an. Auf die Säureproduktion über die Tagstunden hat diese Medikamentengruppe aber nur einen geringen Einfluss.

4.10.1 Indikationen

Ranitidin ist ein typischer Vertreter dieser H_2-Histamin-Rezeptor-Antagonisten.
Es ist zugelassen
- zur Narkosevorbehandlung vor größeren operativen Eingriffen zur Verhütung der Säureaspiration und
- zur Prophylaxe stressbedingter Blutungen von Magen und Duodenum bei schwerkranken Patienten.

Antihistaminika

Bei Kindern (6 Monate bis 18 Jahre)

- zur Kurzzeitbehandlung von peptischen Ulcera (Duodenal- und benignen Magenulcera) sowie
- zur Behandlung von gastro-ösophagealen Refluxerkrankungen einschließlich Refluxösophagitis und Linderung der Symptome des gastro-ösophagealen Refluxes.

Eine Zulassung zur Behandlung oder Prophylaxe von allergischen Reaktionen ist nicht vorhanden. Der Gebrauch von Ranitidin wäre demnach out-of-label. Eine Zulassung besitzt hingegen Cimetidin-CT® 200 mg/2ml Ampullen. Das Fehlen der Zulassung „Allergie" für Ranitidin sagt aber nichts darüber aus, dass man Ranitidin nicht verwenden kann. Wir dürfen eher davon ausgehen, dass es sich um eine Wirkung handelt, die allen Mitgliedern der Familie der H_2-Histamin-Rezeptor-Antagonisten gemein ist. Nur wurden für Ranitidin leider keine entsprechenden Zulassungsstudien gemacht. Aus anderen Erwägungen, dazu im Folgenden mehr, ist Ranitidin dem Cimetidin vorzuziehen.

Die Leitlinien des ERC sehen auch H_2-Antihistaminika nicht als Mittel der ersten Wahl in der Therapie einer Anaphylaxie. Hier ist ganz klar Adrenalin der Vorzug zu geben.

4.10.2 Dosierung

Ranitidin und Cimetidin werden für einzelne Indikationen in einer unterschiedlichen Dosierung gegeben, die in der Tabelle 1 zusammengefasst sind.

Tabelle 1: Dosierung der H2-Histamin-Rezeptor-Antagonisten bei verschiedenen Indikationen.

Indikation	Cimetidin	Ranitidin
Prophylaxe und Therapie stressbedingter Schleimhautläsionen	5-10 x tgl. 200 mg (1000-2000 mg/Tag)	3-4 x tgl. 50 mg (150-200 mg/Tag)
Prophylaxe des Säureaspirationssyndroms	200-400 mg 1 Stunde vor Narkoseeinleitung (Notfall-OP), 400 mg am Abend vor der OP (Elektiv-OP) und zusätzlich 200-400 mg 1-2 Std. vor Narkoseeinleitung	50 mg präoperativ ca. 1 Stunde vor Narkoseeinleitung, ggf. zweite Gabe nach 6-8 Std.
Prämedikation zur Vermeidung anaphylaktoider Reaktionen	200-400 mg (5 mg/kg KG) vor Intervention (in Kombination mit einem H_1-Antagonisten)	Es gibt für Ranitidin in der Fachinfo zu dieser Indikation keine Dosierungsempfehlung.
Prophylaxe des Säureaspirationssyndroms sowie der anaphylaktoiden Reaktion vor Operationen	200 mg 1 Stunde vor Narkoseeinleitung (Notfall-OP), 400 mg am Abend vor der OP und zusätzlich 200 mg am Morgen (Elektiv-OP), in beiden Fällen (Notfall und Elektiv-OP zusätzlich 200-400 mg)	Es gibt für Ranitidin in der Fachinfo zu dieser Indikation keine Dosierungsempfehlung.

Im Falle der Anwendung von Ranitidin bei allergischen Reaktionen dürfte in Analogie zu Cimetidin eine Dosierung von 50-100 mg ausreichend sein.

Antihistaminika

Cimetidin und Ranitidin müssen langsam über mindestens zwei Minuten injiziert werden. Es empfiehlt sich, den Inhalt einer Ampulle mit 10 ml (Cimetidin) bzw. 20 ml (Ranitidin) 0,9% NaCl-Lösung zu verdünnen. Beide Medikamente sollen bei Patienten mit einer Niereninsuffizienz in reduzierter Dosis gegeben werden. Zur Therapie und Prophylaxe von Schleimhautläsionen werden für Cimetidin folgende Dosierungsempfehlungen gegeben:

Tabelle 2: Dosierung von Cimetidin bei Niereninsuffizienz.

Kreatinin-Clearance (ml/min)	Serum-Kreatinin (mg/dl)	Cimetidin i.v. pro Tag	Entspricht % der max. Normaldosis
0-15	> 4,3	2-3 x 200 mg	20-30
15-30	2,5-4,3	3-4 x 200 mg	30-40
30-50	1,8-2,6	4-6 x 200 mg	40-60

Gemäß der oben angegebenen Dosierung für andere Indikationen sind die Medikamentenverabreichungen entsprechend anzupassen.

Bei Gebrauch von Ranitidin soll die Einzeldosis auf 25 mg reduziert werden (Tagesdosis 75-100 mg).

4.10.3 Kontraindikationen
Bis auf eine Überempfindlichkeit gegen den Wirkstoff oder sonstige Bestandteile der Lösung werden für Cimetidin und Ranitidin keine Kontraindikationen angegeben.

4.10.4 Nebenwirkungen
H_2-Histamin-Rezeptor-Antagonisten sind sehr sichere Medikamente. Nebenwirkungen werden bei weniger als 3% der Patienten beobachtet. Meist handelt es sich um Diarrhoe, Müdigkeit, Kopfschmerzen, Myalgien oder auch Obstipation. Auf Intensivstationen werden gerade bei älteren Patienten oder bei Patienten mit Leber- oder Nierenfunktionsstörungen Verwirrtheitszustände beobachtet. Cimetidin, der älteste Vertreter dieser Gruppe, hat noch eine besondere Nebenwirkung. Es unterdrückt die Bindung von Testosteron an seinen Rezeptor und reduziert die Verstoffwechselung von Estradiol, einem Östrogen-Abkömmling. Die sich daraus entwickelnden Folgen für Männer können Sie sich denken.
H_2-Rezeptoren gibt es auch am Herzen. Werden sie blockiert, ist bei oraler Gabe selten eine Bradykardie die Folge. Intravenös gegeben kann das schon eher passieren, weshalb die Substanzen zur Vermeidung einer Bradykardie und Hypotonie langsam i.v. gegeben werden sollten.

4.10.5 Wechselwirkungen
Die drei Vertreter dieser Wirkstoffgruppe werden in unterschiedlichem Maß durch Cytochrom-P450 verstoffwechselt. Cimetidin interagiert hier besonders stark mit gleich mehreren Untertypen dieser Enzymfamilie, nämlich CYP1A2, CYP2C9, CYP2D6 und CYP3A4. Entsprechend häufig sind die Nebenwirkungen. Die Folge: die Halbwertszeit anderer Medikamente, die gleichfalls über diese Enzymsysteme abgebaut werden, wird verlängert. Ranitidin wird 4-10fach weniger stark an Cytochrom-P450 gebunden, die Nebenwirkungen sind entsprechend seltener und schwächer. Für Famotidin existieren nur vernachlässigbare Interaktionen.

Unter einer Therapie mit H_2-Blockern kann es auch zu einem Anstieg des Serumkreatinin kommen. Dies ist aber nicht Folge einer Schädigung der Niere durch H_2-Antagonisten, sondern dem Umstand geschuldet, dass H_2-Rezeptor-Antagonisten mit Kreatinin um Transporter konkurrieren, die ihre Ausscheidung über die Niere fördern. Als Folge dieses Wettkampfes um einen Transporter steigt das Serumkreatinin an.

Tabelle 3: Wechselwirkungen mit Cimetidin und Ranitidin.

Medikamentengruppe	Effekt	Cimetidin	Ranitidin
Antikoagulantien	Prothrombinzeit verlängert	✓	✓
ß-Blocker	Verzögerte Ausscheidung, dadurch können Wirkung und/oder Nebenwirkung verlängert werden, gegebenenfalls ist eine Dosisreduktion erforderlich	✓	nein
Tranquillantien (Diazepam)	Verzögerte Ausscheidung, dadurch können Wirkung und/oder Nebenwirkung verstärkt bzw. verlängert werden, gegebenenfalls ist eine Dosisreduktion erforderlich	✓	nein
Kurzzeitnarkotika (Midazolam)	Verbesserte Resorption durch Anhebung des pH-Wertes	Keine Angaben	✓
Antiepileptika	Verzögerte Ausscheidung, dadurch können Wirkung und/oder Nebenwirkung verstärkt bzw. verlängert werden, gegebenenfalls ist eine Dosisreduktion erforderlich	✓	nein
Trizyklische Antidepressiva	Verzögerte Ausscheidung, dadurch können Wirkung und/oder Nebenwirkung verstärkt bzw. verlängert werden, gegebenenfalls ist eine Dosisreduktion erforderlich	✓	nein
Xanthin-Derivate	Verzögerte Ausscheidung, dadurch können Wirkung und/oder Nebenwirkung verstärkt bzw. verlängert werden, gegebenenfalls ist eine Dosisreduktion erforderlich	✓	fraglich
Antiarrhythmika	Verzögerte Ausscheidung, dadurch können Wirkung und/oder Nebenwirkung verstärkt bzw. verlängert werden, gegebenenfalls ist eine Dosisreduktion erforderlich	✓	nein
Calciumantagonisten	Verzögerte Ausscheidung, dadurch können Wirkung und/oder Nebenwirkung verstärkt bzw. verlängert werden, gegebenenfalls ist eine Dosisreduktion erforderlich	✓	nein
Metformin	Verzögerte Ausscheidung von Metformin, Risiko einer Metformin induzierten Laktatazidose erhöht	✓	nein
Ketoconazol	Durch pH-Anhebung wird die Resorption verringert; daher sollte Ketoconazol 2 Stunden vor Cimetidin verabreicht werden	✓	✓

Antihistaminika

Medikamentengruppe	Effekt	Cimetidin	Ranitidin
aluminium-magnesiumhaltige Antazida	Verringerte Resorption von Cimetidin; deshalb Cimetidin 2 Stunden vor der Einnahme der Antazida anwenden	✓	Keine Angaben
Phenazon	Verzögerte Ausscheidung, dadurch können Wirkung und/oder Nebenwirkung verlängert werden, gegebenenfalls ist eine Dosisreduktion erforderlich	✓	Keine Angaben
Glipizid	Erhöhung der Plasmakonzentration von Glipizid durch erhöhte Resorption und dadurch Verstärkung der blutzuckersenkenden Wirkung möglich	✓	✓
Procainamid	Verzögerte renale Ausscheidung durch Konkurrenz um das renale Transportsystem, dadurch können Wirkung und/oder Nebenwirkung verlängert werden, gegebenenfalls ist eine Dosisreduktion erforderlich	Keine Angaben	✓

Frauen müssen sich auch mit der Tatsache abfinden, dass Ranitidin und Cimetidin den first-pass-Metabolismus von Ethanol hemmen, wodurch der Alkoholblutspiegel ansteigen kann. Diese Wechselwirkung ist für den Rettungsdienst nicht wirklich wichtig, eher schon für das Privatleben. Ranitidin kann in einer geringeren Dosierung auch ohne Rezept erworben werden. Es wird gern auch prophylaktisch genutzt, wenn nach einer Feier mit viel Speis und Trank der Magen zu rebellieren droht. Kommen Sie jetzt in eine Verkehrskontrolle, kann der Alkoholspiegel durch den verzögerten Abbau von Ethanol höher als erwartet sein!

Die wesentlichen pharmakokinetischen Eigenschaften sind in Tabelle 4 zusammengefasst.

Tabelle 4: Pharmakokinetische Eigenschaften von Cimetidin und Ranitidin.

Parameter	Cimetidin	Ranitidin
Plasmaproteinbindung (%)	20	15
Verteilungsvolumen	1,5 l/kg KG	1,2-1,8 l/kg KG
Metabolisierung	50%	30% (i.v., 70% p.o.) (Oxidation, Demethylierung)
Enzym	CYP1A2, CYP2C9, CYP2D6, CYP3A4	----
Renale Ausscheidung	70% unverändert und als Metabolit	70% unverändert nach i.v. Gabe, ca. 10% als Metabolite
Halbwertszeit	2h (bei Niereninsuffizienz bis zu 5h)	2-2,5h (bei Niereninsuffizienz 2-3fach verlängert)
Lipidlöslichkeit		
Dosis bei Niereninsuffizienz	reduziert	reduziert
Dosis bei Leberinsuffizienz (Leberzirrhose)	reduziert, aber verminderte Wirksamkeit	verminderte Wirksamkeit

Antihistaminika

Beide Substanzen werden nur zu einem geringen Prozentsatz an Plasmaproteine gebunden. Wenn Sie das scheinbare Verteilungsvolumen berechnen, erhalten Sie eine Zahl, die weit über dem Blutvolumen (ca. 5l bei einem Erwachsenen) liegt. Dies bedeutet, dass die Substanz aus der Blutbahn in andere Körperkompartimente diffundiert. Bei Intoxikationen spielt diese Umverteilung in andere Kompartimente eine große Rolle. Wieso das? Eine ganze Reihe von Pharmaka und Toxinen können über eine Dialyse aus dem Körper entfernt werden. Stark vereinfacht funktioniert eine Notfall-Dialyse bei einer Vergiftung so, dass über einen Katheter Blut aus dem Körper entnommen wird. Dieses Blut wird über einen Filter geleitet, der aus tausenden kleiner Hohlkapillaren besteht. Diese Kapillaren weisen kleine Poren auf, durch die Giftstoffe (Medikamente), aber auch körpereigene Substanzen (Kalium, Kreatinin, Harnstoff) das Blut verlassen können. Damit das auch gut gelingt, werden diese Hohlkapillaren von einer Waschlösung (Dialysat) umspült, die über ein Pumpensystem ständig erneuert wird. Dieses Dialysat enthält u.a. Puffersubstanzen (Natriumbikarbonat), Natrium- und Kaliumionen. Die Giftstoffe diffundieren nun durch die Poren in die Spüllösung und werden entfernt. Das gereinigte Blut wird dem Körper zurückgegeben. Stellen Sie sich jetzt einmal ein Gift (Toxin-XY) vor, das ein Verteilungsvolumen von 0,1 l/kg KG aufweist. Welche Substanz wird eher durch die Dialyse aus dem Körper entfernt, Toxin-XY, Cimetidin oder Ranitidin? Zwischen den beiden letztgenannten werden Sie keine großen Unterschiede bei der Entgiftung feststellen können, das Verteilungsvolumen ist auch annähernd gleich. Toxin-XY wird aber viel besser aus dem Körper entfernt. Der Grund dafür ist ganz einfach. Die Dialyse kann nur eine Substanz aus dem Körper entfernen, die in der Blutbahn ist. Das Verteilungsvolumen von Toxin XY beträgt bei einem 75 kg schweren Patienten 7,5 l, bei Cimetidin und Ranitidin sind es ca. 110 l! Da kein Mensch so ein hohes Blutvolumen haben kann, müssen Cimetidin und Ranitidin irgendwohin verschwunden sein (vielleicht in das Fettgewebe oder andere Gewebe), die Konzentration im Blut ist viel geringer und somit auch die Entgiftung über eine Dialyse.

4.10.6 Besondere Hinweise
Die Cimetidin-Injektionslösung ist fünf Jahre haltbar. Die Lösung darf nicht mit alkalischen Puffersubstanzen (Tris-Puffer) gemischt werden. Die Verdünnung mit 0,9% NaCl ist, unter kontrollierten und aseptischen Bedingungen hergestellt, für sieben Tage bei 25°C haltbar. Diese Bedingungen dürften im Rettungsdienst eher nicht gegeben sein, weshalb die Lösung nicht länger als 24 Stunden bei 2°C bis 8°C aufzubewahren ist.

Die Ranitidin-Injektionslösung ist nur zwei Jahre haltbar. Die Ampullen sollen vor Licht geschützt bei Temperaturen unter 30°C aufbewahrt werden. Die mit 0,9% NaCl-Lösung verdünnte gebrauchsfertige Lösung ist bei maximal 25°C 24 Stunden haltbar.

Antihistaminika

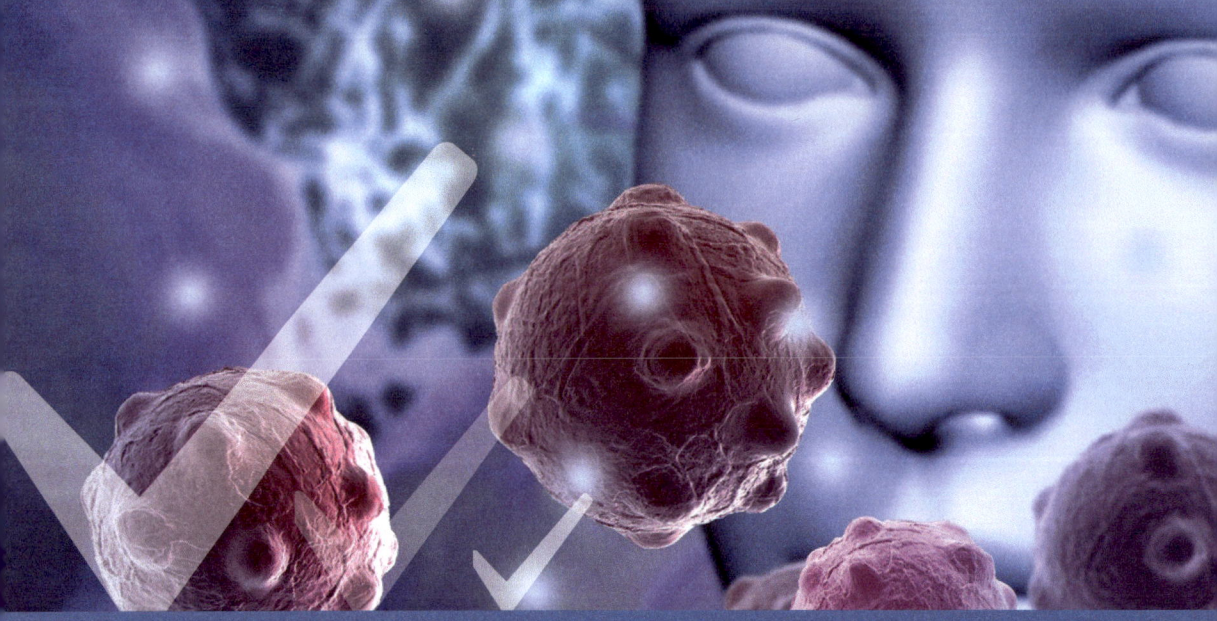

Checkliste: Anaphylaxie

Dimetinden
Antihistaminikum
Handelsname: Fenistil®

Wirkweise
Antagonist am H_1-Rezeptor
Muskarinrezeptorantagonist und dadurch potentes Anticholinergikum

Indikation mit Dosierung
Anaphylaxie Erwachsene
4-8 mg langsam i.v., also 1-2 Ampullen (kombiniert mit H_2-Rezeptor-Antagonist, z.B. 50 mg Ranitidin)
Anaphylaxie Kind
0,05-0,1 mg/kg KG i.v.

Nebenwirkungen
+ RR-Senkung, Schwindel, Reflextachykardie
+ Paradoxe Reaktionen (Erregungszustände)
+ Mundtrockenheit
+ Obstipation, Harnverhalt

Kontraindikationen
+ Bekannte Unverträglichkeit
+ Myasthenia gravis
+ Obstruktive Atemwegserkrankungen

Ranitidin
H_2-Anithistaminikum
Handelsname: Ranitic®

Wirkweise
H_2-Rezeptor-Antagonist

Indikation mit Dosierung
Anaphylaxie Erwachsene
50 mg i.v.
Anaphylaxie Kind
1 mg/kg KG i.v.

Nebenwirkungen
+ Erhöhte Neigung zur bakteriellen Besiedlung des Magens auf Grund der Magensäurereduktion
+ Gastrointestinale Störungen, wie z.B. Diarrhö, Obstipation, Übelkeit und Erbrechen
+ Kopf-, Gelenk- und Muskelschmerzen
+ Schwindel, Müdigkeit
+ Hautirritationen
+ gelegentlich Veränderungen des Blutbildes (Leukozytopenie und/oder Thrombozytopenie)
+ selten Herzrhythmusstörungen, Verwirrtheitszustände, Gynäkomastie
+ Überempfindlichkeitsreaktionen

Kontraindikationen
+ Unverträglichkeit
+ Akute Porphyrie
+ Nur nach sorgfältiger Nutzen-Risiko-Abwägung sollte Ranitidin während der Schwangerschaft, der Stillzeit oder bei Kindern unter 10 Jahren angewandt werden.

Prednisolon
Synthetisches Glukokortikoid
Handelsname: Solu-Decortin H®

Wirkweise
+ Immunssuppressiv
+ Antiinflammatorisch
+ Antiödematös
+ Antiallergisch

Indikation mit Dosierung
Anaphylaxie Erw. u. Kind > 30 kg KG i. v.: 250 mg
Anaphylaxie Kind > 15-30 kg KG i. v.: 100 mg
Anaphylaxie Kind < 15 kg KG i. v.: 50 mg
Bronchoobstruktion-Erwachsene i. v.: 50-100 mg
Bronchoobstruktion-Kind i. v.: 2 mg/kg KG

Nebenwirkungen
+ erhöhte Infektanfälligkeit
+ Osteoporose (bei längerer Einnahme)
+ Cushing-Syndrom
+ GI-Beschwerden
+ Glaukom
+ Hypertonie
+ Vaskulitis
+ verzögerte Wundheilung
+ Stammfettsucht

Kontraindikationen
+ Verbrennungstrauma
+ Diabetes mellitus
+ Hypertonie

Prednison
Synthetisches Glukokortikoid
Handelsname: Rectodelt®

Wirkweise
+ Immunssuppressiv
+ Antiinflammatorisch
+ Antiödematös
+ Antiallergisch
Wird in der Leber in die aktive Substanz Prednisolon umgewandelt

Indikation mit Dosierung
Bronchoobstruktion Kind / Pseudokrupp Suppositorium: 100 mg

Nebenwirkungen
+ erhöhte Infektanfälligkeit
+ s. oben bei längerer Einnahme

Kontraindikationen
+ Verbrennungstrauma

Clemastin
Antihistaminikum
Handelsname: Tavegil®

Wirkweise
Kompetitiver Antagonist am H_1-Rezeptor

Indikation mit Dosierung
Anaphylaxie Erwachsene: 2 mg i.v.

Nebenwirkungen
+ Müdigkeit
+ Sedierung
+ Kopfschmerzen
+ Übelkeit
+ Tachykardie

Kontraindikationen
Bekannte Unverträglichkeit
Kinder < 1 Jahr: Akute Porphyrie (Störung des Aufbaus des roten Blutfarbstoffs Häm)

Anaphylaxie

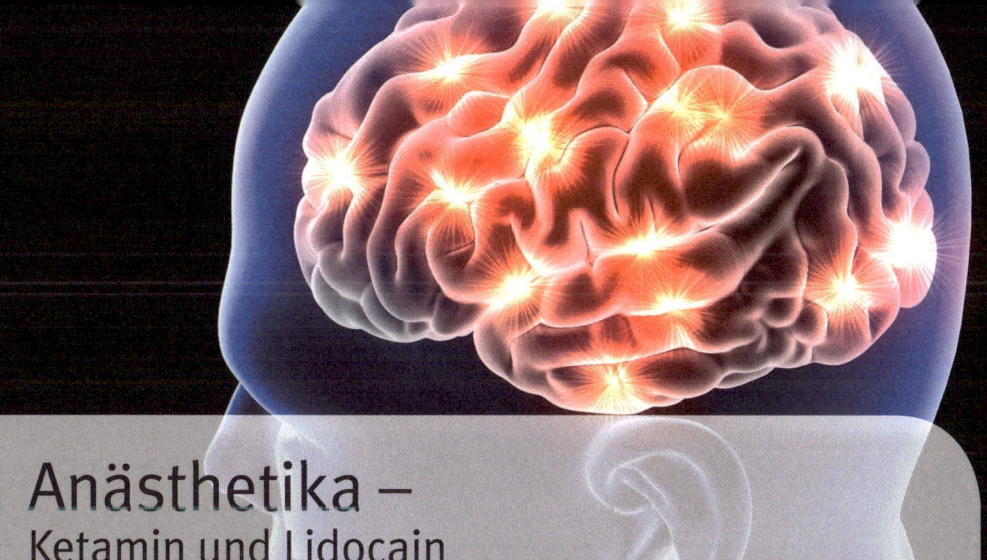

Anästhetika –
Ketamin und Lidocain

Prof. Dr. H. Hohage,
M. Geuen

Anästhetika –
Ketamin und Lidocain

5.1 Einleitung

Über viele Jahrhunderte waren Patienten Schmerzen hilflos ausgeliefert. Whisky, ein Beißkeil und Lederriemen zum Festschnallen der Patienten waren die Verfahren, mit denen man dem Patienten schmerzhafte Eingriffe angenehmer (Whisky) und dem Arzt überhaupt erst möglich machen wollte (Lederriemen). Das änderte sich erst im 19. Jahrhundert. Im Jahr 1800 wurden erste Experimente von Humphrey Davy durchgeführt. Er testete Lachgas (Stickstoffoxid) an verschiedenen Probanden und notierte unter anderem eine euphorisierende, schmerzstillende Wirkung sowie den Verlust des Bewusstseins. Der erste therapeutische Einsatz von Lachgas erfolgte dann durch den amerikanischen Zahnarzt Horace Wells im Rahmen einer Zahnextraktion. 1846 wurde dann erstmalig Ether genutzt, wiederum von einem Zahnarzt (William Morton) für eine Zahnextraktion. Am 16. Oktober 1846 wurde Ether erstmalig im Rahmen einer chirurgischen Operation an der Harvard Medical School in Boston erfolgreich als Anästhetikum eingesetzt. Im gleichen Jahr erfolgte auch die Einführung von Chloroform als Anästhetikum durch James Simpson in Edinburgh.

Die Einführung von Anästhetika in den klinischen Alltag hat nicht nur das Leid vieler Patienten gemildert, sondern einen großen Teil der chirurgischen Verfahren überhaupt erst möglich gemacht. Wie kommt aber die Wirkung der Anästhetika zustande? An dieser Stelle müssen wir uns klar machen, dass

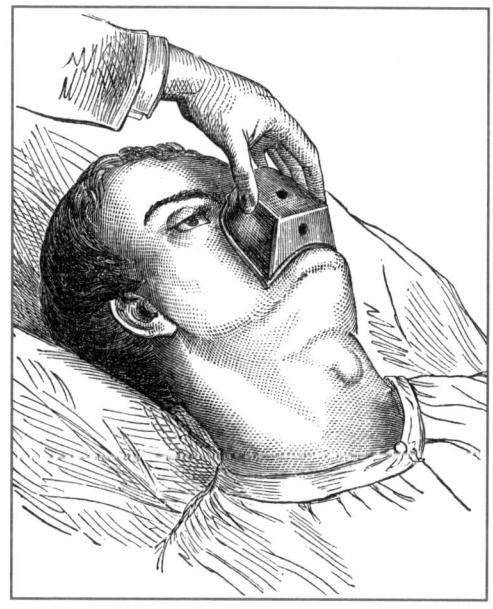

Abb. 1: Narkose mit Chloroform

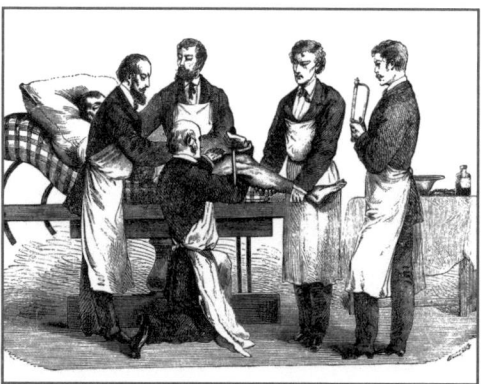

Abb. 2: Beinamputation unter Chloroformnarkose

sich die heutzutage eingesetzten Substanzen grundsätzlich in drei Gruppen aufteilen lassen:

- Inhalationsanästhetika
- Infusionsanästhetika
- Lokalanästhetika

Da nur die wenigsten Rettungswagen mit einem System für eine Inhalationsanästhesie ausgerüstet sein dürften, wollen wir uns auf die beiden letzten Substanzgruppen, die Infusions- und Lokalanästhetika beschränken.

5.2 Infusionsanästhesie

Bereits Anfang des 20. Jahrhunderts erkannte man, dass zwischen der anästhetischen Potenz und der Fettlöslichkeit ein wichtiger Zusammenhang besteht. Einen Zusammenhang können wir uns schon denken: gleich und gleich gesellt sich gern. Das Gehirn ist recht lipophil (fettliebend), also müssen die Anästhetika auch eine hohe Fettlöslichkeit aufweisen. Interessant ist dabei, dass die chemische Struktur gar keine große Rolle zu spielen scheint. Selbst mit einer Substanz, die Sie normalerweise aus Ihrem Autoscheinwerfer kennen (Xenon), kann man eine Anästhesie durchführen. Die Heterogenität der nutzbaren Substanzen machte es sehr schwer, den genauen Wirkungsmechanismus aufzuklären. Zunächst war man davon ausgegangen, dass auch die Anästhetika Antagonisten an bestimmten Rezeptoren sind. Das lässt sich aber mit den unterschiedlichen chemischen Strukturen nicht in Einklang bringen. Mittlerweile geht man davon aus, dass mindestens drei unterschiedliche Strukturen an der Wirkung der Anästhetika beteiligt sind:

GABA$_A$-Rezeptoren

GABA steht für **G**amma **A**mino **B**utter Säure (**A**cid). GABA$_A$-Rezeptoren bestehen aus fünf Untereinheiten und spielen auch eine große Rolle für die Wirkung von Benzodiazepinen. Anästhetika (sowohl Inhalations- als auch Injektionsanästhetika, aber mit Ausnahme von Ketamin) binden nun an unterschiedliche Untereinheiten dieses Rezeptors und begünstigen dadurch die Bindung von GABA. Ist GABA an seinen Rezeptor gebunden, dann werden hemmende Impulse im Gehirn verstärkt, der Patient schläft ein. Kennen Sie eigentlich Flumazenil? Flumazenil ist ein Antidot, was Sie bei einer Überdosierung von Benzodiazepinen verwenden können. Benzodiazepine interagieren auch mit dem GABA$_A$-Rezeptor. Haben Sie gerade auch überlegt, ob Flumazenil dann auch als Antidot bei Überdosierungen anderer Anästhetika eingesetzt werden kann? Theoretisch müsste das ja gehen! Die Praxis sieht leider anders aus. Anästhetika und Benzodiazepine binden zwar an den GABA$_A$-Rezeptor, aber an unterschiedlichen Stellen, so dass Flumazenil nur als Antidot bei Überdosierungen mit Benzodiazepinen genutzt werden kann.

Kaliumkanäle

Sie werden durch Inhalationsanästhetika aktiviert und scheinen für die analgetischen und hypnotischen Effekte verantwortlich zu sein.

NMDA-Rezeptoren

Viele Prozesse im Gehirn werden maßgeblich durch zwei Gegenspieler gesteuert, GABA und Glutamat. Glutamat haben Sie vielleicht schon einmal als Geschmacksverstärker beim Essen kennengelernt. Im ZNS spielt Glutamat aber eine ganz andere Rolle, es ist aktivierend.

Gebunden wird Glutamat an NMDA-Rezeptoren. Diese Abkürzung steht für die Substanz N-Methyl-D-Aspartat, die gleichfalls an diesen Rezeptor bindet und ihm seinen Namen gegeben hat. Der NMDA-Rezeptor ist nun wiederum an einen Ionenkanal gekoppelt, der für Ca^{2+} hoch durchlässig ist. Dieser Kanal kann durch Mg^{2+}, aber auch durch Alkohol und Ketamin blockiert werden. Dies erklärt u.a. auch die sedierenden Wirkungen von Alkohol. Wird Ketamin appliziert, dann sinkt die Durchlässigkeit des Kanals für Ca^{2+} Ionen, die Aktivität des ZNS nimmt ab.

5.3 Ketamin

5.3.1 Pharmakologie

Ketamin ähnelt chemisch sehr einer Substanz, die eher als Droge bekannt ist, dem Phencyclidin (PCP, Angel Dust). PCP war in den 70er Jahren ein populäres Halluzinogen, verändert die Wahrnehmung, erzeugt eine Euphorie, kann aber auch psychotische Episoden hervorrufen. Auch bei Ketamin kommen diese Veränderungen vor, allerdings in einem weitaus geringeren Ausmaße. Vorherrschend ist hier die Analgesie und ein narkoseähnlicher Zustand, der als dissoziative Anästhesie bezeichnet wird. Was ist darunter zu verstehen? Nach intravenöser Gabe bleiben die Augen geöffnet, nimmt die Sensibilität ab. Die Reflexe sind häufig noch erhalten, das Bewusstsein ist nicht vollständig „abgeschaltet". Ketamin ist zudem auch in Dosierungen unterhalb der für eine dissoziative Anästhesie notwendigen Dosis analgetisch wirksam und besitzt am Rückenmark und an peripheren Nerven deutliche lokalanästhetische Effekte. Die Patienten entwickeln eine Amnesie, was gerade bei schmerzhaften Eingriffen durchaus von Vorteil ist. Die Amnesie ist allerdings nicht so stark ausgeprägt wie bei den Benzodiazepinen. In der Ein- und Ausleitphase werden häufig unwillkürliche Bewegungen beobachtet.

Im Gegensatz zu anderen intravenösen Anästhetika scheint Ketamin den zerebralen Blutfluss zu steigern, weshalb es nicht bei einem erhöhten Hirndruck empfohlen wird.

Auch wenn unter Ketamin gelegentlich unwillkürliche Bewegungen beobachtet werden, so hat es doch auch eine beträchtliche antiepileptische Potenz und kann als Reservemedikament bei einem Status epilepticus genutzt werden. Im EEG zeigt sich dies in Form einer Dämpfung der Großhirnrindenaktivität.

Die Verwandtschaft zu PCP macht sich speziell in der Aufwachphase bemerkbar. Die Patienten berichten über intensive Träume, Halluzinationen, verstärkte und verzerrte optische, sensorische und akustische Wahrnehmungen und eine Entkopplung zwischen Körper und Geist (out of body-Erlebnis). Das Ganze ist kombiniert mit Angst und Verwirrung, gelegentlich aber auch mit einer Euphorie. Hier bietet sich die Kombination mit einem Benzodiazepin an. Bei Kindern sind diese Erscheinungen seltener.

Ketamin unterscheidet sich noch in einer ganz anderen Hinsicht von den weiteren intravenösen Anästhetika; es erhöht den systolischen Blutdruck, die Herzfrequenz und steigert das Herzminutenvolumen. Ursache für diese Effekte ist vermutlich eine erhöhte Aktivität des sympathischen Nervensystems. So schön die kreislaufstützenden Effekte auch sind, die intensivierte Herzarbeit und der gesteigerte myokardiale Sauerstoffverbrauch sind nicht immer erwünscht, können aber durch eine gleichzeitige Gabe von Benzodiazepinen oder Morphin abgeschwächt werden. In einer Schocksituation dürfen Sie sich aber auf die kreislaufstützenden Eigenschaften von Ketamin nicht verlassen. Die funktionieren nämlich nur so lange, wie die Aktivität des sympathischen Nervensystems noch gesteigert werden kann. Ist die Aktivierung schon maximal, wie in einem Schockgeschehen, dann nimmt unter Ketamin das Herzzeitvolumen ab.

Der Einsatz von Ketamin im Rettungsdienst ist deshalb auch so vorteilhaft, weil die Auswirkungen auf das Atemsystem gering sind. In üblicher Dosierung bleibt die Antwort auf eine Hyperkapnie erhalten und die Blutgase bleiben stabil. Nach Gabe größerer Dosen zur Anästhesie kann gelegentlich eine kurze Phase einer Hypoventilation auftreten. Trotz der dissoziativen Anästhesie und dem Vorhandensein von Schutzreflexen kann der Schutz der oberen Luftwege nicht als gesichert gelten. Bei Asthmatikern hingegen kann Ketamin durchaus erfolgreich eingesetzt werden. Er senkt den Tonus der glatten Muskulatur der Atemwege.

5.3.2 Pharmakokinetik

Tabelle 1: Pharmakokinetische Daten von Ketamin.

Parameter	Einheit	Wert
Verteilungsvolumen	Liter	200
Zeitpunkt der Spitzenkonzentration im Gehirn nach i.v. Gabe	Minuten	1
Verteilungshalbwertszeit	Minuten	5,5-18
Resorbtionshalbwertszeit nach i.m. Gabe	Minuten	2-17
Zeitpunkt der Spitzenkonzentration im Plasma nach i.m. Gabe	Minuten	22
Bioverfügbarkeit nach i.m. Gabe	%	93
Plasmaproteinbindung	%	47
Eliminationshalbwertszeit	Minuten	79-186
Renale Elimination	%	91-97
Aktive Metabolite		Norketamin (1/10 bis 1/3 Wirksamkeit von Ketamin)

Das hohe Verteilungsvolumen zeigt an, dass Ketamin eine recht lipophile Substanz ist, die sich schnell im ZNS anreichert. Das geschieht auch sehr schnell, binnen 1 Minute werden im ZNS Spitzenkonzentrationen erreicht, die 6,5fach höher als im Plasma sind. Innerhalb von 5,5 bis 18 Minuten findet im Körper eine Umverteilung statt, dieser Zeitraum bestimmt maßgeblich die Wirksamkeit. Nach einer intramuskulären Gabe dauert die Resorption natürlich länger, auch wird eine höhere Dosis benötigt. Dies spiegelt sich auch in den Dosierungsempfehlungen wieder. Auch wenn Ketamin zu einem hohen Prozentsatz renal eliminiert wird, ist bei der kurzfristigen Anwendung im Rettungsdienst keine Dosisreduktion erforderlich. Erst oberhalb der 25fachen üblichen anästhetischen Dosis muss mit vital bedrohlichen Symptomen gerechnet werden.

5.3.3 Indikationen

Ketamin ist gemäß der Fachinformation zugelassen zur:

- Einleitung und Durchführung einer Allgemeinanästhesie ggf. in Kombination mit Hypnotika,
- Ergänzung bei Regionalanästhesien,
- Anästhesie und Analgesie in der Notfallmedizin,
- Behandlung des therapieresistenten Status asthmaticus,
- Schmerzbekämpfung bei intubierten Patienten.

5.3.4 Dosierung

Für die Anwendung im Rettungsdienst sind letztendlich nur zwei Dosierungen interessant (Schmerzbekämpfung und Status asthmaticus). Für die Schmerzbehandlung und Anästhesie empfiehlt sich eine Dosis von 0,25-0,5 mg/kg KG intravenös, intramuskulär gegeben ist eine doppelt so hohe Dosis, also 0,5 bis 1,0 mg/kg KG erforderlich. Eine im September 2015 veröffentlichte Studie konnte eindrücklich zeigen, dass 0,3 mg/kg KG Ketamin i.v. in ihrer analgetischen Potenz 0,1 mg/kg KG Morphin i.v. entsprechen. Schwere Nebenwirkungen wurden weder in dieser Studie noch in einer weiteren Studie, die Ketamin als Analgetikum im Notfalldienst in einer Dosierung von 0,1 bis 0,3 mg/kg KG i.v. untersucht hatte, beobachtet.

Der Status asthmaticus erfordert noch höhere Dosierungen, sie liegen zwischen 1 und 2 mg/kg KG, im Bedarfsfall bis 5 mg/kg KG. Für Esketamin gilt jeweils die Hälfte der Dosierungsempfehlung von Ketamin.

5.3.5 Gegenanzeigen

Bei den Gegenanzeigen findet sich selbstverständlich die Überempfindlichkeit gegen den Wirkstoff oder Benzethoniumchlorid. Weitere Gegenanzeigen sind:

- Patienten, für die ein erhöhter Blutdruck oder ein gesteigerter Hirndruck ein ernsthaftes Risiko darstellt,
- eine schlecht eingestellte oder nicht behandelte arterielle Hypertonie,
- ein systolischer/diastolischer Blutdruck über 180/100 mmHg in Ruhe,
- eine Schwangerschaftsgestose (Präeklampsie und Eklampsie),
- eine Hyperthyreose,
- Situationen, die einen muskelentspannten Uterus erfordern, z. B. drohende Uterusruptur, Nabelschnurvorfall,
- Patienten mit manifesten ischämischen Herzerkrankungen bei Verwendung als alleiniges Anästhetikum.

Die Gegenanzeigen lassen sich durchweg aus den Wirkungen von Ketamin ableiten. Ketamin erhöht Blutdruck und Herzfrequenz und steigert die zerebrale Durchblutung. Das erklärt, wieso die Substanz bei Hypertonie und erhöhtem Hirndruck kontraindiziert ist (es sei denn, eine sichere Beatmung ist gewährleistet).

Unter einer Schwangerschaftsgestose versteht man eine Komplikation der Schwangerschaft, die in vielen Fällen mit Hypertonie, Ödemen, erhöhten Leberenzymen, einer Minderung der

Ketamin und Lidocain

Thrombozytenzahlen, aber auch mit Krämpfen einhergehen kann. Eine weitere Blutdruckerhöhung durch Ketamin ist da selbstverständlich eher kontraproduktiv, zumal bei erhöhten Blutdruckwerten die Ödemneigung zunehmen kann und das Risiko einer intrazerebralen Blutung bei niedrigen Thrombozytenzahlen selbstverständlich auch zunimmt.

Da bei einer Hypertonie der Sauerstoffverbrauch des Herzens zunimmt, stellt selbstverständlich auch eine koronare Herzkrankheit eine Kontraindikation dar. Das erklärt eine Hyperthyreose als Kontraindikation, zumal zusätzlich das Risiko einer KHK bei einer Hyperthyreose erhöht ist.

Die Kontraindikation Uterusruptur und Nabelschnurvorfall ergibt sich aus der Tatsache, dass Ketamin Uteruskontraktionen fördert.

Für den Rettungsdienst relevante **Warnhinweise** bestehen für:

- instabile Angina pectoris oder Myokardinfarkt in den letzten sechs Monaten,
- Herzinsuffizienz,
- gesteigerter Hirndruck (außer unter angemessener Beatmung),
- Verletzungen oder Erkrankungen des ZNS,
- Patienten mit schweren psychischen Störungen,
- Glaukom und perforierende Augenverletzungen und
- Patienten unter chronischem oder akutem Alkoholeinfluss.

Die Gründe für diese Warnhinweise können Sie im Abschnitt Pharmakologie nachlesen.

5.3.6 Nebenwirkungen

Wesentliche Nebenwirklungen haben Sie ja schon im Abschnitt Pharmakologie kennengelernt. Sehr häufig sind gemäß der Literatur die „Aufwachreaktionen" mit Träumen, Schwindel und Unruhe. Viele Patienten berichten auch über ein verschwommenes Sehen, was möglicherweise auf einer Erhöhung des Augeninnendrucks beruht. Durch eine Stimulation des sympathischen Nervensystems steigen Blutdruck und Herzfrequenz an, temporär kann sich auch eine Tachykardie entwickeln. Gefürchtet ist ein Laryngospasmus. Der tritt gehäuft bei Kindern auf und ist teilweise Folge eines gesteigerten Speichelflusses. Das Risiko einer Atemdepression ist vergleichsweise gering.

5.3.7 Wechselwirkungen

Auch Ketamin wird, Sie werden es vermutlich nicht mehr hören können, über das Cytochrom P450-Enzymsystem verstoffwechselt. Das bedeutet wieder einige Wechselwirkungen. Weitere Wechselwirkungen kommen hinzu, wenn Ketamin mit Medikamenten kombiniert wird, die gleichfalls sedierend wirken. Die wichtigsten Wechselwirkungen sind in Tabelle 2 zusammengefasst.

Tabelle 2: Relevante Wechselwirkungen mit Ketamin.

Medikament	Effekt
Xanthinderivate (Euphyllin)	Herabgesetzte Krampfschwelle
Benzodiazepine	Verlängerte Wirkdauer, Abschwächung der Nebenwirkungen von Ketamin
Neuroleptika	Verlängerte Wirkdauer
Barbiturate	Verlängerte Aufwachphase
Opiate	Verlängerte Aufwachphase
Muskelrelaxantien	Verlängerte Wirkdauer der Muskelrelaxantien
Diazepam	Verlängerung der Halbwertszeit von Ketamin
Adrenalin	Erhöhtes Risiko für Arrhythmien

5.3.8 Besondere Hinweise
Ketamin soll im Umkarton aufbewahrt und vor Licht geschützt werden.

5.4 Lokalanästhetika
Mit den Inhalations- und Injektions-Anästhetika lässt sich eine generelle Anästhesie erzeugen, die aber in einigen Fällen überhaupt nicht erforderlich oder gar unerwünscht ist. Dies ist das Einsatzgebiet der Lokalanästhetika. Auch sie haben eine lange Geschichte. Südamerikanische Indianer entdeckten frühzeitig die betäubende Wirkung beim Kauen von Cocablättern. Deren Inhaltsstoff, Kokain, wurde 1860 isoliert. Sigmund Freud testete Kokain als Psychostimulanz, allerdings erfolglos. Er gab jedoch eine kleine Probe einem befreundeten Augenarzt, Carl Köller, der 1884 eine reversible Anästhesie der Kornea beschrieb. Damit begann der großflächige Einsatz von Kokain als Lokalanästhetikum. Bereits 1905 wurde die erste synthetische Substanz, das Procain, entdeckt und seitdem folgten viele weitere Substanzen.

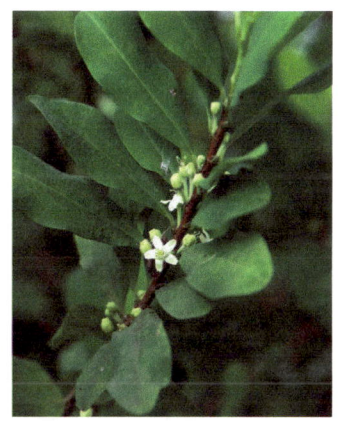

Abb. 3: Cocastrauch (Erythroxylum coca) in Kolumbien

Wie muss man sich die Wirkungen der Lokalanästhetika vorstellen? Bei nahezu allen Substanzen handelt es sich um schwache Basen, die bei einem physiologischen pH-Wert zum Teil ionisiert (also in geladener Form) vorliegen. Der Anteil der ionisierten Substanz bestimmt maßgeblich die Fähigkeit, die Nervenscheide und die Axon-Membran zu durchdringen. Je höher der ionisierte Anteil, desto schlechter das Penetrationsvermögen. Hier ergibt sich schon ein erstes Problem beim Einsatz von Lokalanästhetika. Häufig werden sie bei einer Entzündung gegeben. Der pH-Wert in einem entzündeten Gewebe liegt allerdings im sauren Bereich. Was hat das jetzt für eine Konsequenz für unsere Lokalanästhetika? Kramen wir jetzt einmal unser gesammeltes chemisches Wissen zusammen! Lokalanästhetika sind schwache Basen (Laugen). Je höher der pH-Wert ist (also im alkalischen Bereich), desto geringer ist der ionisierte Anteil. Umgekehrt gilt natürlich, je niedriger der pH-Wert ist, desto höher ist der ionisierte Anteil.

In einem entzündeten Gewebe mit einem niedrigen pH-Wert muss also der ionisierte Anteil hoch sein, womit aber die Penetrationsfähigkeit in den Nerven abnimmt. Wundern Sie sich also nicht, wenn bei Injektion in einen Entzündungsherd die Wirkung relativ schwach ausfällt. Auch Lokalanästhetika wirken über eine Blockade von Ionenkanälen, in diesem Fall Natriumkanäle. Natriumkanäle haben Sie möglicherweise schon mal an einer anderen Stelle kennengelernt. Sehen Sie mal im Kapitel Rhythmusstörungen nach. Auch da sind Natriumkanäle beteiligt. Sie spielen eine entscheidende Rolle in der Phase I des Aktionspotentials des Myokards und werden durch Klasse-I-Antiarrhythmika blockiert. Ein Vertreter dieser Klasse-I-Antiarrhythmika ist Lidocain, ein Lokalanästhetikum.

Alle Lokalanästhetika sind grundsätzlich chemisch ähnlich aufgebaut. Sie bestehen aus einem lipophilen (fettliebenden) Teil, hier handelt es sich um einen Benzolring (im Beispiel des Lidocain der sechseckige Ring links im Bild. Der zweite wichtige Teil ist hydrophil (wasserliebend). Im Lidocain entspricht das dem Stickstoffmolekül (N) rechts in der Abbildung. Beide Teile, hydrophil und lipophil, sind durch eine Brücke miteinander verbunden. Diese Brücke kann im Körper gespalten werden, wodurch das Lokalanästhetikum unwirksam wird.

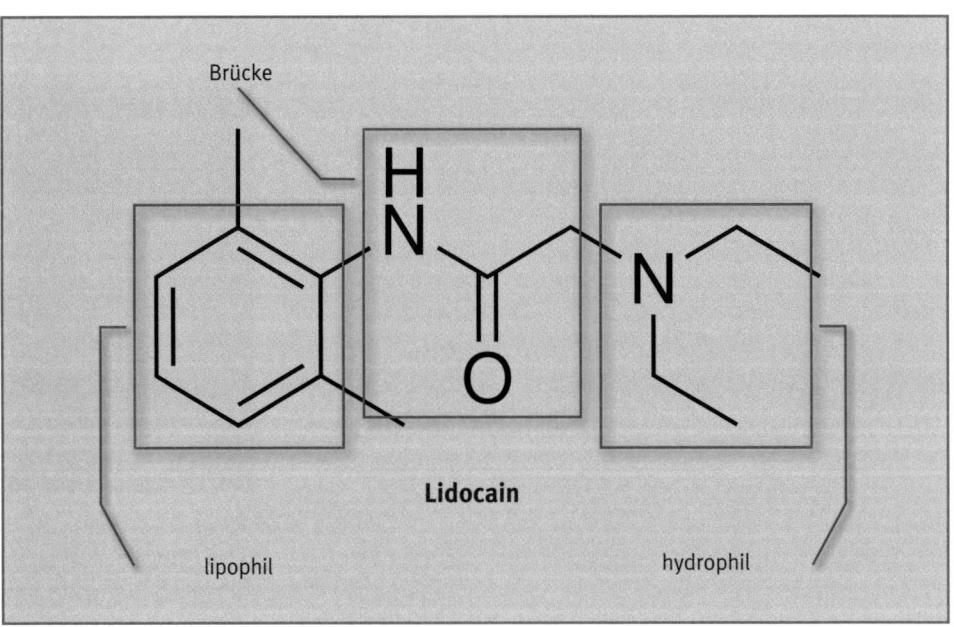

Abb. 4: Funktionelle Strukturen des Lidocainmoleküls

Lokalanästhetika blockieren Natriumkanäle, senken dadurch die Leitfähigkeit und unterbinden somit die Weiterleitung von Nervenimpulsen. Je kleiner der Durchmesser der Nerven ist, desto eher werden die Impulse unterbunden. Schmerzfasern haben einen sehr geringen Durchmesser, was erklärt, dass die Schmerzempfindung eher nachlässt, als z.B. der Temperatur- und Berührungssinn.

Abbildung 5 zeigt eine schematische Darstellung des Wirkungsmechanismus. Eine wichtige Struktur innerhalb von Nerven stellen Natriumkanäle dar. Sie ermöglichen, wenn geöffnet, den Einstrom von Na$^+$ aus dem extrazellulären Raum in das Zellinnere, wodurch sich das Potential (die Spannung) der Zelle ändert und ein Impuls weitergeleitet wird. Lokalanästhetika (roter Balken unterhalb des Stop-Schildes) verbinden sich mit ihrem hydrophilen und lipophilen Teil mit Strukturen innerhalb des Natriumkanals, verhindern somit den Einstrom von Na$^+$ und die Weiterleitung von Impulsen. Das Schmerzempfinden ist blockiert.

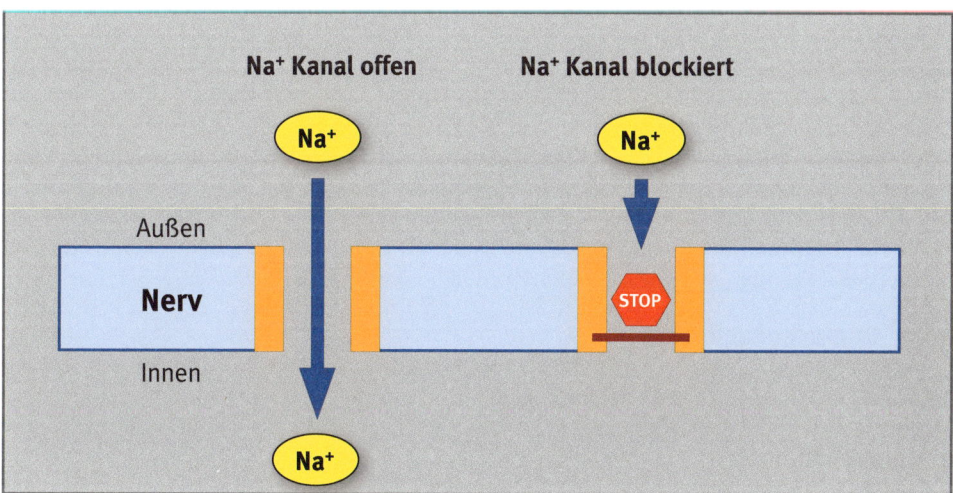

Abb. 5: Schematische Darstellung des Wirkungsmechanismus von Lokalanästhetika

5.5 Lidocain

5.5.1 Pharmakologie

Lidocain ist ein Lokalanästhetikum vom sogenannten Säureamid-Typ und als 1 und 2% Lösung im Handel. Im Vergleich zum Procain ist die Wirkung um den Faktor 4 erhöht, die Toxizität aber nur doppelt so hoch. Neben der Hemmung der Impulsübertragung in sensorischen, motorischen und autonomen Nervenfasern wird auch die Erregungsleitung im Herzen durch Blockade der Natriumkanäle verändert, weshalb diese Substanz auch als Klasse-I-Antiarrhythmikum verwendet werden kann. Neben diesen vornehmlich durch Blockade von Natriumkanälen bestimmten Effekten, ist Lidocain auch ein schwacher Antagonist an Histamin-Rezeptoren sowie ein Parasympatholytikum wirksam. Es ist, im Gegensatz zu vielen anderen Substanzen, nicht vasodilatatorisch wirksam.

5.5.2 Pharmakokinetik

Lidocain wird aus dem Magen-Darm-Trakt, der Schleimhaut und der verletzten Haut resorbiert. Neuerdings gibt es auch ein lidocainhaltiges Präparat (Emla-Salbe), das auf die intakte Haut gegeben eine Anästhesie erzeugt und somit eine schmerzlose Punktion von Gefäßen ermöglicht. Intravenös gegeben wird Lidocain schnell in gut durchbluteten Organen (Herz, Leber, Lunge) verteilt, danach folgt eine Umverteilung in die Skelettmuskulatur und das Fettgewebe. Die Halbwertszeit dieser Umverteilung beträgt etwa 6-9 Minuten und bestimmt maßgeblich die lokalanästhetische Wirkung von ca. 30 Minuten. Nach intramuskulärer Gabe werden maximale Plasmaspiegel nach 5 bis 15 Minuten erreicht, nach subkutaner Gabe beträgt die Zeitspanne ca. 30 Minuten. Das Verteilungsvolumen beträgt 1,5 l/kg KG und deutet an, dass Lidocain die Blutbahn verlässt und sich in anderen Organen anreichert. Lidocain wird zu 60-90% an Plasmaproteine gebunden, in der Leber metabolisiert und mit seinen Metaboliten renal ausgeschieden. Bei Leberinsuffizienz kann die Metabolisierungsrate auf 10-50% des Normalwertes abfallen. Die Eliminationshalbwertszeit von Lidocain liegt zwischen 1,5 und 2 Stunden, die Halbwertszeit aktiver Metabolite allerdings bei 2 bzw. 10 Stunden, so dass bei einer Niereninsuffizienz bei wiederholter Gabe das Risiko einer Akkumulation besteht. Lidocain passiert die Plazenta, was seine Kontraindikation für die Geburtshilfe erklärt.

5.5.3 Darreichungsformen

Injektionslösung mit einem Gehalt von 10 mg Lidocainhydrochlorid (1% Lösung) bzw. 20 mg Lidocainhydrochlorid (2% Lösung) pro 1 ml.

5.5.4 Indikationen

Lidocain 1% ist zur lokalen und regionalen Nervenblockade (intrakutan, subkutan, Infiltration) bei Erwachsenen und Kindern ab 1 Jahr sowie als 2% Lösung zur lokalen und regionalen Nervenblockade bei Erwachsenen zugelassen.

5.5.5 Dosierung

Grundsätzlich soll die kleinste mögliche Dosis verwendet werden. Bei Anwendung in Geweben mit einer hohen Resorptionsquote soll eine Dosis von 300 mg ohne Vasokonstriktorzusatz bzw. 500 mg mit Vasokonstriktor nicht überschritten werden. Als Vasokonstriktor kann Adrenalin in einer Verdünnung von 1:100.000 bis 1:200.000 verwendet werden. In den meisten Fällen werden Sie mit 1-2 Ampullen Lidocain (10-20 mg bzw. 20-40 mg) auskommen. Für einige Patientengruppen werden besondere Vorsichtsmaßnahmen empfohlen (Tabelle 3).

Tabelle 3: Patientengruppen mit besonderen Vorsichtsmaßnahmen.

Patientengruppe	Grund	Maßnahme bzw. Effekt
Reduzierter Allgemeinzustand	Veränderte Plasmaeiweißbindung	Geringere Dosis verwenden
Niereninsuffizienz	Azidose, gesteigertes HZV	Verkürzte Wirkdauer
Leberinsuffizienz	Herabgesetzte Metabolisierung	Geringere Dosis verwenden
Herzinsuffizienz	Erniedrigtes Verteilungsvolumen	Geringere Dosis verwenden
Zerebrales Anfallsleiden	Erhöhte Krampfbereitschaft	----

Die Injektionen sollten zur Vermeidung von Nebenwirkungen langsam und nach Aspiration in zwei Ebenen erfolgen!

5.5.6 Kontraindikationen

Für die Gabe von Lidocain bestehen folgende Kontraindikationen:

- Bekannte Überempfindlichkeit gegen Lokalanästhetika vom Säureamidtyp (Lidocain, Prilocain, Bupivacain, Articain),
- Bekannte Überempfindlichkeit gegen Methyl/Propylparaben (Konservierungsmittel) oder gegenüber deren Metabolit Paraaminobenzoesäure,
- bei schweren Störungen des Herz-Reizleitungssystems,
- bei akut dekompensierter Herzinsuffizienz,
- bei kardiogenem oder hypovolämischen Schock,
- in der Geburtshilfe.

Darüber hinaus sollte Lidocain bei folgenden Situationen nur mit Vorsicht eingesetzt werden:

- Nieren- oder Lebererkrankung,
- Myasthenia gravis,
- Injektion in ein entzündetes (infiziertes) Gebiet,
- ältere Patienten und Patienten mit einem schlechten Gesundheitsstatus,
- Patienten mit partiellem oder komplettem Schenkelblock (Verzögerung der Erregungsleitung durch Lokalanästhetika).

Lesen Sie sich an dieser Stelle nochmals die Abschnitte Pharmakologie und Dosierung durch. Sie enthalten die wesentlichen Begründungen für die Kontraindikationen.

5.5.7 Wechselwirkungen

Tabelle 4 fasst die wesentlichen Wechselwirkungen zusammen. Für den Einsatz im Rettungsdienst dürften sie nicht so relevant sein, da viele Wechselwirkungen (z.B. mit Cimetidin, Diltiazem, Verapamil und Propranolol) erst bei einer länger dauernden Therapie Relevanz erreichen. Eine Wechselwirkung, nämlich die mit Vasokonstriktiva, macht man sich zur Verlängerung der Wirkdauer von Lidocain zunutze. Problematisch könnte die Wechselwirkung mit Antiarrhythmika sein, speziell dann, wenn größere Mengen an Lidocain verwendet werden. Damit steigt das Risiko an, dass substantielle Mengen in die systemische Zirkulation gelangen und möglicherweise Rhythmusstörungen ausgelöst werden.

5.5.8 Nebenwirkungen

Lidocain stellt ein vergleichsweise gut verträgliches Antiarrhythmikum dar, das Risiko für das Auftreten von Nebenwirkungen ist bei sachgemäßem Gebrauch in der korrekten Dosierung gering.

Wesentliche Nebenwirkungen sind:
- Blutdruckveränderungen (Hypotonie, aber auch Hypertonie)
- Bradykardie
- Übelkeit
- Erbrechen
- Parästhesien
- Schwindel

Allergien und Rhythmusstörungen treten nur in einer Häufigkeit von weniger als 1/1000 auf. Das Risiko von ZNS-Störungen (Krämpfe, Kribbeln um den Mund, Zittern, akustische und visuelle Störungen) ist bei weniger als 1% schon deutlich häufiger. Der wichtigste Schutz ist die Gabe der geringstmöglichen Dosierung. Der Grund für die häufigeren ZNS-Effekte im Vergleich zu Rhythmusstörungen liegt in der höheren Empfindlichkeit des zentralen Nervensystems.

Tabelle 4: Wechselwirkungen zwischen Lidocain und weiteren Pharmaka.

Wirkstoff(gruppe)	Effekt
Vasokonstriktiva	Längere Wirkdauer von Lidocain
Cimetidin, Ranitidin	Lidocain Clearance (Elimination) ↓ Lidocain Plasmaspiegel ↑
Diltiazem	Lidocain Clearance (Elimination) ↓ Lidocain Plasmaspiegel ↑
Verapamil	Lidocain Clearance (Elimination) ↓ Lidocain Plasmaspiegel ↑
Propanolol, Metoprolol (ß-Blocker)	Lidocain Clearance (Elimination) ↓ Lidocain Plasmaspiegel ↑
Antiarrhythmika (Amiodaron, Mexiletin)	Risiko Nebenwirkungen ↑

5.5.9 Besondere Hinweise

Lidocain darf nicht mit alkalischen Lösungen (z.B. Natriumbicarbonat) gemischt werden, da durch die verringerte Löslichkeit Niederschläge auftreten können. Die Injektionslösung soll bei Temperaturen < 25°C gelagert werden.

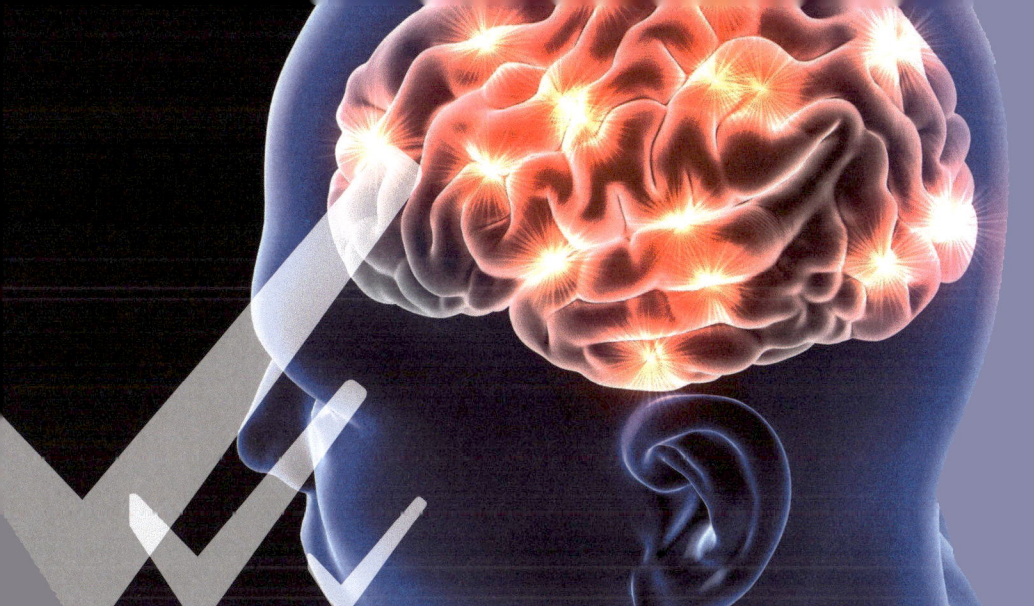

Checkliste: Anästhetika

Esketamin
Analgetikum
Narkotikum
Handelsname: Ketanest S®

Wirkweise
Dissoziatives Anästhetikum
+ wirkt am Glutamat-NMDA-Rezeptorkomplex
  (am NMDA-Rezeptor: nicht-kompetitiv antagonistische Wirkung)
+ Beeinflussung des cholinergen Systems durch Verhinderung der
  NMDA-Rezeptor-abhängigen Acetylcholinfreisetzung
+ schwach agonistische Wirkung an Opioidrezeptoren
+ verstärkte Katecholamineffekte (Stimulation des Herz-Kreislauf-Systems)

Indikation mit Dosierung
Starker traumatischer Schmerz
0,125-0,25 mg/kg KG i.v.

Nebenwirkungen
+ Erhöhter Muskeltonus
+ Hirndrucksteigerung
+ Halluzinationen, Albträume
+ Bei rascher Injektion ggf. Atemdepression
+ RR-/HF-Anstieg, Bronchodilatation

Kontraindikationen
+ Fehlende Beatmungsmöglichkeit
+ Schwere Hypertonie
+ Schlaganfall, Herzinfarkt
+ Krampfneigung
+ Beim schweren SHT mit kontrollierter Beatmung kann Esketamin eingesetzt werden
  (MAD sollte niedrig sein)

Lidocain
Lokalanästhetikum
Handelsname: Xylocain®, Lidocain 2 %®

Wirkweise
+ Hemmung des Natrium-Einstroms während der Depolarisation
+ Hemmung der Durchlässigkeit von Natrium und Kalium in der Diastole
+ Hemmung der Freisetzung von Noradrenalin
+ Hemmung der ventrikulären Schrittmacheraktivität

Indikation mit Dosierung
Beim wachen Patienten!
Lokalanästhesie bei i.o.-Zugang Erw.:
i.o. 40 mg initial, danach 20 mg

Lokalanästhesie bei i.o.-Zugang Kind:
i.o. 0,5 mg/kg initial, danach 0,25 mg/kg

Die Verwendung als Antiarrhythmikum ist für den Notfallsanitäter
gemäß Pyramidenprozess nicht vorgesehen.

Nebenwirkungen
+ Herzinsuffizienz
+ Sinusarrest, höhergradige AV-Blockierungen
+ Schwindel, Benommenheit, Übelkeit, taube Zunge, Ohrgeräusche
  (frühe Zeichen einer Überdosierung!)
+ Tremor, Krämpfe, Koma (späte Zeichen einer Überdosierung!)

Kontraindikationen
Im Notfall keine (nur für Lokalanästhesie i.o.-Zugang)

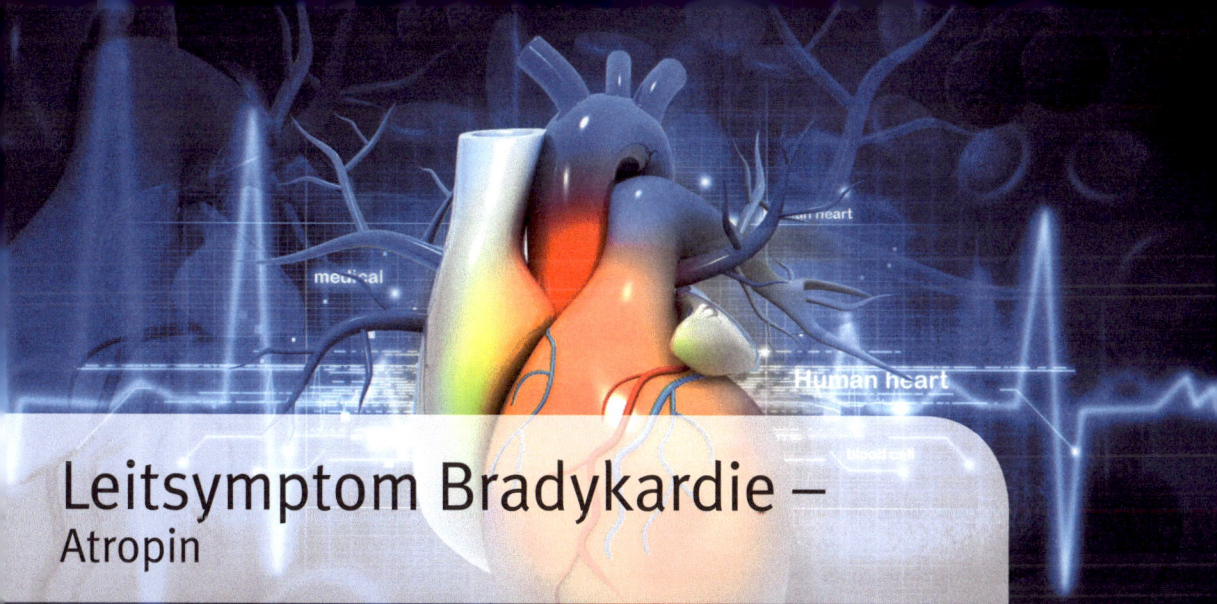

Leitsymptom Bradykardie –
Atropin

Prof. Dr. med. H. Hohage
A. Osterbrink

Leitsymptom Bradykardie –
Atropin

6.1 Einleitung

Als Bradykardie wird eine Herzfrequenz unter 60/min definiert. Die Ursachen für einen solchen Zustand können bekanntlich sehr vielseitig sein.
Dazu zählen:

- Akutes Koronarsyndrom, Myokardinfarkt
- Reizbildungs- sowie Erregungsleitungsstörungen
- Vasovagale Ursachen
- Hypothermie
- Hirndruckanstieg
- Hypothyreose
- Medikamente wie Digitalis, ß-Blocker, Kalziumantagonisten vom Verapamil-Typ

In Abhängigkeit von der betroffenen Struktur der kardialen Erregungsbildung oder Reizleitung werden Sinusbradykardien, Sick-Sinus-Syndrom und Sinusarrest von atrioventrikulären Blockbildern unterschieden. Die europäischen Leitlinien empfehlen, bei Vorliegen einer Bradykardie unabhängig von der Ursache den Patienten nach dem ABCDE-Schema zu untersuchen. Weiterhin sollte Sauerstoff gegeben und ein venöser Zugang sichergestellt werden. EKG, Blutdruckkontrolle, Messung der Sauerstoffsättigung und Abklärung möglicher Ursachen ergänzen diese Grundmaßnahmen.

> Das Sick-Sinus-Syndrom („Syndrom des kranken Sinusknotens") bezeichnet einen pathologischen Zustand der kardialen Erregungsleitung, bei dem vorübergehend bradykarde Phasen der Herzfrequenz (zumeist unter 50/min) eintreten, welche auf eine Störung in der Schrittmacherfunktion des Sinusknotens zurückzuführen sind.
>
> Die Ursachen dieses typischerweise den älteren Menschen betreffenden Syndroms sind vielschichtig:
> - Degeneration des Sinusknotens
> - Myokarditis
> - Borreliose
> - Betablocker
> - Clonidin
> - Hypothyreose usw.

Atropin

Im weiteren Verlauf soll auf bedrohliche Zeichen wie

* Schock,
* Synkope,
* Myokardiale Ischämie und
* Herzinsuffizienz

geachtet werden.

Bei instabilen Patienten erfolgt nun die Gabe von Atropin, ggf. werden weitere invasive Maßnahmen ergriffen.
Ist der Patient stabil, muss dennoch in Betracht gezogen werden, dass der Eintritt einer Asystolie als Akutkomplikation drohen kann. Dies ist besonders dann der Fall, wenn der Patient kürzlich eine Asystolie erlitten hatte oder ein AV-Block Mobitz II, ein totaler AV-Block mit breitem QRS-Komplex oder ventrikuläre Pausen von mehr als 3 Sekunden vorliegen. Bleibt die Gabe von Atropin erfolglos, kommen Medikamente der zweiten Wahl, z.B. Adrenalin (2-10 µg/min), Isoprenalin (5 µg als Startdosis), oder Dopamin (2-10 µg/kg KG/min) zum Einsatz. Theophyllin (100-200 mg langsam i.v.) bietet sich ggf. bei Vorderwandinfarkten, nach Herztransplantation oder spinalen Schädigungen an. Glukagon wiederum ist dann indiziert, wenn die Ursache der Bradykardie in einer Therapie mit ß-Blockern oder Kalzium- Antagonisten besteht.

6.2 Pharmakologie des Atropins

Betrachtet man das menschliche Nervensystem, so kann es in verschiedene funktionelle Bereiche unterteilt werden. So werden das willkürliche („periphere", „animalische") Nervensystem vom unwillkürlichen („autonomen", „vegetativen") Nervensystem unterschieden. Über das willkürliche Nervensystem werden zum Beispiel unsere Bewegungen gesteuert. Das vegetative Nervensystem regelt alle Körper- und Organfunktionen, die wir nicht willentlich beeinflussen können, zum Beispiel die Steuerung der Herz-Kreislauf-Funktion oder die Tätigkeit des Magen-Darm-Trakts. Für das

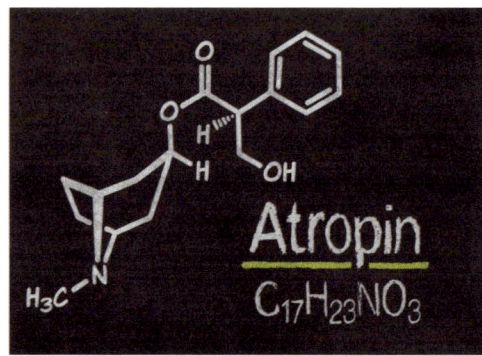

Abb. 1: Chemische Formel von Atropin

Verständnis der Wirkung von Atropin ist von Bedeutung, dass das autonome Nervensystem in zwei Gegenspieler aufgeteilt ist: sympathisches und parasympathisches Nervensystem. Vereinfacht kann man sich vorstellen, dass das sympathische Nervensystem immer bei „Stress oder Kampf" aktiv ist. Wir müssen (oder wollen) vor einem Löwen (oder dem Chef) weglaufen. Was passiert? Die Herzfrequenz steigt, die Auswurfleistung des Herzens wird höher, die Bronchien werden weiter, die quergestreifte Muskulatur wird besser durchblutet. Für die Durchblutung des Magen-Darm-Traktes oder der Haut ist da kein Platz, auch die Blasen- oder Darmtätigkeit wären beim Wegrennen eher hinderlich. Ist Ihnen bei der Aufzählung der Effekte etwas aufgefallen? Klar, das sind genau die Wirkungen, die nach Adrenalin-Gabe beobachtet werden. Substanzen, die am Sympathikus die gleichen oder ähnlichen Effekte wie Adrenalin auslösen, sind Agonisten am sympathischen Nervensystem, solche Substanzen, die Adrenalin-Wirkungen abschwächen oder verhindern, sind Antagonisten.

Der Parasympathikus gilt als Gegenspieler zu den Wirkungen des Sympathikus. Wird er stimuliert, sinken Herzfrequenz/Inotropie, der Blutdruck fällt ab, und die Darmperistaltik sowie die Sekretion entsprechender Verdauungssäfte werden stimuliert. Der Neurotransmitter Acetylcholin nimmt als körpereigene Substanz eine wichtige Rolle bei der Erregungsübertragung im Bereich des parasympathischen Nervensystems ein. Substanzen, die die Wirkung des Parasympathikus stimulieren, sind beispielsweise die Acetylcholinesterasehemmer Physostigmin und Neostigmin.

Die Wirkungen des Parasympathikus auf verschiedene Organsysteme veranschaulicht Tabelle 1.

Tabelle 1: Wirkweisen des Sympathikus und Parasympathikus.

Erfolgsorgan	sympathische Wirkung	parasympathische Wirkung
Herz	Frequenzbeschleunigung Kranzgefäßerweiterung	Frequenzverlangsamung Kranzgefäßverengung
Gefäße	Verengung	Erweiterung
Bronchien	Erweiterung	Verengung
Magen-Darm-Trakt	Hemmung der Peristaltik	Anregung der Peristaltik
Harnblase	Harnverhalt	Harnentleerung
Pupillen	Mydriasis	Miosis
Schweißdrüsen	wenig klebriger Schweiß	reichlich dünner Schweiß
Blutdruck	Steigerung	Senkung

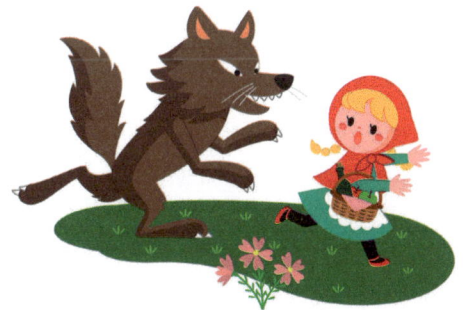

Abb. 2: Wirkweise des Sympathikus

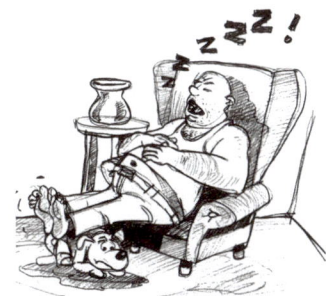

Abb. 3: Wirkweise des Parasympathikus

Atropin gehört zur Gruppe der Parasympatholytika. Es ist Wirkstoff verschiedener Nachtschattengewächse, wie zum Beispiel der Tollkirsche (*Atropa belladonna*), mit der es gelegentlich zu Intoxikationen, besonders im Kindesalter, kommt.

Die Bezeichnung *Atropa belladonna* (Atropa: Begriff, der von dem Namen der griechischen Schicksalsgöttin Atropos aus der griechischen Mythologie abgeleitet wurde; Belladonna: „schöne Frau") rührt daher, dass sich besonders im Mittelalter Frauen im gebärfähigen Alter das Extrakt der Tollkirsche in die Augen träufelten. Die Tatsache, dass die Sehkraft durch diese Maßnahme negativ beeinträchtigt wird, trat bei der Entscheidungsfindung wohl vor einer vermeintlich gesteigerten Anziehungskraft und Attraktivität gegenüber dem männlichen Geschlecht durch die so induzierte Mydriasis zurück.

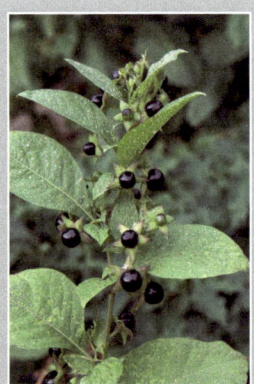

Abb. 4:
Tollkirschen

Atropin ist das Gemisch zweier Substanzen mit einem schwer aussprechbaren Namen und zwar dem D- und L-Hyoscyamin. „D" bzw. „L" bedeuten, dass die jeweilige Substanz einfallendes Licht nach rechts (D) bzw. links (L) drehen kann. L-Hyoscyamin ist ca. 10-20 mal stärker wirksam. Atropin ist in üblicher Dosierung ein kompetitiver Antagonist an muskarinergen Rezeptoren, wodurch die Freisetzung weiterer Botenstoffe wie Inositoltriphosphat unterbleibt. In hohen Dosierungen werden auch die Erregungsübertragung an Ganglien und der neuromuskulären Endplatte über nikotinerge Rezeptoren gehemmt.

Atropin wird nach subkutaner und intramuskulärer Gabe rasch und vollständig resorbiert. Maximale Plasmaspiegel werden nach intramuskulärer Gabe nach 30 Minuten gemessen. Beträchtliche Konzentrationen werden innerhalb von 30-60 Minuten auch im ZNS erzielt. Atropin ist auch plazentagängig und geht in die Muttermilch über. Nach intravenöser Gabe fällt der Plasmaspiegel sehr schnell ab, die Elimination erfolgt hauptsächlich renal und ist biphasisch mit Halbwertszeiten von 2-3 min bzw. 12-38 min. Ca. 50% der Substanz werden unverändert ausgeschieden. Die Plasmaeiweißbindung variiert interindividuell und mit dem Lebensalter sehr stark von 2 bis 40%, das Verteilungsvolumen beträgt 1,7 bis 4l/kg KG, weshalb Atropin nicht dialysierbar ist.

6.3 Wirkungen

Atropin verfügt über ZNS-stimulierende Wirkungen. So vermag es auch den Tremor von Parkinson-Patienten zu vermindern, aufgrund des ausgeprägten vegetativen Wirkungsprofils hat diese Tatsache jedoch allenfalls historische Bedeutung. So war ein Extrakt der Tollkirsche das erste Medikament, das zur Behandlung von M. Parkinson eingesetzt wurde. Die kardialen Wirkungen des Atropins leiten sich mit einigen Besonderheiten von der Aufhebung der (hemmenden) Wirkung des Parasympathikus ab. Bei geringen Dosen kommt es (scheinbar paradoxerweise) zunächst zu einer Bradykardie. Bei adäquaten Dosierungen kommt es jedoch zu einer Steigerung der Herzfrequenz (positiv chronotrope Wirkung).

Der Nervus vagus (X. Hirnnerv) ist einer der vier Hauptnerven des (kranialen Anteils) parasympathischen Nervensystems und entfaltet seine Wirkung hauptsächlich an den Vorhöfen, hier v.a. an den muskarinergen Rezeptoren des Sinus- sowie AV-Knotens. Die parasympathische Wirkung führt zu einer hemmenden Beeinflussung der genannten Strukturen. Dies schlägt

Atropin

sich in einer Senkung der Herzfrequenz (am Sinusknoten als primärem Erregungsbildungs-zentrum) und einer Verlängerung der atrioventrikulären Überleitungszeit (negativ dromotrope Wirkung am AV-Knoten) nieder. Die Tätigkeit der Ventrikel wird durch den Parasympathikus lediglich indirekt über den o.g. Mechanismus beeinflusst. Der Sympathikus hingegen vermag sowohl die Vorhöfe als auch die Ventrikel zu stimulieren.

Wird nun der Wirkstoff Atropin verabreicht, kommt es zur Aufhebung der genannten hem-menden parasympathischen Wirkungen. Die Herzfrequenz steigt, die Reizleitung am AV-Kno-ten wird beschleunigt (positiv chronotrope und positiv dromotrope Wirkung). Von den thora-kalen und abdominellen Eingeweiden abgesehen sind die meisten Gefäße parasympathisch nicht direkt innerviert, verfügen aber über endotheliale muskarinerge Rezeptoren. Deren Sti-mulation kann eine Vasodilatation erzeugen. Die Blutdruckeffekte von Atropin sind insgesamt aber gering.

Im Respirationstrakt sind sowohl Drüsen als auch die glatte Muskulatur parasympathisch in-nerviert. Aus einer Blockade dieser Rezeptoren resultiert eine Bronchodilatation und vermin-derte Sekretion, letzteres macht man sich bei der Narkoseeinleitung zu Nutze.

Im Gastrointestinaltrakt sind die Wirkungen beträchtlich. Die Sekretion der Speicheldrüsen nimmt ab, gleiches gilt für die Freisetzung von Salzsäure aus den Belegzellen, Pepsinogen aus den Hauptzellen und Schleim aus den Nebenzellen des Magens. Die Aktivität der glatten Muskulatur nimmt vom Magen bis zum Kolon ab, wodurch die Magenentleerung verzögert und die Verweildauer im Gastrointestinaltrakt verlängert wird. Eine vollständige „Paralyse" des Magen-Darm-Traktes tritt aber dank lokaler Mechanismen nicht ein. Ähnlich der Muskula-tur des Magen-Darm-Traktes wird auch die Blasen- und Uretermuskulatur relaxiert, was unter speziellen Umständen in einer Überlaufblase münden kann.

Die Tabelle 2 veranschaulicht die Dosis-Wirkung-Beziehung von Atropin, woraus zwei Dinge deutlich werden: Rezeptoren an Speichel- oder Schweißdrüsen reagieren sehr empfindlich auf eine Blockade, wohingegen die Bronchialmuskulatur vergleichsweise unempfindlich ist. Dies bedeutet aber auch, dass bei einer die Bronchien erweiternden Dosis zwangsläufig auch die Herzfrequenz ansteigen muss.

Tabelle 2: Beziehung zwischen Dosis und Effekt nach Atropinapplikation.

Dosis von Atropin	Organ	Effekt
Niedrige Dosis	Speicheldrüsen	Sekretion ⇩
	Schweißdrüsen	Sekretion ⇩
	Drüsen der Bronchien	Sekretion ⇩
	Herz	Frequenz ⇧
	Auge	Mydriasis, Akkomodation ⇩
	Blasenmuskulatur (Musculus detrusor vesicae)	Tonus ⇩
	Magen-Darm-Trakt	Motilität ⇩
	Bronchien	Dilatation
Hohe Dosis	Magen	Sekretion ⇩

6.4 Indikationen

Atropin ist laut Fachinformation zugelassen:

- Für die Kurzzeittherapie von akut aufgetretenen bradykarden Herz-Rhythmusstörungen
- Als Antidot bei Vergiftungen mit Parasympathomimetika
- Für die Narkoseprämedikation

Atropin

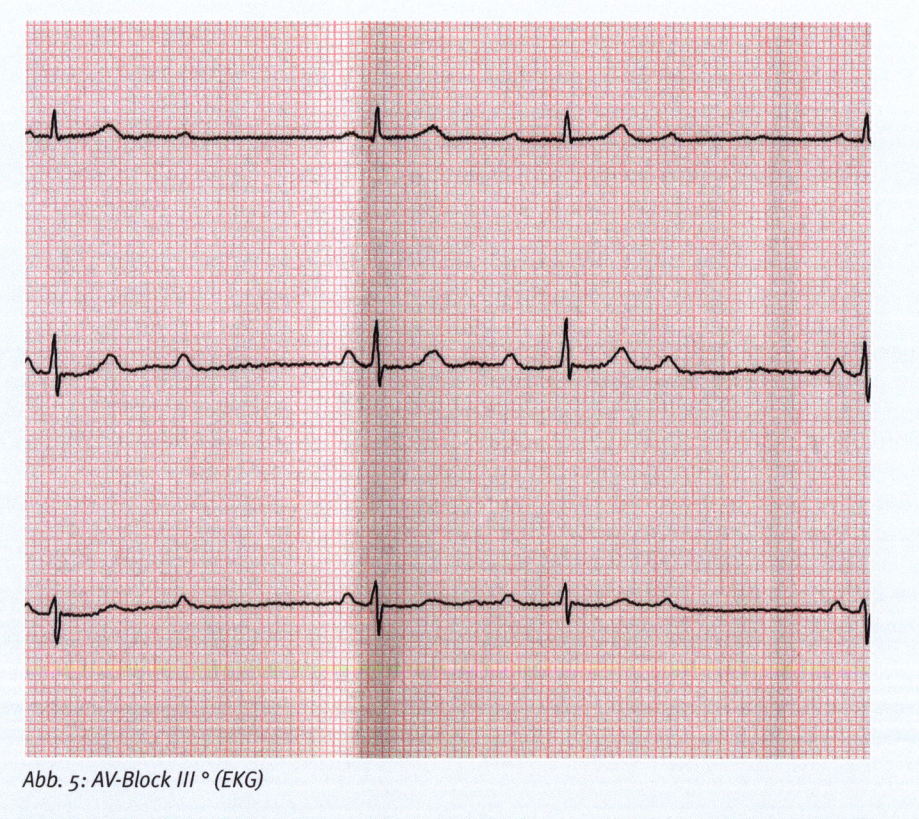

Abb. 5: AV-Block III ° (EKG)

Für eine Reanimation wird Atropin aufgrund neuerer Studien nicht mehr empfohlen. Unbestritten ist die Gabe von Atropin aber bei einer Bradykardie.

6.5 Kontraindikationen

Die Beachtung von Kontraindikationen im Rettungsdienst stellt aus verschiedenen Gründen ein großes Problem dar. Zum einen sind die der Kontraindikation zugrundeliegenden Erkrankungen häufig unbekannt, der Patient oder die Angehörigen kennen die Erkrankungen nicht oder sind zu aufgeregt. Der zweite Grund ist aber viel entscheidender: es geht im wahrsten Sinne des Wortes oft um Leben und Tod. Die Therapie einer lebensbedrohlichen Bradykardie aufgrund eines Engwinkelglaukoms scheitern zu lassen wäre definitiv nicht zu verantworten. Schlussendlich handelt es sich bei den Therapiemaßnahmen im Rettungsdienst häufig auch nur um eine Kurzzeittherapie. Der Vollständigkeit halber sollen die Kontraindikationen dennoch erwähnt werden:

- Akutes Lungenödem
- Allergie gegen Atropin oder Inhaltsstoffe der Injektionslösung
- Engwinkelglaukom
- Koronare Herzkrankheit
- Mechanischer und paralytischer Ileus
- Megakolon (krankhaft erweiterte Dickdarmabschnitte)
- Myasthenia gravis
- Obstruktive Harnwegserkrankungen
- Prostatahypertrophie mit Restharnbildung
- Schwangerschaftstoxikose (Gestose, Eklampsie, HELLP-Syndrom)
- Tachykardie bei Herzinsuffizienz und Thyreotoxikose (toxische Schilddrüsenüberfunktion)
- Tachykarde Herzrhythmusstörungen

6.6 Nebenwirkungen

Atropin ist ein Medikament, das die Wirkungen des parasympathischen Nervensystems abschwächt. Der wesentliche Botenstoff (Transmitter) des Parasympathikus ist das Acetylcholin, weshalb Atropin sowohl als Parasympatholytikum als auch als Anticholinergikum bezeichnet werden kann. Aus dieser Kenntnis können die wesentlichen Nebenwirkungen abgeleitet werden.

Schon in niedriger Dosis bewirkt Atropin eine Mundtrockenheit. Ab ca. 1-2 mg nimmt die Schweißproduktion ab, es treten Sehstörungen aufgrund einer Mydriasis (Erweiterung der Pupille) und Akkomodationsstörungen auf. Das Führen eines Kraftfahrzeuges ist somit nicht erlaubt. Ein chemisch naher Verwandter von Atropin wird u.a. beim Augenarzt verwendet, wenn die Pupille weit getropft werden soll. Damit ist zum einen der Augenhintergrund besser zu untersuchen, die abgeschwächte Kontraktion des Ziliarmuskels verhindert aber auch die Naheinstellungsreaktion der Linse.

Weiter steigende Dosen können supraventrikuläre und ventrikuläre Tachykardien, Verkürzung der AV-Überleitung, Muskelschwäche, Miktionsstörungen und Obstipation induzieren. Bei Vergiftungen sind die Patienten mit roter und heißer Haut, Agitiertheit, Delirium, Mydriasis, Tachykardie sowie einer erhöhten Körpertemperatur auffällig. Besonders Kinder sind für eine Hyperthermie sehr empfänglich.

Die erhöhte Herzfrequenz steigert den Sauerstoffverbrauch und verkürzt die für die Durchblutung des Myokards relevante Diastole, wodurch auch ein Angina pectoris-Anfall ausgelöst werden kann.

Atropin

6.7 Wechselwirkungen

Die parasympatholytischen Eigenschaften von Atropin erklären auch die wichtigsten Wechselwirkungen. Bei den folgend genannten Medikamenten können die anticholinergen (Neben-)wirkungen verstärkt werden:

- Antiarrhythmika (Chinidin, Procainamid und Disopyramid)
- Antidepressiva (Tri-, und Tetrazyklische)
- Antihistaminika
- Antiparkinsonmittel (mit Ausnahme der Dopaminrezeptor-Agonisten)
- Dopamin-Antagonisten (Metoclopramid)
- Methylphenidat
- Neuroleptika (Phenothiazine, Butyrophenone)
- Pethidin

Die gleichzeitige Gabe von Cisaprid und Atropin hebt die Cisaprid-Wirkung vollständig auf. Atropin vermindert die Darmmotilität, wodurch die Resorption und Wirkung von Digoxin und Nitrofurantoin verstärkt, die von Phenothiazinen und Levodopa vermindert werden.

6.8 Dosierung

Atropin ist zur subkutanen, intramuskulären und intravenösen Injektion zugelassen. Zur Therapie bradykarder Rhythmusstörungen bei Erwachsenen werden laut Fachinformation 0,5 bis 1,5 mg Atropinsulfat alle 4-6 h injiziert. Kinder erhalten 0,01 mg pro kg Körpergewicht (minimal 0,1 mg, maximal 0,5 mg). Die Dosis kann maximal 2-mal nach 10 bis 15 Minuten wiederholt werden.

Die Europäischen Leitlinien empfehlen 0,5 mg Atropin i.v., wenn nötig alle 3-5 Minuten bis zu einer Gesamtdosis von 3 mg. Bei Gesunden führt die Gabe von 3 mg Atropin zu einer maximalen Steigerung der Herzfrequenz.

6.9 Besondere Hinweise

Atropin darf nicht mit Noradrenalin, Pentobarbital, Methohexital und alkalischen Lösungen gemischt werden.

6.10 Exkurs: Alkylphosphatintoxikation

Vergiftungen mit Pestiziden vom Phosphorsäureestertyp, wie E 605 (z.B. Parathion), führen zu einer irreversiblen Hemmung der Acetylcholinesterase. Hierbei handelt es sich um das Enzym, das den parasympathischen Neurotransmitter Acetylcholin in seine Bestandteile (Acetyl-CoA und Cholin) zerlegt und ihn quantitativ aus dem synaptischen Spalt entfernt und somit das zuvor ausgelöste Aktionspotenzial nicht mehr weitergeleitet wird.

Kommt es nun zur Intoxikation mit E 605, wird das besagte Enzym irreversibel gehemmt und es kommt zu einer extrem verstärkten Wirkung des Parasympathikus und zu einem unmittelbar lebensbedrohlichen Zustand, der sich in Form des in Tabelle 3 zusammengefassten Symptomkomplexes darstellt. Die Aufnahme von E 605 kann z.B. rasch perkutan erfolgen (Kontaktgift!), hier ist besonders auf den Eigenschutz und die Entfernung von benetzten Kleidungsstücken am Patienten zu achten, um eine weitere Resorption des Giftstoffs zu verhindern.

Atropin

Tabelle 3: Symptomatik bei Intoxikation mit org. Phosphorsäureestern (z.B. E 605, Parathion).

▌ Miosis
▌ Bradykardie
▌ Hypersalivation, Vigilanzminderung (Cave: Aspiration!)
▌ Bronchospasmus, erhöhte Bronchialsekretion
▌ ggf. Myoklonien, bis zu tonisch-klonischen Krampfanfällen
▌ Erbrechen, Diarrhö, Harninkontinenz, Schwitzen
▌ terminal: Lungenödem, Mydriasis, Exitus letalis

Bei der Notfalltherapie einer Intoxikation mit E 605 spielt Atropin eine wesentliche Rolle, vermag es doch den „Überhang" des Parasympathikus zu lindern, indem es das im Übermaß vorliegende Acetylcholin von den muskarinergen Rezeptoren kompetitiv verdrängt. Hierzu sind jedoch häufig weitaus höhere Dosen notwendig, als z.B. bei der Behandlung bradykarder Herzrhyhtmusstörungen (HRST). So sollten beim Erwachsenen initial 2-5 mg Atropin verabreicht werden, wobei Repetitionsgaben alle zehn Minuten erfolgen sollten. Die weitere Dosierung sollte sich am klinischen Zustand orientieren und solange fortgeführt werden, bis der parasympathische Überhang rückläufig ist.

Begleitende zerebrale Krampfanfälle (starke Penetration der Blut-Hirn-Schranke und damit des ZNS durch Parathion aufgrund hoher Lipophilie ····⟩ Senkung der Krampfschwelle, prokonvulsive Wirkung) sollten durch die Gabe von Benzodiazepinen durchbrochen werden, und die Indikation zur Atemwegssicherung sollte gerade bei einer fulminanten Intoxikation großzügig gestellt werden.

Die weitere Antidottherapie besteht aus der Aufrechterhaltung der Atropingabe sowie der Einleitung einer Therapie mit Obidoxim (Toxogonin®), welches die gehemmte ACh-Esterase reaktiviert und somit eine kausale Therapieoption darstellt.

Atropin

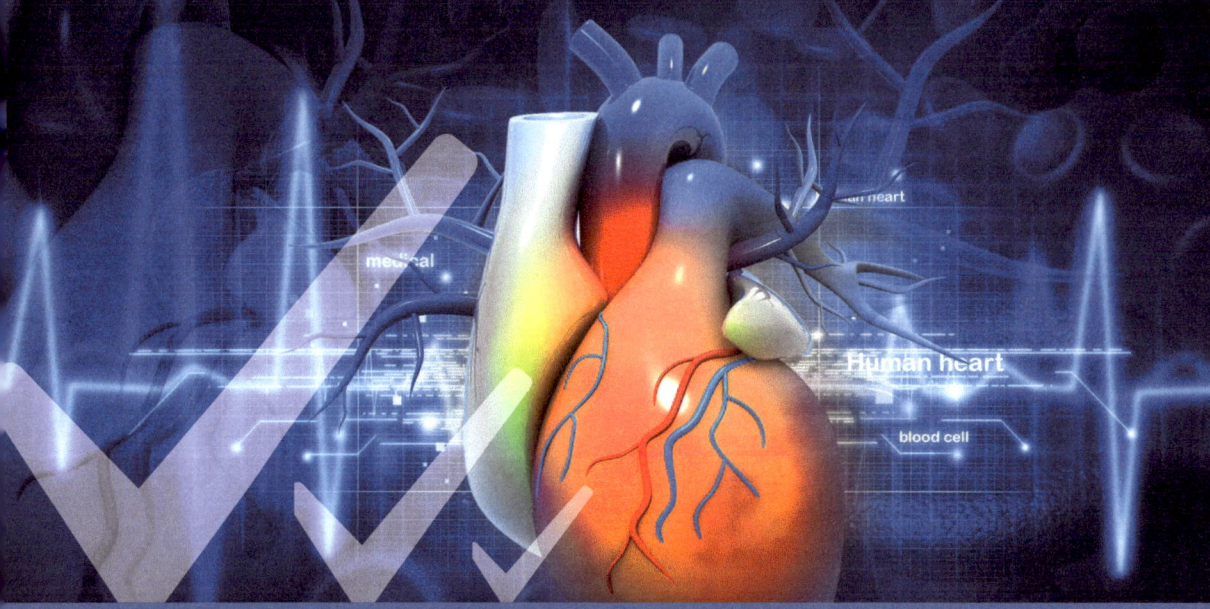

Checkliste: Atropin

Atropin
Parasympatholytikum
Handelsname: Atropin®

Wirkweise
Hemmt die Aktivität des parasympathischen Nervensystems
+ positiv chronotrop durch Vagushemmung
+ positiv dromotrop
+ Hemmung der Speichel- und Schleimsekretion
+ Erschlaffung der Bronchialmuskulatur (Bronchospasmolyse)

Indikation mit Dosierung
Bradykardie
i. v. 0,5 mg (bis 3 mg Gesamtdosis) – bei höhergradigen AV-Blöcken häufig wirkungslos

Alkylphosphatintoxikation
Erwachsene i. v. 1 mg als Testdosis
Erwachsene i. v. 5 mg alle 10 Minuten

Alkylphosphatintoxikation Kind
i. v. 0,01 mg/kg KG als Testdosis
i. v. 0,1 mg/kg KG alle 10 Minuten

Nebenwirkungen
+ Tachykardie
+ Glaukomanfall
+ Mydriasis
+ Psychische Veränderungen

Kontraindikationen
+ Bekannte Unverträglichkeit
+ Vorsicht bei KHK
+ Hyperthyreose
+ Vorhofflimmern, absolute Arrhythmie

Atropin

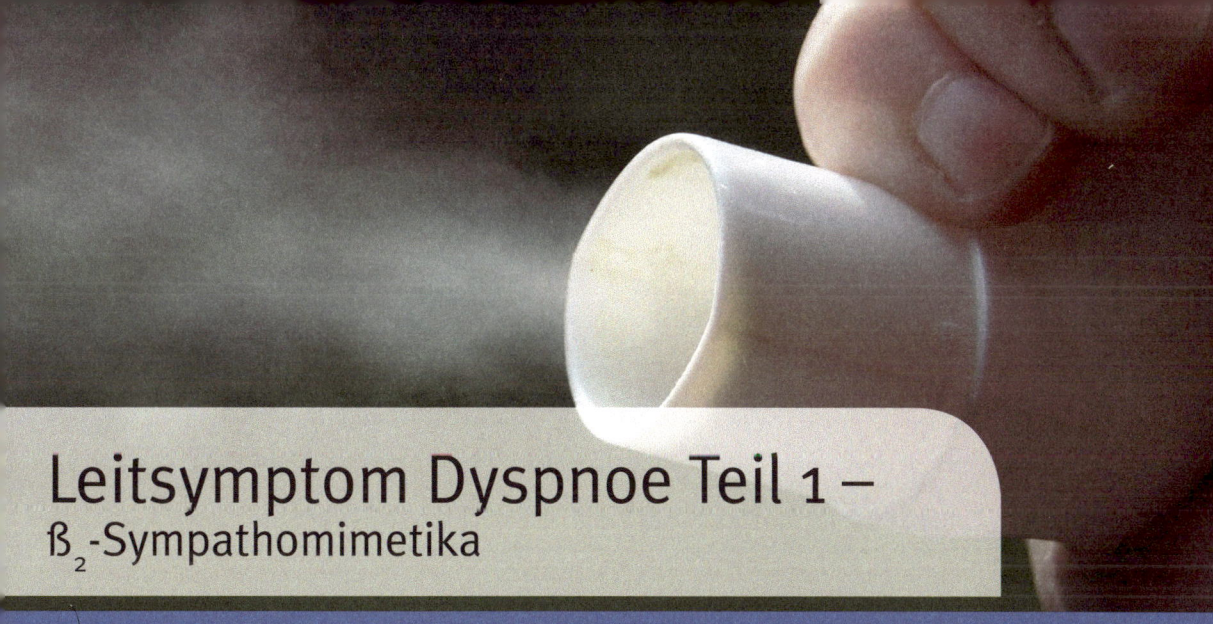

Leitsymptom Dyspnoe Teil 1 –
ß$_2$-Sympathomimetika

Prof. Dr. H. Hohage
Ch. Niehues
A. Osterbrink

Leitsymptom Dyspnoe Teil 1 –
ß2-Sympathomimetika

7.1 Einleitung

Obstruktive Atemwegserkrankungen sind kein einheitliches Krankheitsbild, sondern lassen sich in *Asthma* und die *Chronisch Obstruktive Lungenerkrankung (COPD)* unterteilen.

Asthma ist eine chronische Erkrankung, die häufig schon in den Kindesjahren beginnt. Symptome sind Atemnot, ein Engegefühl in der Brust sowie ein Giemen bei der Atmung und Husten. Weltweit leiden ca. 300 Millionen Menschen an Asthma. In Deutschland soll Asthma bei ca. 10% der Kinder und 5% der Erwachsenen als Vorerkrankung eine Rolle spielen. Als ursächlich gilt eine chronische Entzündung der Atemwege. Bei ca. 50% der Erkrankten entsteht diese Entzündung als eine immunologische Reaktion auf ein bekanntes Allergen, bei der anderen Hälfte bleibt das Allergen unbekannt. Infolge der Komplexbildung des Antigens mit Oberflächenrezeptoren (IgE-Antikörper) auf Mastzellen, bei denen es sich um spezielle Zellen der körpereigenen Abwehr handelt, werden aus diesen Mastzellen eine Reihe von Substanzen (u.a. Histamin, Leukotriene, Interleukine und Prostaglandine) degranuliert, die direkt einen Bronchospasmus auslösen können. Einer dieser Substanzen ist bestimmt jedermann schon einmal begegnet, spätestens bei einem Insektenstich. Die Reaktion, die nach einem Insektenstich

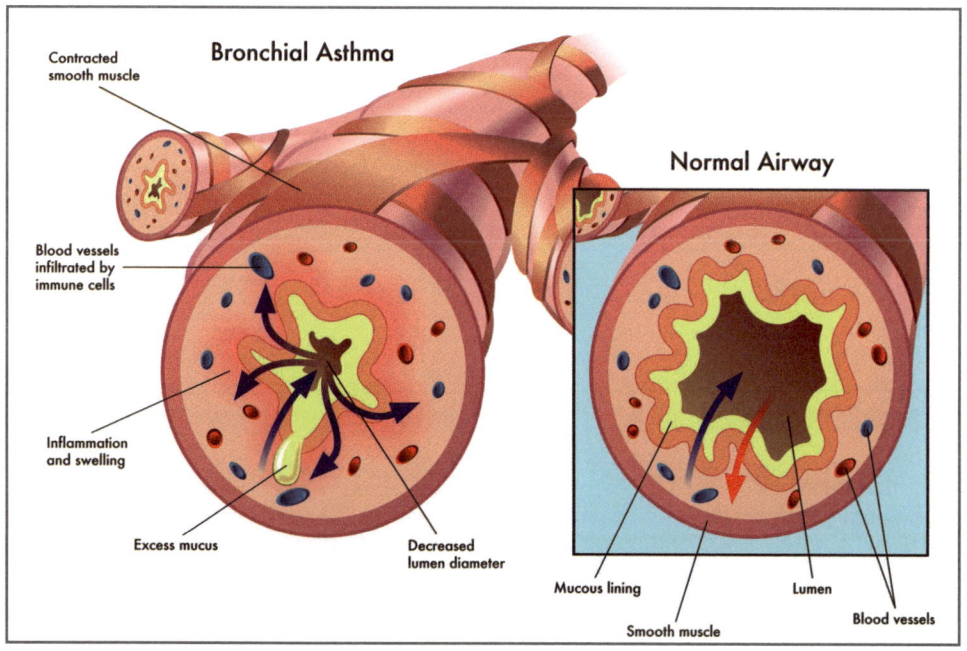

Abb. 1: Bronchoobstruktion

beobachtet werden kann, nämlich eine Schwellung der Haut, findet bei einem Asthmaanfall in den Atemwegen statt. Durch die Freisetzung der o.a. Substanzen durch die Mastzellen wandern weitere Abwehrzellen in das Gewebe der Atemwege ein, setzen wiederum chemische Substanzen frei, die zum Anschwellen der Schleimhaut der Atemwege führen. Die Folge: die Luft wird im wahrsten Sinne des Wortes enger, der Luftfluss wird durch den nun geringeren Durchmesser der Bronchien reduziert, es kommt pathophysiologisch zu einem Anstieg des Strömungswiderstandes (Resistance) in den Bronchien. Die Folge der genannten inflammatorischen Prozesse kann eine sog. Hyperreagibilität der Bronchien sein, wobei es durch spezielle Reize wie kalte Luft, Anstrengung, aber auch durch Umweltgifte erneut zu einem Anfall von Atemnot kommen kann.

Von Asthma abzugrenzen ist die *Chronisch Obstruktive Lungenerkrankung*. Hierbei handelt es sich um eine progressive, meist irreversible Erkrankung, häufig verursacht durch inhalativen Tabakkonsum. Die Symptome sind denen des Asthmas durchaus ähnlich: Atemnot, Giemen, chronisches Husten. Regelmäßig kommt aber noch eine exzessive Sputumproduktion hinzu. Ähnlich dem Asthma besteht auch hier eine Entzündung, die zwei Prozesse anstößt. Zum einen eine chronische Bronchitis, die sich in Husten und der Sputumproduktion zeigt, zum anderen die Entwicklung eines Emphysems, worunter eine irreversible Zerstörung der zum Gasaustausch benötigten Lungenbläschen (Alveolen) verstanden wird. Die chronisch obstruktive Lungenerkrankung wird mit denselben Medikamenten wie das Asthma behandelt, der therapeutische Erfolg ist allerdings bedeutend geringer.

Auf einige Differentialdiagnosen soll an dieser Stelle hingewiesen werden. Hier sind beispielhaft zu nennen:

- Atypische Pneumonien,
- Aspiration,
- Herzinsuffizienz,
- Lungenembolie,
- Pneumothorax und
- Tumoren.

Der Medikamentenkatalog, der im Rahmen der Erörterung zum Pyramidenprozess entstanden ist, nennt nun einige Substanzen, die zur Therapie von obstruktiven Atemwegserkrankungen eingesetzt werden können. Hierunter fallen inhalatives Adrenalin, β_2-Sympathomimetika und Ipratropiumbromid sowie Kortison.

7.2 Pharmakologie

β_2-Sympathomimetika stellen eine der Säulen in der Therapie eines akuten Asthmaanfalls dar. Der Name „β_2-Sympathomimetika" lässt vermuten, dass es noch andere Sympathomimetika geben muss. Und tatsächlich, es werden α_1-, α_2-, β_1-, β_2-, β_3-, sowie D_1- und D_2-Sympathomimetika unterschieden. Entsprechende Rezeptoren finden sich an den unterschiedlichsten Organen im Körper.

- Stimulation von α_1-Rezeptoren der glatten Gefäßmuskulatur bewirkt eine Gefäßverengung (Vasokonstriktion), am Herzen steigt die Kontraktionskraft an.
- α_2-Rezeptoren finden sich u.a. im Zentralen Nervensystem, an adrenergen und cholinergen Nervenendigungen sowie an Blutplättchen, wo sie die Aggregation begünstigen.
- Die Stimulation von β_1-Rezeptoren am Herzen erhöht Kontraktionskraft und Herzfrequenz.

Hatte die Stimulation der genannten Rezeptoren oft eine Vasokonstriktion zur Folge, so wird nach der Gabe von β_2-Sympathomimetika eine Relaxation der glatten Muskulatur beobachtet. Entsprechende Rezeptoren finden sich im Respirationstrakt, im Uterus sowie der glatten Gefäßmuskulatur. Das erklärt auch, wieso ein β_2-Sympathomimetikum sowohl bei Asthma als auch (bei entsprechender Dosierung) zur Tokolyse (Wehenhemmung) gegeben werden kann. Aktivierung der β_3-Rezeptoren relaxiert die Detrusor- (Entleerungs-) Muskeln der Blase, die D_1-Rezeptoren verbessern die Durchblutung der Niere und D_2-Rezeptoren modulieren die Freisetzung von Neurotransmittern aus den Nervenendigungen.

Problematisch ist, dass die β_2-Sympathomimetika nicht nur an den β_2-Rezeptoren, sondern auch, wenngleich schwächer, an die β_1-Rezeptoren des Herzens binden, was die häufig auftretende Tachykardie erklärt. Der umgekehrte Fall wird bei β-Blockern beobachtet. Sie blockieren nicht nur die β_1-Rezeptoren am Herzen und senken darüber die Herzfrequenz, eine Bindung und Blockade wird auch an den β_2-Rezeptoren der Atemwege beobachtet. Das erklärt, weshalb Patienten mit einem β-Blocker gelegentlich unter einer Atemnot im Sinne einer Obstruktion leiden und warum die Indikation von Betarezeptorenblockern bei Vorliegen einer obstruktiven Atemwegserkrankung eng zu stellen ist.

Im Rettungsdienst werden regelmäßig verschiedene β_2-Sympathomimetika eingesetzt. Häufig werden Fenoterol, Salbutamol und Terbutalin verwendet. Deren pharmakologische Eigenschaften sollen im Folgenden eingehender erläutert werden.

Nach Inhalation von Fenoterol gelangen zwischen 10-30% der applizierten Dosis in die tieferen Lungenabschnitte. Die Bioverfügbarkeit, also die Menge, die im Vergleich zur Injektion der gleichen Menge wirklich in den Körper gelangt, beträgt ca. 19%. Oral gegeben werden ca. 60% resorbiert. Der First-pass-Effekt ist so hoch, dass die Bioverfügbarkeit bei nur 1,5% liegt. Die maximale Plasmakonzentration wird bei oraler Gabe nach 60-120 Minuten erreicht. Die Plasmaproteinbindung beträgt 40-55%. Das Verteilungsvolumen ist mit 1,9-2,7 l/kg sehr hoch. Fenoterol wird durch Sulfatierung und Glucuronidierung metabolisiert, wobei nach oraler Gabe die Inaktivierung bereits in der Darmwand beginnt. Lediglich 15% einer gegebenen Dosis werden unverändert über die Nieren entfernt, die restlichen 85% werden metabolisiert bzw. über die Galle ausgeschieden.

Nach Inhalation von Salbutamol gelangen ca. 10-20% des Wirkstoffs in die tieferen Bronchialwege. Die Wirkung setzt ca. 5-15 Minuten nach der Inhalation ein (Achtung: nicht unbedingt sofort!). Die maximalen Blutspiegel werden nach 3-5h gemessen, was vermutlich auf den

β_2-Sympathomimetika

verschluckten Anteil des inhalierten Wirkstoffs zurückzuführen ist. Bei oraler Gabe werden ca. 85% resorbiert. Auch hier findet eine erhebliche Metabolisierung statt, die, ähnlich dem Fenoterol, auch in der Darmwand beginnt. Die Plasmahalbwertszeit liegt zwischen 2,7 und 5 Stunden. Die Proteinbindung ist deutlich niedriger als bei Fenoterol und beträgt ca. 10%. Auch Salbutamol hat ein sehr hohes Verteilungsvolumen von durchschnittlich 156 l. Die Ausscheidung von Salbutamol erfolgt zum größten Teil über die Nieren.

Terbutalin (z.B. Bricanyl®) ist zur Akutbehandlung von Atemnotzuständen zugelassen, wenn die Gabe von kurz wirksamen $ß_2$-Sympathomimetika zur Inhalation nicht möglich ist. Zur Akutbehandlung bei Erwachsenen und Kindern, die älter als 2 Jahre sind, werden 0,5 ml (= 0,5 mg Terbutalinsulfat) subkutan injiziert. Falls erforderlich kann die Einzeldosis auf 1 mg erhöht werden. Dieselbe Dosis kann nach 15-20 Minuten wiederholt werden, insgesamt sind vier Wiederholungen je Tag möglich. Nach subkutaner Gabe erfolgt der Wirkungseintritt innerhalb weniger Minuten. Maximale Plasmaspiegel werden nach ca. 25 Minuten gemessen, dementsprechend ist auch die maximale Wirkung nach ca. 30 Minuten erreicht. Die Wirkdauer beträgt ca. 3-4 Stunden. Die Plasmaproteinbindung liegt zwischen den beiden Wirkstoffen Salbutamol und Fenoterol und beträgt ca. 25%. Der überwiegende Teil der Substanz wird als Sulfat über die Nieren ausgeschieden.

7.3 Wirkungen

$ß_2$-Sympathomimetika, inhalativ gegeben, sind die effektivsten Substanzen für die Therapie der akuten Obstruktion. An der eigentlichen Erkrankung, nämlich der chronischen Entzündung, ändern sie nichts. Wie der Name schon sagt „docken" die $ß_2$-Sympathomimetika an $ß_2$-Rezeptoren an, die auf glatten Muskelzellen der Lunge und der Atemwege lokalisiert sind. Als Folge „entspannen" sich die Muskelzellen, der Bronchospasmus verschwindet und der Durchmesser der Atemwege wird wieder größer. Als Nebeneffekt wird auch noch die Freisetzung von Histamin in der Lunge reduziert und die Beweglichkeit der Zilien (Flimmerhärchen) gesteigert.

$ß_2$-Sympathomimetika können oral, aber auch inhalativ gegeben werden. Die oral gegebenen haben üblicherweise eine lange Wirkdauer, bei den inhalativ verabreichten Medikamenten gibt es sowohl welche mit langer als auch mit kurzer Wirkdauer. Welches Präparat soll nun im Rettungsdienst gegeben werden? Ein kurz- oder langwirksames $ß_2$-Sympathomimetikum? An dieser Stelle gilt es eine alte Erkenntnis zu berücksichtigen: eine lange Wirkdauer bedeutet regelmäßig auch, dass es bis zum Wirkungseintritt lange dauert. Im Falle eines Bronchospasmus wäre die Gabe einer langwirkenden Substanz (z.B. Salmeterol) nicht die optimale Wahl, hier müssen kurz wirksame Substanzen zum Einsatz kommen. Aber, keine Regel ohne Ausnahme, Formoterol als lang wirkendes Präparat hat hingegen einen relativ raschen Wirkungsbeginn. Bei inhalativ gegebenen, kurz wirksamen Substanzen (z.B. Fenoterol, Salbutamol und Terbutalin) setzt die Wirkung meist unmittelbar (einige Minuten!) ein, das Maximum wird nach ca. 30-60 Minuten erreicht und die Wirkung dauert ca. vier Stunden an.

7.4 Indikationen

Kurz wirksame ß$_2$-Sympathomimetika sind zugelassen für die

- symptomatische Behandlung von akuten Asthmaanfällen,
- Prophylaxe von belastungsinduziertem Asthma bronchiale und die
- symptomatische Behandlung von Asthma bronchiale allergischer und nicht allergischer Ursache und/oder anderen Erkrankungen, die mit einer reversiblen Obstruktion der Atemwege einhergehen, z.B. chronisch obstruktive Bronchitis mit und ohne Lungenemphysem.

7.5 Kontraindikationen

ß$_2$-Sympathomimetika dürfen nicht angewendet werden bei

- einer Überempfindlichkeit gegen die Inhaltsstoffe,
- einer hypertroph obstruktiven Kardiomyopathie und einer
- tachykarden Arrhythmie.

Bei einigen Erkrankungen sollte diese Substanzgruppe nur mit besonderer Vorsicht angewendet werden. Hierzu zählen schwere Herzerkrankungen (insbesondere ein frischer Myokardinfarkt sowie sonstige koronare Herzerkrankungen), eine Begleittherapie mit Digitalisglykosiden (z.B. Digoxin und Digitoxin), schwere Hypertonie, Aneurysmen, Hyperthyreose, eine unausgeglichene diabetische Stoffwechsellage sowie ein Phäochromozytom.

> Das Phäochromozytom ist ein hormonell aktiver Tumor, welcher vor allem im Nebennierenmark und den sympathischen Paraganglien auftritt und Katecholamine wie Adrenalin, Noradrenalin und Dopamin freisetzt.
> Hierdurch entstehen Symptome wie hypertensive Krisen, Tachykardie und Palpitationen. Eine vollständige operative Entfernung des Tumorgewebes bedingt ein Abklingen der Symptomatik.

7.6 Nebenwirkungen

Inhalierte, kurz wirksame ß$_2$-Sympathomimetika werden üblicherweise sehr gut toleriert. Als Nebenwirkungen werden Tachykardie, Angina und Tremor genannt, die Effekte sind aber meist vernachlässigbar. Lange Zeit bestanden große Vorbehalte gegen diese Substanzgruppe aufgrund einer möglichen Auslösung von Rhythmusstörungen. Die Erfahrung zeigt aber, dass sich im Rahmen der Therapie eines akuten Asthmaanfalls beobachtete Rhythmusstörungen trotz Gabe eines ß$_2$-Sympathomimetikums durch die Verbesserung des Gasaustausches und die Sauerstoffgabe eher besserten. Dabei soll Sauerstoff so dosiert werden, dass eine Sättigung von 94-98% erzielt wird. Hier ist also Entwarnung angezeigt. Aus pathophysiologischen Überlegungen heraus ist auch vorstellbar, dass aufgrund der vasodilatierenden Eigenschaften der ß$_2$-Sympathomimetika die Durchblutung schlecht belüfteter Lungenabschnitte zu-, und damit der Sauerstoffpartialdruck abnimmt. Aber auch hier kompensiert die Sauerstoffgabe diesen Effekt und die einsetzende Bronchodilatation tut ihr übriges.

ß$_2$-Sympathomimetika

Die Entwicklung einer Tachyphylazie (eines Gewöhnungseffektes) unter einer Dauertherapie mit ß$_2$-Sympathomimetika hingegen kann nicht gänzlich ausgeschlossen werden. Dies hat zur Folge, dass die Wirkungen eines ß$_2$-Sympathomimetikums zur Therapie eines akuten Asthmaanfalls bei Patienten unter einer Dauertherapie mit ß$_2$-Sympathomimetika schwächer ausfallen können.

Gelegentlich (insbesondere nach längerer Anwendungsdauer und bei höherer Dosierung) werden noch eine Hypokaliämie und eine Hyperglykämie beschrieben. Beide Veränderungen dürften für den akuten Einsatz im Rettungsdienst belanglos sein.

7.7 Wechselwirkungen

Vorsicht ist geboten, wenn die im Notfall eingesetzten kurzwirksamen ß$_2$-Sympathomimetika mit anderen (langwirksamen) ß$_2$-Sympathomimetika oder Methylxanthinen (z.B. Theophyllin) bzw. Anticholinergika (z.B. Ipratropiumbromid) kombiniert werden. Wirkungen, aber auch Nebenwirkungen, können sich verstärken und das Risiko einer Tachykardie und/oder die Entstehung von Rhythmusstörungen nimmt zu.

Umgekehrt kann eine gleichzeitig bestehende Therapie mit einem ß-Blocker die Wirkung abschwächen.

ß$_2$-Sympathomimetika können auch eine Hypokaliämie auslösen. Aus diesem Grund wird bei der gleichzeitigen Gabe von Methylxanthinen (Theophyllin), Kortikoiden, Diuretika und Digitalis die Kontrolle des Serumkaliumspiegels empfohlen.

7.8 Dosierung

Die Dosierung ist abhängig von der Dauer und der Schwere der Erkrankung. Für den Rettungsdienst ist jedoch in erster Linie die Akutbehandlung plötzlich auftretender Atemwegsobstruktionen von Bedeutung. Hier werden für Erwachsene und Kinder ab 6 Jahren z.B. 100 µg Fenoterol (1 Hub) oder 0,1 mg (1 Hub = 100 µg) Salbutamol empfohlen. Sollte innerhalb von 5-10 Minuten keine spürbare Besserung nach der ersten Gabe eintreten, kann ein zweiter Hub gegeben werden. Bei sehr schweren Verläufen können ggf. weitere Inhalationen erforderlich sein. Die (aktuell nicht mehr gültige) „nationale Versorgungsleitlinie Asthma" empfiehlt bei einem leichten bis mittelschweren Asthmaanfall die (wiederholte) Gabe von 2-4 Hüben kurz wirksamer ß$_2$-Sympathomimetika, zusätzlich 25-50 mg Prednisolon oral. Bei einem schweren bis mittelschweren Anfall werden neben den 2-4 Hüben kurz wirksamer ß$_2$-Sympathomimetika, die in 10-15 Minuten Intervallen wiederholt gegeben werden können, zusätzlich Sauerstoff (Ziel SaO$_2$ von > 92%), 50-100 mg Prednisolon oral und, falls vorhanden, Ipratropiumbromid empfohlen.

7.9 Anwendung

Steht ein Vernebler zur Verfügung, so bietet sich an, z.B. 5 mg Salbutamol zu applizieren. Der große Vorteil des Verneblers ist, dass die Patienten einen weitgehend normalen Atemrhythmus mit langsamer tiefer Inspiration und normaler Exspiration einhalten können. Bei der Verwendung von Dosieraerosolen hingegen müssen die Patienten nach der Inspiration die Luft anhalten, was bei vorhandener Dyspnoe nicht gerade leicht ist. Steht ein Vernebler nicht

ß$_2$-Sympathomimetika

zur Verfügung sollten Dosierinhalatoren mit einem großen Distanzstück (Spacer) verwendet werden. Da durch die ß$_2$-Sympathomimetika bereits die entsprechenden Rezeptoren „belegt" sind, bringt die Verneblung von Adrenalin keinen zusätzlichen Nutzen. Nicht einheitlich ist auch die Studienlage zur intravenösen Gabe von ß$_2$-Sympathomimetika. Der intravenöse Einsatz soll deshalb auf die Patienten beschränkt bleiben, die auf eine inhalative Therapie nicht ansprechen oder bei denen eine inhalative Therapie nicht möglich ist. Dies mag insbesondere auch dann wichtig sein, wenn die durch einen schweren Asthmaanfall einhergehende Hypoventilation eine effektive Wirkung der vernebelten Substanzen verhindert („in der Lunge kommt nicht mehr an"). Ist eine intravenöse Gabe erforderlich, dann sollte Salbutamol als langsame i.v.-Injektion (250 µg) oder kontinuierlich (3-20 µg/min) gegeben werden.

Terbutalin ist ein ß$_2$-Sympathomimetikum, das bei einem schweren Asthmaanfall auch s.c. verabreicht werden kann. Dazu werden 250 µg appliziert. Eine Wiederholung ist nach 30-60 Minuten möglich. Die Wirksamkeit von Terbutalin in der Therapie des Asthmaanfalls entspricht vermutlich der von Adrenalin.

Außerdem muss die Feststellung getroffen werden, wie fulminant der akute Anfall ausgeprägt ist. Wenngleich auch nicht für den Rettungsdienst entworfen, kann der Algorithmus der Nationalen Versorgungsleitlinie Asthma weiterhelfen, der sich jedoch zurzeit in Überarbeitung befindet.

Die Leitlinie empfiehlt auch, auf den Einsatz von Sedativa und Anxiolytika im Anfall aufgrund einer möglichen Atemdepression und dem verminderten Dyspnoe-Empfinden ohne objektive Besserung zu verzichten. Von größeren Flüssigkeitsvolumina sollte wegen der möglichen kardialen Belastung ebenfalls Abstand genommen werden.

In Abbildung 2 finden Sie den Musteralgorithmus des DBRD e.V. zur Behandlung einer Bronchoobstruktion, angelehnt an den Pyramidenprozess NotSan.

ß$_2$-Sympathomimetika

ß₂-Sympathomimetika

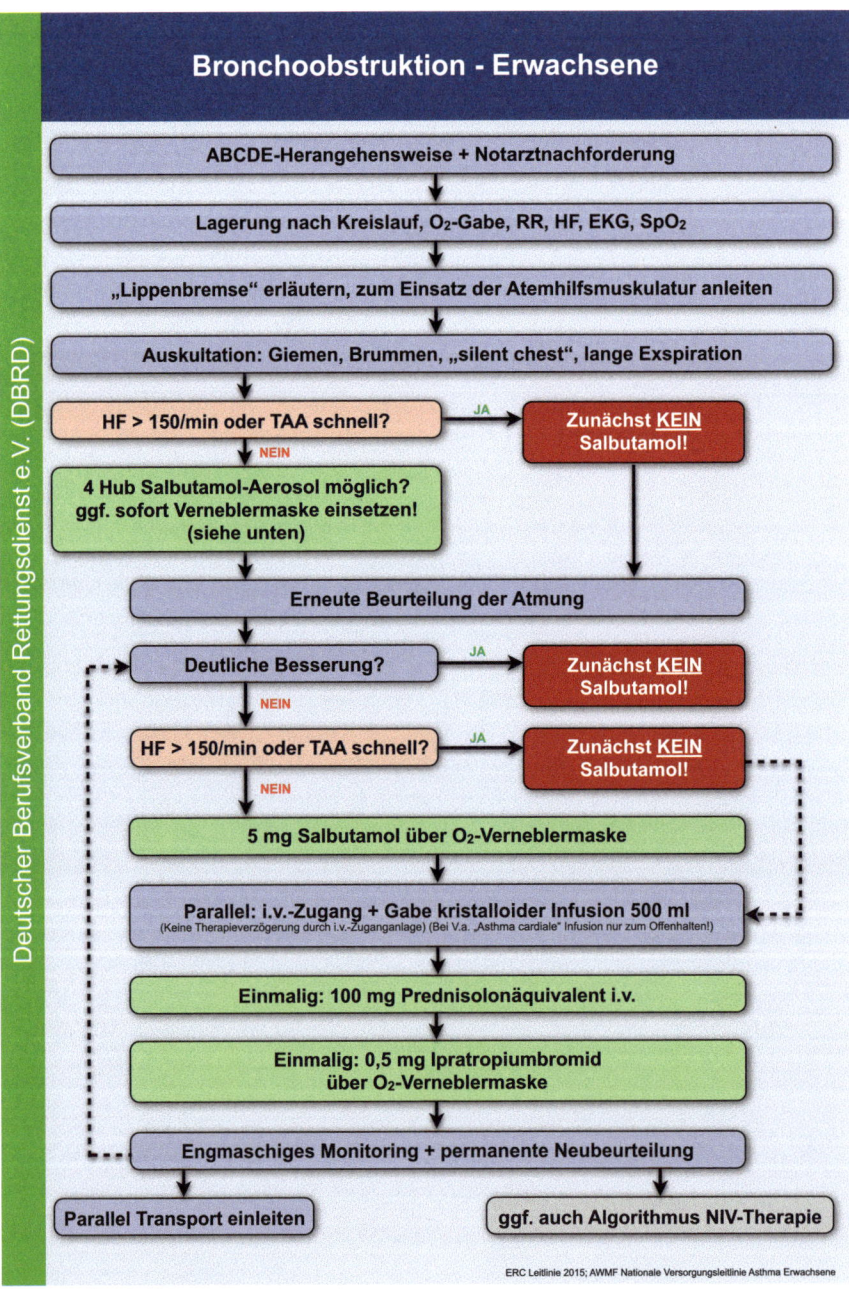

Abb. 2: DBRD-Musteralgorithmus zur Bronchoobstruktion, angelehnt an den Pyramidenprozess NotSan

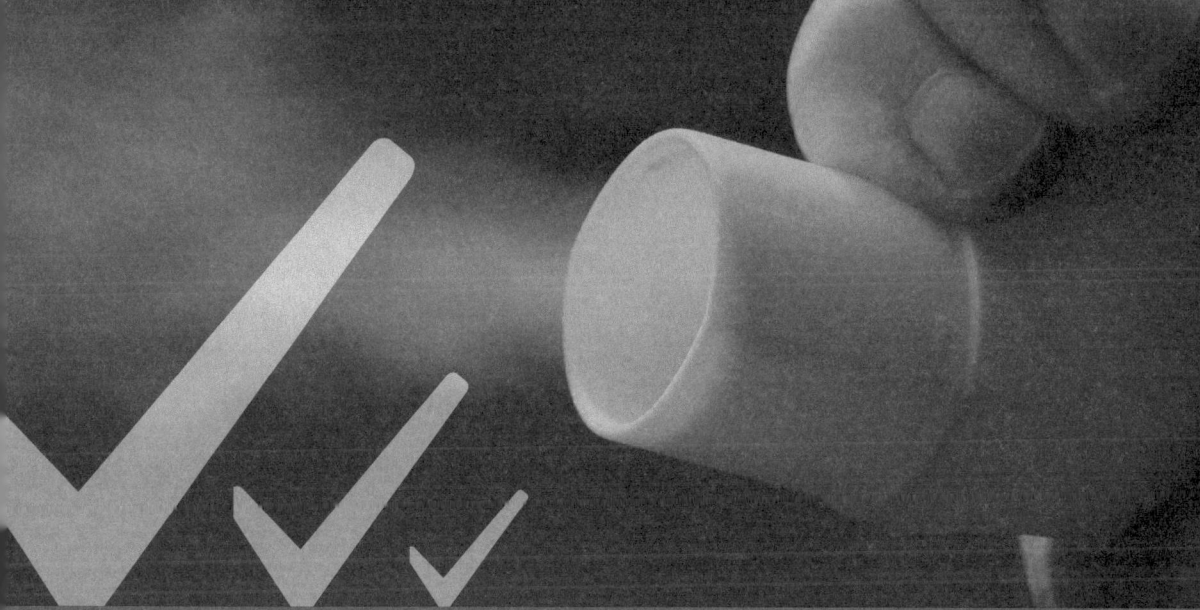

Checkliste: Dyspnoe Teil 1

Salbutamol
Antiasthmatikum
Bronchospasmolytikum
Handelsname: Sultanol®

Wirkung
+ β_2-Sympathomimetikum
+ kaum β_1-Rezeptor-selektiv
+ Relaxation der glatten Bronchialmuskulatur, Bronchodilatation

Indikation mit Dosierung
Bronchoobstruktion Erwachsene Dosieraerosol:
2-4 x 100 µg
Bronchoobstruktion Erwachsene Vernebelung:
5 mg alle 15-20 Minuten
Bronchoobstruktion Kind Dosieraerosol:
2-4 x 100 µg
Bronchoobstruktion Kind Vernebelung:
2,5 mg

Nebenwirkungen
+ Tremor
+ Schwindel
+ Herzklopfen (Palpitationen)
+ Übelkeit, Schwitzen
+ Kopfschmerzen
+ Herzrasen (Tachykardie)

Kontraindikationen
+ Hyperthyreose
+ Phäochromozytom
+ Grüner Star (Glaukom)
+ Tachyarrhythmie
+ Kardiomyopathie
+ schwere KHK, Aneurysmen
+ Leber-/Niereninsuffizienz

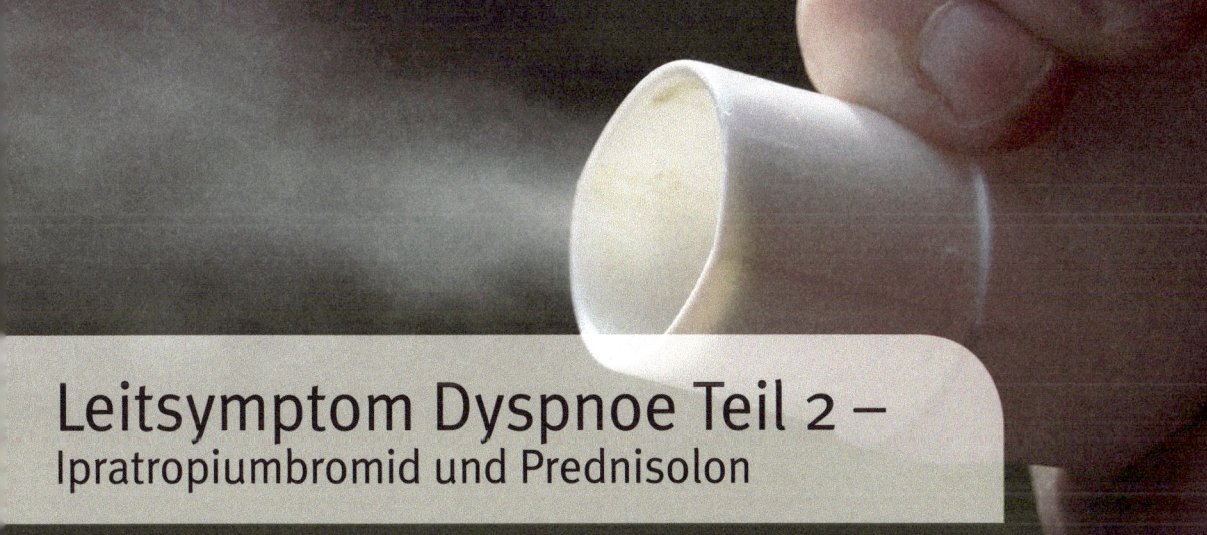

Leitsymptom Dyspnoe Teil 2 –
Ipratropiumbromid und Prednisolon

Prof. Dr. H. Hohage
M. Geuen
S. Plagemann

Leitsymptom Dyspnoe Teil 2 –
Ipratropiumbromid und Prednisolon

8.1 Einleitung

Asthma ist die häufigste chronisch entzündliche Erkrankung beim Menschen. Wie viele andere allergische Erkrankungen auch hat die Häufigkeit von Asthmaerkrankungen in den letzten Jahrzehnten deutlich zugenommen. Für das Rettungsdienstpersonal ist neben der Therapie des akuten Asthmaanfalls auch das Verständnis der Pathophysiologie der chronischen Asthmaerkrankung von Bedeutung, bei der es durch unterschiedliche Auslöser und Umstände zu einer Exazerbation in Form eines akuten Asthmaanfalles kommt. Die Klinik des akuten Asthmaanfalls zeigt sich im typischen Giemen (Pfeifen) bei einer verlängerten Ausatmungsphase, wobei sich die Verschlechterung durch Hustenreiz sowie ein Engegefühl in der Brust manifestieren kann. Nehmen die Beschwerden zu, entwickelt der Patient eine Orthopnoe, er sitzt und stützt die Arme auf, wodurch der Einsatz der Atemhilfsmuskulatur optimiert wird. Als Folge der Luftnot und der daraus resultierenden Angst steigt der Sympathikotonus an, der Patient wird tachykard. Die Sputumproduktion ist, im Gegensatz zur chronisch obstruktiven Lungenerkrankung, nur spärlich und zäh. Ein grünlich-gelbes Sputum weist auf eine (virale) Infektion hin.

Verschlechtert sich die Situation weiter, entwickelt der Patient eine Ruhedyspnoe, er kann nur noch einzelne Worte sprechen, und es kommt zu einer fortschreitenden respiratorischen Insuffizienz.

> ▶ Vorsicht: Die Lautstärke des Giemens sagt keinesfalls aus, wie gefährlich der Asthmaanfall ist. Im Gegenteil, hat der Patient eine massive Dyspnoe und sind die Atemgeräusche auffällig leise, dann liegt ein sogenanntes „silent chest" vor. Es kommt dabei zum Phänomen des *air trapping*, die Luft „steht" in den Atemwegen.

Bradykardie und Vigilanzminderung als Folge der Hypoxämie und Hyperkapnie sind späte Alarmzeichen, die die Einleitung einer Narkose, die Intubation und kontrollierte Beatmung induzieren müssen.

Besonders gefährdet sind Patienten, bei denen anamnestisch eruiert werden kann, dass sie

- zwei oder mehr Krankenhausaufenthalte aufgrund von Asthmaanfällen in der letzten Zeit durchgemacht haben oder
- im vorausgegangenen Jahr intubiert, bzw. aufgrund eines Status asthmaticus intensiv-medizinisch behandelt werden mussten.

Bei diesen Konstellationen ist die Mortalität des akuten Asthmaanfalls erhöht. In diesem Zusammenhang erscheint die Tatsache erwähnenswert, dass nahezu alle Patienten, die im Asthmaanfall starben, zuvor sediert wurden.

Von einem Status asthmaticus spricht man, wenn die Symptomatik trotz therapeutischer Maßnahmen länger als 24 Stunden besteht. Pro Jahr versterben in Deutschland 5000 Asthmatiker an den Folgen ihrer Krankheit, die meisten davon im Status.

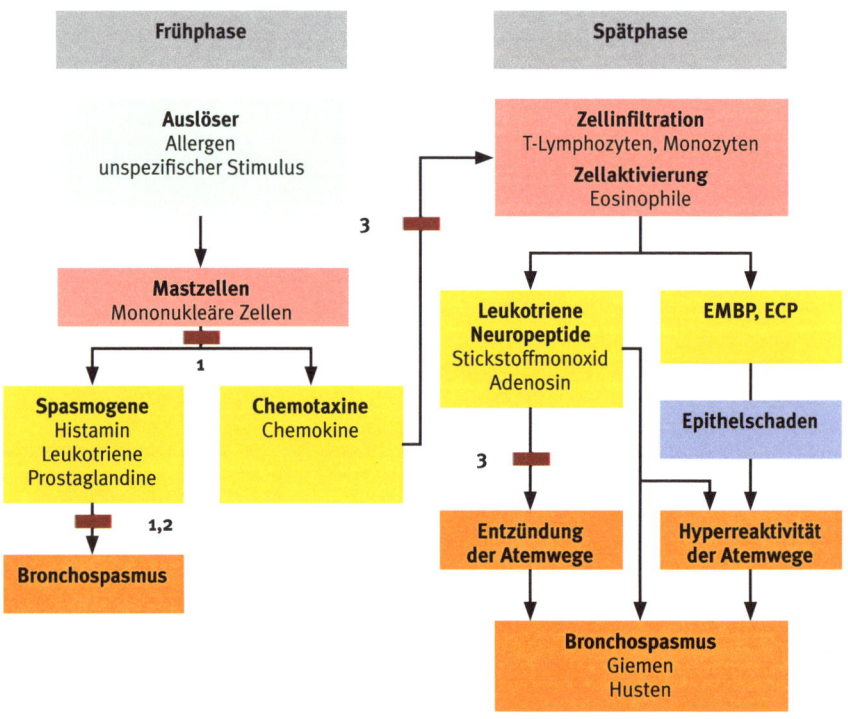

Abb. 1: Pathophysiologie und medikamentöse Einflussmöglichkeiten bei Asthma.
1 = ß2-Sympathomimetika, 2 = Ipratropiumbromid,
3 = Kortikosteroide, EMBP = Eosinophiles basisches Protein, ECP = Eosinophiles kationisches Protein

Als Ursache gilt eine durch ein Allergen hervorgerufene, chronische Entzündung der Atemwege als gesichert. Das Allergen bindet an Oberflächenrezeptoren (IgE-Antikörper) auf Mastzellen, die hierdurch zerplatzen und eine Reihe von Substanzen freisetzen. Eine Gruppe, die sogenannten Spasmogene (Histamin, Leukotriene, Prostaglandine), können direkt einen Bronchospasmus auslösen. Bei der zweiten Gruppe handelt es sich um Chemotaxine und Chemokinine, Substanzen, die das Einwandern weiterer Abwehrzellen (Lymphozyten, Monozyten, Eosinophile Granulozyten) in das Gewebe der Atemwege fördern. Diese setzen wiederum chemische Substanzen frei, die den Entzündungsprozess in den Atemwegen anstoßen (Leukotriene, Neuropeptide, Stickstoffmonoxid, Adenosin) bzw. über einen Epithelschaden zu einer Hyperreaktivität der Atemwege führen (EMBP, ECP).

Als Folge des Bronchospasmus und der Entzündungsreaktion nimmt das Lumen des Bronchus deutlich ab. In den Abbildungen 2a und 2b ist der Prozess (nicht ganz maßstabsgerecht) zusammengefasst.

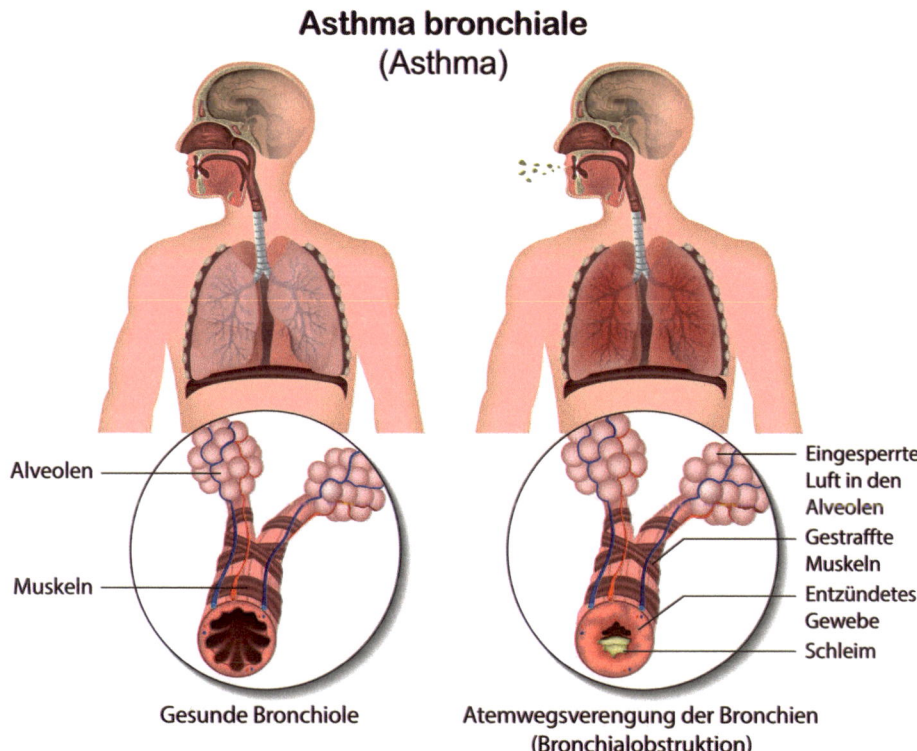

Asthma bronchiale
(Asthma)

Alveolen

Muskeln

Eingesperrte Luft in den Alveolen

Gestraffte Muskeln

Entzündetes Gewebe

Schleim

Gesunde Bronchiole

Atemwegsverengung der Bronchien (Bronchialobstruktion)

Abb. 2a, 2b: Schematische Darstellung:
Unterschied zwischen einem gesunden und erkrankten Bronchialsystem

Abbildung 2a zeigt die physiologische Situation. Die Blutgefäße sind nicht dilatiert. In den Gewebeschichten sind nur wenige Zellen vorhanden. Das Lumen des Bronchus ist weit. Die pathophysiologische Situation bei einem Asthmatiker gibt Abbildung 2b wieder. Die Blutgefäße sind erweitert, die Schleimhäute sind ödematös geschwollen. Zusätzlich sind Zellen eingewandert, die durch die Freisetzung von Mediatoren diese Vorgänge weiter unterhalten. Komplizierend kommt noch hinzu, dass sich im Bronchus Sekret ansammelt, welches das bronchiale Lumen noch weiter verringert, wodurch es zu einem Anstieg des Strömungswiderstandes (Resistance) kommt.

Der multifaktoriellen Pathophysiologie wird durch verschiedene therapeutische Ansätze Rechnung getragen:

Zunächst ist in diesem Zusammenhang die Gruppe der ß$_2$-Sympathomimetika (z.B. Salbutamol, Fenoterol) zu nennen. Sie können die Effekte der Spasmogene antagonisieren, indem sie an den Bronchien Rezeptoren stimulieren, die eine Bronchodilatation bewirken. Dies ist ein typisches Beispiel für einen sogenannten Physiologischen Antagonismus. Zwei unterschiedliche Substanzen binden an verschiedene Rezeptoren, die gegensätzliche Wirkungen auslösen.

ß$_2$-Sympathomimetika haben darüber hinaus noch einen zweiten Effekt: Sie hemmen die Freisetzung von Mediatoren aus den Mastzellen. In den meisten Fällen erweitern ß$_2$-Sympathomimetika rasch die Bronchien. Bei entsprechender Indikation (einem sehr schweren oder lebensbedrohlichen Asthmaanfall) werden sie über einen sauerstoffbetriebenen Vernebler appliziert.

Bei Ipratropiumbromid (Atrovent®) handelt es sich ebenfalls um einen physiologischen Antagonisten, der aber an einer anderen Stelle wirkt als die ß$_2$-Sympathomimetika. Ipratropiumbromid hemmt die durch Acetylcholin, ein Neurotransmitter des Parasympathikus, ausgelöste Kontraktion der glatten Muskulatur der Atemwege und erweitert so die Bronchien.
Bei einem allergischen Geschehen (z.B. einem Insektenstich) wetteifern (Kompetition) Histamin und z.B. Fenistil® um die Bindungsstelle am Histaminrezeptor. Wird das Antihistaminikum in entsprechend großen Mengen gegeben, wird Histamin verdrängt und die Symptome der Allergie schwinden. Diesen Vorgang nennt man auch kompetitive Hemmung. An dieser Stelle könnte man sich fragen, warum Antihistaminika nicht auch beim akuten Asthmaanfall indiziert sind. Die Erklärung dafür ist, dass für die Anwendung von Antihistaminika die akute Atemnot als Endstrecke des o.g. Pathomechanismus bereits eingetreten ist und Antihistaminika in dieser Kette, zeitlich gesehen, zu spät eingreifen.

Die Lebensgefahr beim akuten Asthmaanfall rührt nicht von immunologischen Prozessen selbst her, sondern ist als deren Endstrecke zu sehen, die in einem akuten Anstieg des pulmonalen Strömungswiderstandes und der Atemarbeit mit konsekutiver Hypoxie und Hyperkapnie gipfelt.

Bei der dritten Gruppe handelt es sich um die Kortikosteroide, volkstümlich auch Kortison genannt. Kortikosteroide wirken auf verschiedene Art und Weise. Zum einen potenzieren sie die Wirkungen der ß$_2$-Sympathomimetika ohne selbst einen direkten bronchodilatierenden Effekt zu haben. Weiterhin scheinen sie erweiterte Blutgefäße in der Bronchialschleimhaut zu kontrahieren, was gleichfalls zur Abschwellung beiträgt. Die dritte Wirkkomponente besteht darin, dass sie den „Informationsfluss", hervorgerufen durch die unterschiedlichsten Mediatoren, reduzieren und damit das Entzündungsgeschehen stoppen. Mittlerweile gilt es als gesichert, dass Kortikosteroide frühzeitig gegeben werden sollen, wodurch sich auch die Rate an Krankenhausaufnahmen deutlich senken lässt.

8.2 Pharmakologie/Wirkungen

Ipratropiumbromid ist ein chemisch naher Verwandter des Atropins. Atropin wird aus der Tollkirsche (*Atropa belladonna*) gewonnen. Der Name belladonna rührt daher, dass Frauen im Altertum Extrakte der Tollkirsche in die Augen getropft haben. Sie konnten ihr Gegenüber dann zwar nicht mehr sehen, aber die großen schwarzen Augen (durch die erweiterte Pupille)

Ipratropiumbromid und Prednisolon

sollen ihre Wirkung auf die Männerwelt nicht verfehlt haben. Große Augen bekommt man mit Ipatropiumbromid nicht, es ist aber sehr gut bei Asthma einsetzbar. Die Wirkung ist nicht so ausgeprägt wie die der ß$_2$-Sympathomimetika, die Wirkungen ergänzen sich aber und Ipatropiumbromid reduziert die Schleimbildung und verbessert die mukoziliare Clearance. Auf den Entzündungsprozess hat es allerdings keinen Einfluss.

Ipratropiumbromid ist eine quartäre („elektrisch geladene") Stickstoffverbindung, die nur sehr schlecht resorbiert wird und nicht die Blut-Hirn-Schranke passieren kann. Dies hat durchaus Vorteile, da die systemischen Wirkungen gering bleiben. Nach der Inhalation wird der Wirkstoff sehr schnell resorbiert. Die maximalen Plasmakonzentrationen werden nach 10-20 Minuten gemessen, die maximalen Effekte ca. 30 Minuten nach der Inhalation beobachtet. Die Wirkung hält ca. 3-5 h an. Die Bioverfügbarkeit beträgt 7% der Dosis. Das Verteilungsvolumen ist mit 338 l sehr hoch. Die Plasmaspiegel von Ipratropiumbromid sinken sehr schnell ab und haben einen biphasischen Verlauf. Die erste Phase dürfte der Umverteilung im Körper und der Bindung an die Rezeptoren entsprechen, die zweite Phase stellt die Elimination dar. Deren Halbwertszeit liegt bei ca. 3 Stunden. Der Wirkstoff wird zu 40% renal und zu 60% nicht renal eliminiert.

Glukokortikoide werden aufgrund ihrer entzündungshemmenden Eigenschaften bei Asthma genutzt. Die kombinierte Anwendung eines ß$_2$-Sympathomimetikums mit einem inhalativen Steroid bewirkt eine größere Bronchodilatation als die alleinige Gabe des ß$_2$-Sympathomimetikums. Dabei scheint die Wirksamkeit der inhalierten Kortikoide nicht schlechter zu sein als eine intravenöse Gabe. Glukokortikoide sind keine direkten Bronchodilatatoren, aufgrund ihrer die ß$_2$-Sympathomimetika potenzierenden Eigenschaften aber auch im akuten Asthmaanfall wirksam. Dies geschieht, indem sie die Anzahl an Rezeptoren für ß$_2$-Sympathomimetika heraufregulieren. Aufgrund eines bis heute nicht vollständig geklärten Mechanismus sind Glukokortikoide bei einigen Patienten ineffektiv. Hierfür wird ein Zusammenhang mit Nikotinkonsum vermutet.

Für die intravenöse Anwendung ist Prednisolon an Bernsteinsäure gebunden. Nach intravenöser Injektion werden bereits nach 5 Minuten Plasmaspiegel des freien (und wirksamen) Prednisolon gemessen, nach intramuskulärer Anwendung ist die Resorption aus dem Muskelgewebe bei normalen Kreislaufverhältnissen nach 30-60 Minuten vollständig abgeschlossen. Prednisolon wird an Transcortin und Albumin gebunden. Bei Hypalbuminämie steigt der Anteil des ungebundenen (wirksamen) Prednisolons an. Die Blut-Hirn-Schranke kann passiert werden, weshalb Prednisolon auch bei einem Hirnödem therapeutisch wirksam ist. Die Eliminations-Halbwertszeit liegt bei 150-220 Minuten. Der größte Teil der Substanz wird in unveränderter Form oder nach Metabolisierung in der Leber ausgeschieden. Während eine Niereninsuffizienz die Ausscheidung nur unwesentlich verschlechtert, wird bei schweren Leberschäden eine verlängerte Eliminations-Halbwertszeit gemessen. Prednisolon geht in geringen Mengen in die Muttermilch über.

Ipratropiumbromid und Prednisolon

Ipratropiumbromid und Prednisolon

8.3 Indikationen

Ipratropiumbromid ist zugelassen für die

- Therapie reversibler Bronchospasmen in Zusammenhang mit einer chronisch obstruktiven Lungenerkrankung und
- in Kombination mit einem inhalativen β_2-Sympathomimetikum zur Behandlung einer reversiblen Atemwegsobstruktion bei Asthma.

Die Substanz ist zugelassen für Erwachsene, Jugendliche und Kinder ab der Geburt. Ipratropiumbromid kann bei Patienten indiziert sein, die nach Gabe eines inhalativen β_2-Sympathomimetikum eher mit einer Verschlechterung der Atemsituation reagieren. Eine Zulassung hierfür besteht nicht.

Prednisolon ist u.a. zugelassen für die Behandlung

- des anaphylaktischen Schocks (nach primärer Epinephrin-Injektion), schweren Verlaufsformen allergischer Reaktionen bei Insektenstichen und Schlangenbissen,
- des schweren akuten Asthmaanfalls und die Behandlung
- des Lungenödems durch Inhalation toxischer Substanzen wie Chlorgas, Isocyanate, Schwefelwasserstoff (Geruch nach faulen Eiern), Phosgen, Nitrosegas, Ozon sowie bei Magensaftaspiration und Ertrinken.

8.4 Kontraindikationen

Ipratropiumbromid darf nicht angewendet werden bei einer Überempfindlichkeit gegen den Wirkstoff oder die Inhaltsstoffe der Lösung.

Vorsicht ist geboten, wenn die Substanz bei Patienten mit einem Engwinkelglaukom, einer Prostatahypertrophie, Blasen-, oder Darmobstruktion eingesetzt wird. Die vitale Gefährdung bei einem Asthmaanfall lässt diese Bedenken aber in den Hintergrund treten.

Auch für Prednisolon i.v. besteht eine Kontraindikation gegen den Wirkstoff oder Inhaltsstoffe der Injektionslösung.

Eine sehr strenge Indikationsstellung ist geboten bei allen Infektionskrankheiten (Viren, Bakterien, Parasiten) sowie nach Impfungen mit Lebendimpfstoffen. Hintergrund ist, dass Kortikosteroide wie Prednisolon die Immunabwehr schwächen.

Eine strenge Indikationsstellung sollte auch bei Patienten erfolgen, die unter

- Magen-Darm-Ulzera,
- Osteoporose,
- schwerer Herzinsuffizienz,
- schwer einstellbarer Hypertonie,

- schwer einstellbarem Diabetes mellitus,
- psychiatrischen Erkrankungen (auch anamnestisch),
- Eng- und Weitwinkelglaukom,
- Hornhautulzerationen und Hornhautverletzungen,
- schwerer Colitis ulcerosa mit drohender Perforation, mit Abszessen oder eitrigen Entzündungen, auch ohne peritoneale Reizung oder
- Divertikulitis (Erkrankung des Dickdarms)

leiden. Die letztgenannten Punkte ergeben sich aus den Nebenwirkungen, die im folgenden Absatz besprochen werden. Aufgrund der vitalen Gefährdung bei einem Asthmaanfall treten die für Prednisolon genannten Nebenwirkungen in den Hintergrund.

8.5 Nebenwirkungen
Ipratropiumbromid wird allgemein sehr gut vertragen und hat nur geringe Nebenwirkungen. Häufiger wird über

- Schwindel und Kopfschmerzen,
- Husten sowie
- Mundtrockenheit und Übelkeit

berichtet.

Kardiale Nebenwirkungen, wie z.B. eine Tachykardie oder Rhythmusstörungen, sind eher selten.

Im Gegensatz zu Ipratropiumbromid ist die Nebenwirkungsliste von Kortikosteroiden wesentlich länger. Mit wirklich bedeutsamen Nebenwirkungen ist aber meist nur nach längerer Anwendung zu rechnen, für den Rettungsdienst spielen sie keine große Rolle. Der Vollständigkeit halber seien die wichtigsten genannt.

Kortikosteroide begünstigen durch ihre immunsuppressive Wirkung Infektionskrankheiten. Darüber hinaus können sie durch ihre entzündungshemmenden, schmerzstillenden und fiebersenkenden Eigenschaften die Symptome verschleiern. Bei längerer Anwendung wird die körpereigene Produktion von Kortisol unterdrückt. In diesen Fällen darf das Kortisonpräparat nicht unmittelbar abgesetzt werden, im Gegenteil, bei ausgeprägten Stressreaktionen benötigen die Patienten eher mehr Kortikosteroide.

Prednisolon und verwandte Substanzen führen zu einer Natriumretention mit einer möglichen Ödembildung sowie zu einer erhöhten Ausscheidung von Kalium. Der Grund hierfür ist die große chemische Ähnlichkeit mit einer körpereigenen Substanz, Aldosteron, die unter bestimmten Umständen (Natriumverluste) auch verstärkte Natriumionen aus dem Urin rückresorbiert und so, genau wie Prednisolon, den Blutdruck erhöht. Als Folge der erhöhten Kaliumausscheidung steigt das Risiko für eine Arrhythmie. Da ein bestimmter Inhaltsstoff der Lakritze ein naher chemischer Verwandter ist, gehört bei der Abklärung einer Hypertonie die Frage nach Lakritzkonsum zur Anamnese dazu. Weitere Nebenwirkungen betreffen den Stoffwechsel.

Ipratropiumbromid und Prednisolon

Beschrieben sind verminderte Glukosetoleranz, Diabetes mellitus, Fettstoffwechselstörungen, gesteigerter Appetit und Gewichtszunahme. All diese Dinge sind aber beherrschbar und spielen im Rettungsdienst keine große Rolle. Selten, klinisch aber beeindruckend, kann eine Psychose unter einer Therapie mit Prednisolon und verwandten Substanzen auftreten, dies ist meist dosisabhängig.

8.6 Wechselwirkungen

Die Wechselwirkungen von Ipratropiumbromid mit anderen Medikamenten sind sehr übersichtlich. Bei Kombination mit ß$_2$-Sympathomimetika oder Methylxanthinen (z.B. Theophyllin) können die bronchodilatatorischen Eigenschaften verstärkt sein.

Aus den vielen Nebenwirkungen von Kortikosteroiden kann abgeleitet werden, bei welchen Arzeimittelkombinationen Vorsicht geboten ist. Hier die wichtigsten Substanzen tabellarisch zusammengefasst:

Tabelle 1: Wechselwirkungen mit Kortikosteroiden.

Substanzgruppe	Grund
Ovulationshemmer	HWZ von Kortikosteroiden ⬆
CYP3A4 aktivierende Substanzen (z.B. Rifampicin, Phenytoin, Carbamazepin, Barbiturate, Primidon)	Kortikoid-Wirkung ⬇
CYP3A4 hemmende Substanzen (z.B. Ketoconazol, Itraconazol)	Kortikoid-Wirkung ⬆
Ephedrin	Kortikoid-Wirkung ⬇ durch erhöhten Metabolismus
ACE-Hemmer	Gehäuft Blutbildveränderungen
Herzglykoside (z.B. Digoxin, Digitoxin)	Glykosidwirkung bei K$^+$-Mangel ⬆
Diuretika	Hypokaliämie Risiko ⬆
Antidiabetika	Wirkung der Antidiabetika ⬆
Orale Antikoagulantien	Dosisanpassung der Antikoagulantien erforderlich
Nichtsteroidale Antiphlogistika und Schmerzmittel (z.B. Diclofenac®, Ibuprofen®, Indometacin, Salicylate)	⬆ Risiko für Magen-Darm-Ulzera und Blutungen

8.7 Dosierung

Die Dosierung für Ipratropiumbromid ist abhängig vom Alter des Patienten. Tabelle 2 fasst die Dosierungsempfehlungen zusammen:

Tabelle 2: Dosierungsempfehlungen für Ipratropiumbromid.

Alter (Jahre)	Dosis (Mikrogramm)	Maximale Tagesdosis (mg)	Dosierungsintervall (h)	Hinweise
< 5	125-250	1	6	Bei akutem Bronchospasmus kann die Verabreichung so lange wiederholt werden, bis sich der Zustand des Patienten stabilisiert hat. Medizinische Überwachung erforderlich!
5 bis 12	250	1	6	
Jugendliche und Erwachsene	250-500	2	6-8	

Prednisolon wird je nach Indikation unterschiedlich dosiert. Bei einer anaphylaktischen Reaktion werden gemäß der Fachinformation 1000 mg (Kinder 250 mg) intravenös gegeben, bei einem schweren Asthmaanfall 100-500 mg (Erwachsene) bzw. 2 mg/kg KG (Kinder). Die Dosis kann alle sechs Stunden wiederholt werden. Bei einem Lungenödem durch Inhalation toxischer Substanzen werden 1000 mg (Erwachsene) bzw. 10-15 mg/kg KG (Kinder) als Anfangsdosis empfohlen, eine Wiederholung ist nach 6, 12 und 24 h möglich. Die nationale Versorgungsleitlinie Asthma empfiehlt im Anfall eine Dosierung von 50-100 mg Prednisolon in vier bis sechsstündigen Abständen.

8.8 Anwendung

Ipratropiumbromid steht als 1 ml (250 Mikrogramm) und 2 ml (500 Mikrogramm) Einzeldosis-Lösung zur Anwendung mit einer Inhalationsmaske („Vernebler") zur Verfügung. Das Präparat ist für die orale oder parenterale Anwendung nicht geeignet. Die Lösung kann über Düsen-, Ultraschall- oder Kompressorvernebler verabreicht werden. Die optimale Fließgeschwindigkeit beträgt 6-8 Liter/Minute. Eine Verdünnung mit physiologischer Kochsalzlösung ist möglich. Da die Lösung keine Konservierungsstoffe enthält, ist für jede Anwendung eine neue Ampulle erforderlich. Die Ampullen sollen vor Licht und Kälte geschützt aufbewahrt werden. Ipratropium soll nicht zusammen mit Inhalationslösungen, die das Konservierungsmittel Benzalkoniumchlorid enthalten, in einem Vernebler gemeinsam gegeben werden, da sich Ausfällungen bilden können.

Grundsätzlich kommen für die Therapie des akuten Asthmaanfalls auch orale Kortikosteroide (z.B. Prednisolon) in Frage, zumal es keine klinischen Unterschiede zwischen oralen und intravenösen Anwendungen gibt. Aufgrund der höheren Sicherheit der Anwendung sollte aber der intravenösen Gabe der Vorzug gegeben werden. Bei den spritzfertigen Lösungen von Prednisolon ist der pH-Wert auf einen Bereich von 6,6 bis 7,5 eingestellt, weshalb die fertige Lösung nicht mit anderen Medikamenten gemischt werden soll. Bei Ausfällungen darf die Lösung nicht mehr verwendet werden. Die Haltbarkeit des Trockengemisches beträgt drei Jahre, die Injektionslösung ist zum sofortigen Gebrauch bestimmt, sie kann bei einer Temperatur zwischen 2 und 8° C maximal 24h aufbewahrt werden.

Ipratropiumbromid und Prednisolon

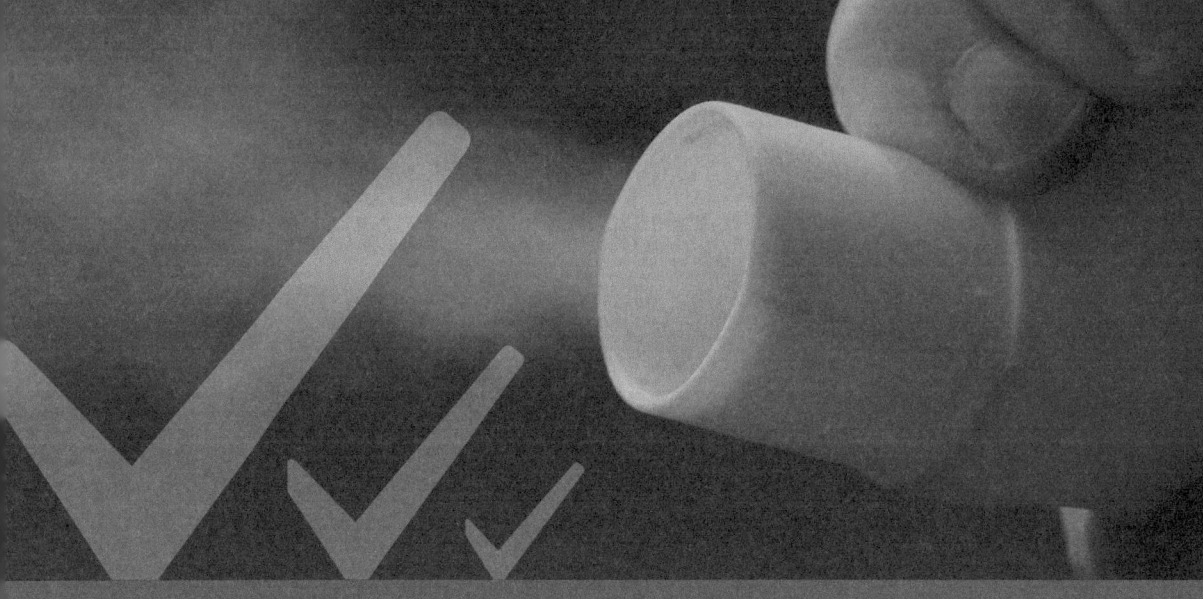

Checkliste: Dyspnoe Teil 2

Ipratropiumbromid
Parasympatholytikum
Handelsname: Atrovent®, Itrop®

Wirkweise
+ Anticholinergikum
+ Muscarinrezeptor-Antagonist
+ Derivat des Atropins
+ Nicht ZNS-gängig
+ Wirkt bronchodilatativ

Indikation mit Dosierung
Akutes Asthma, exazerbierte COPD
Bronchoobstruktion Erwachsene: Vernebelung 0,5 mg
Bronchoobstruktion Kind: Vernebelung 0,25 mg
Applikation nur über eine Verneblermaske mit mind. 6 l
O_2-Flow, i.d.R. gemeinsam mit Salbutamol
1 Amp. à 250 µg / 2 ml

Nebenwirkungen
+ Mundtrockenheit
+ Tachykardien
+ Akkommodationsstörungen
+ Miktionsstörungen

Kontraindikationen
Engwinkelglaukom

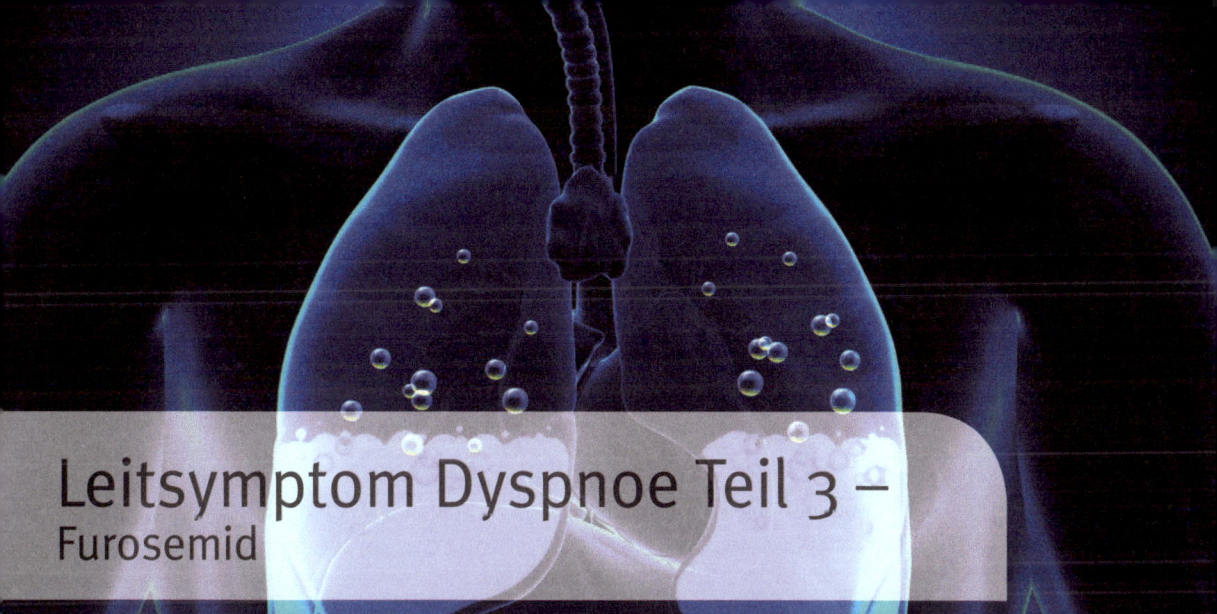

Leitsymptom Dyspnoe Teil 3 –
Furosemid

Prof. Dr. med. H. Hohage
Prof. Dr. W. Rommel, LL.M.
A. Osterbrink

Leitsymptom Dyspnoe Teil 3 –
Furosemid

9.1 Einleitung

Dyspnoe ist das für den Patienten sehr bedrohliche Gefühl einer erschwerten oder behinderten Atmung. Dabei müssen objektiv messbare Veränderungen wie Tachypnoe oder ein erhöhter Atemwegswiderstand gar nicht vorhanden sein. Allein das subjektive Gefühl entscheidet.

Dyspnoe ist ein durchaus häufiges Symptom. Immerhin geben 6-27% der Patienten an, abhängig von Geschlecht und Altersgruppe, schon einmal unter Luftnot gelitten zu haben. In 2,7% der Fälle führt Dyspnoe zu einer notfallmäßigen Versorgung in einem Krankenhaus. Im Notfalldienst liegt der Anteil zwischen 8% und 24,4%, eine Herzinsuffizienz war bei ca. 2/3 der Patienten der Grund einer Dyspnoe.

Die Ursachen können, von dem rein subjektiven Gefühl einmal abgesehen, mannigfaltig sein. Einige Ursachen, die in der notfallmedizinischen Versorgung von größerer Bedeutung sind, wie ein akutes Linksherzversagen mit Lungenödem, ein Asthma bronchiale, eine Lungenembolie, die Inhalation von toxischen Gasen, aber auch eine Pneumonie, können zu einer schlagartig einsetzenden Dyspnoe führen. Anamnese und Befund liefern erste Hinweise, um welche Ursache es sich handeln könnte. Beinödeme können ein Hinweis auf eine kardiale Ursache sein, Fieber wiederum spricht für eine Pneumonie, eine längere Bettlägerigkeit und Schmerzen in (meist nur) einem Bein deuten auf eine Lungenembolie als Ursache hin. Findet sich in der Medikation ein sogenanntes „Asthma-Spray", ist auch in diesem Fall eine wahrscheinliche Ursache vorgegeben. Der unmittelbare zeitliche Zusammenhang mit der Inhalation toxischer Gase lüftet hier das Geheimnis.

Furosemid (Lasix®) ist ein Medikament, das hervorragend für die Therapie einiger Ursachen von Dyspnoe (zum Beispiel des Lungenödems), bei einem hypertensiven Notfall oder bei Palliativpatienten mit finalen Rasselgeräuschen geeignet ist. Die Fachinformation weist als Indikationen für die intravenöse Gabe von Furosemid Ödeme und/oder Aszites infolge Erkrankungen des Herzens, der Leber oder der Nieren, Ödeme infolge von Verbrennungen, Lungenödem (z.B. bei akuter Herzinsuffizienz), als unterstützende Maßnahme bei Hirnödem, Oligurie infolge einer Gestose (Komplikation während einer Schwangerschaft), ggf. nach Beseitigung eines Volumenmangelzustandes (Ödeme und/oder Hypertonie bei Gestosen sind keine Indikation) und die hypertensive Krise aus. Diese Indikationen decken sich weitestgehend mit den Indikationen internationaler Leitlinien.

Der Hypertensive Notfall und eine maligne Hypertonie gehören auch zum Indikationsgebiet von Furosemid. Hypertensive Notfälle sind nicht selten. In Notaufnahmen hat bis zu 25% der Patienten eine schwerwiegende Erhöhung des Blutdrucks. Im Rettungsdienst dürften ähnliche Größenordnungen bestehen.

Furosemid

9.2 Pharmakologie

In den Nieren wird zunächst durch einen reinen Filtrationsprozess der sogenannte Primärharn (immerhin ca. 180 l/24h) gewonnen, in dem alle löslichen Bestandteile des Blutes, also
z.B. Salze, Glukose und Aminosäuren in gleicher Konzentration wie im Blut vorhanden sind
(sog. Ultrafiltrat des Blutes). Erfreulicherweise hat die Natur noch Rückresorptionsvorgänge
nachgeschaltet, sonst wäre die Lektüre dieses Kapitels spätestens jetzt durch den Gang zur
Toilette unterbrochen worden. Diese Rückresorptionsprozesse finden im Tubulussystem der
Nieren statt, einer Art „Röhrensystem", in dem durch verschiedene energieverbrauchende
und spezifische Transporter lebenswichtige Bestandteile des Primärharns wie Salze, Glukose
und Aminosäuren rückresorbiert werden. Aufgrund des hohen Energieverbrauchs benötigen
die Nieren ca. 25% des Herzzeitvolumens. Wasser hingegen folgt den Salzen passiv, d.h. ohne
Energieverbrauch. Die Rückresorption ist so effektiv, dass am Ende des Prozesses 99% des
Primärharns und seiner lebenswichtigen Bestandteile wieder in den Kreislauf gelangen, sodass wir nur noch 1,8 Liter Urin pro Tag ausscheiden (sog. Sekundärharn).

Das Röhrensystem, in dem diese Leistungen stattfinden, gliedert sich in vier verschiedene
Abschnitte, die proximaler Tubulus, Henle'sche Schleife, distaler Tubulus und Sammelrohr genannt werden. Furosemid gehört zu den stark und kurz wirksamen Diuretika, die an der Henle'schen Schleife wirken und den Rücktransport von Natrium und Kalium aus dem Urin in das
Blut hemmen. Immerhin werden in der Henle`schen Schleife ca. 30% des Natriums rückresor-
biert. Die Wirkung setzt recht kurzfristig nach einer Injektion mit einem deutlichen Anstieg der

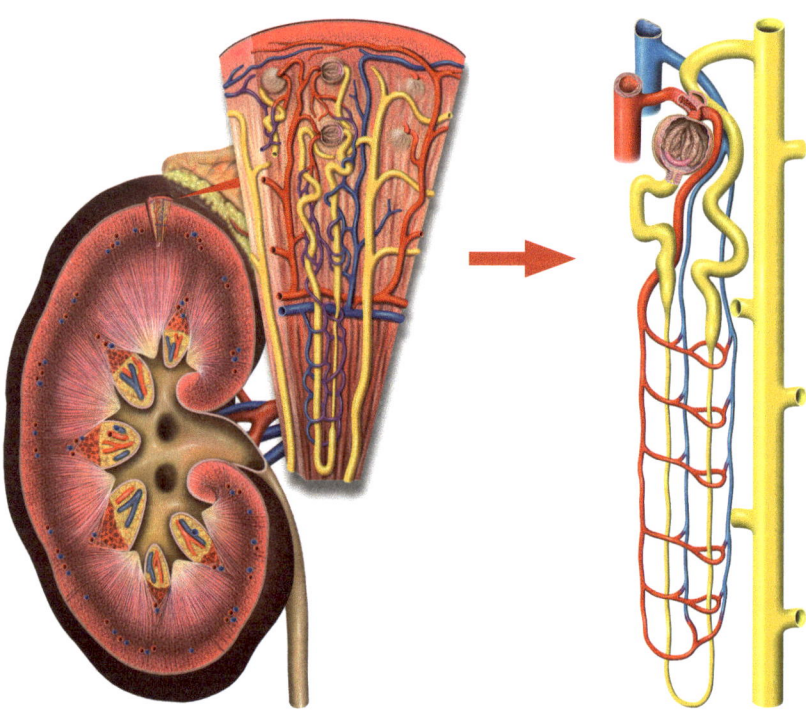

Abb. 1: Feinbau der Niere   *Abb. 2: Nierenkörperchen mit Tubulusapparat*

Furosemid

Natrium- und Wasserausscheidung ein und dauert ca. 2 Stunden an. Dosiserhöhungen können über einen weiten Bereich die Effekte deutlich steigern. Nachteilig ist die recht kurz anhaltende Wirkung, weshalb das Präparat zur Aufrechterhaltung der Diurese (Urinausscheidung) meist mehrfach gegeben werden muss, will man nicht eine Ausscheidungsrate unterhalb der Ausgangswerte riskieren.

Furosemid hemmt, wie bereits oben erwähnt, die Rückresorption von Natrium und damit auch Wasser in der sogenannten Henle'schen Schleife. Die Hemmung des Natrium-Rücktransportes hat nun zur Folge, dass in dem der Henle'schen Schleife nachgeschalteten Sammelrohr vermehrt Natrium anfällt, was dort auch zu einem gewissen Teil rückresorbiert wird. Da Natrium-Ionen positiv geladen sind, werden aus Gründen der Elektroneutralität Protonen in den Urin ausgeschieden, was die Verschiebung des Säure-Basen-Haushaltes in Richtung einer metabolischen Alkalose erklärt.

Die Hemmung des Natrium-Rücktransportes in der Henle'schen Schleife und die dadurch erhöhte Konzentration an Natrium in den der Henle'schen Schleife nachgeschalteten Abschnitten „distaler Tubulus" und „Sammelrohr" hat aber noch eine weitere Auswirkung:
Das „Röhrensystem" der Niere verfügt über „Sensoren", die die Menge an Natrium-Ionen im Urin prüfen können. Sinn dieser Sensoren ist es zu verhindern, dass, aus welchen Gründen auch immer, ein starker Verlust des für die Funktion des Körpers notwendigen Natriums eintritt. Wird nun ein derartiger Verlust, z.B. durch Injektion von Furosemid festgestellt, dann wird ein Hormonsystem, das Renin-Angiotensin-Aldosteron-System stimuliert, das wiederum die Rückresorption von Natrium fördert und auch erklärt, wieso die Wirkung von Diuretika bei längerer Gabe nachlassen kann.

9.3 Wirkungen

Nach intravenöser Gabe lassen sich erste Wirkungen nach ca. fünf Minuten beobachten. Die Gabe von Furosemid senkt bei einer Herzinsuffizienz akut die Vorlast des Herzens durch eine Erweiterung der venösen Kapazitätsgefäße. Dieser Effekt scheint durch Prostaglandine vermittelt zu sein und setzt eine ausreichende Nierenfunktion, eine Aktivierung des Renin-Angiotensin-Aldosteron-Systems (Abbildung 3) und eine intakte Prostaglandinsynthese voraus. Wahrscheinlich setzt dieser Effekt eher ein und führt schneller zu einer Besserung der Dyspnoe-Symptomatik als die gesteigerte Urinausscheidung.

Als Folge der gesteigerten Natriumchloridausscheidung und dem dadurch bedingten verminderten Ansprechen der glatten Gefäßmuskulatur auf vasokonstriktorische Reize sowie infolge der Abnahme des Blutvolumens wirkt Furosemid auch blutdrucksenkend, was häufig bei einem Lungenödem vorteilhaft ist.

9.4 Indikationen

Schleifendiuretika wie Furosemid sind dann besonders gefragt, wenn eine rasche und intensive Wirkung wie zum Beispiel beim Lungenödem gefragt ist. Furosemid kann auch bei Niereninsuffizienz gegeben werden. Wenngleich die Ausscheidung von harnpflichtigen Substanzen auch nicht verbessert wird, so wird doch die Ausscheidung von Wasser und Kochsalz verbessert, was wiederum eine weniger strenge Beschränkung der Flüssigkeits- und Kochsalzzufuhr bedeutet. Somit wird die Lebensqualität der Patienten beträchtlich gesteigert.

Furosemid

9.5 Kontraindikationen

Die systemische Gabe von Furosemid ist bei einer Reihe von Erkrankungen kontraindiziert. Eine Hypovolämie und Dehydratation als Kontraindikationen erklären sich von selbst. Eine Allergie gegen den Wirkstoff oder gegen Sulfonamide (mögliche Kreuzallergie mit Furosemid) können unter Umständen anamnestisch abgeklärt werden. Schwieriger wird es schon bei einem Nierenversagen mit Anurie, das sich aufgrund der vielfach vorhandenen Beinödeme auch als Herzinsuffizienz präsentieren kann. Hepatisches Koma und Präkoma im Zusammenhang mit einer hepatischen Enzephalopathie sowie eine schwere Hypokaliämie und Hyponatriämie werden auch als Kontraindikationen genannt, letztere entziehen sich aber aufgrund der fehlenden diagnostischen Möglichkeiten der präklinischen Diagnostik und spielen aufgrund der vitalen Indikation im Rettungsdienst auch keine Rolle.

9.6 Nebenwirkungen

Unter einer Therapie mit Diuretika können, bedingt durch Ihre Wirkung bei der Rückresorption von Elektrolyten, beträchtliche Verluste an Kalium und Magnesium eintreten, was das Risiko von Rhythmusstörungen bei Herzinsuffizienten erhöht, besonders bei einer gleichzeitigen Digitalistherapie.

Tabelle 1: Ausgewählte Substanzgruppen und Pharmaka, die zu einer Verlängerung der QT-Zeit führen können.

Substanzgruppe	Beispiel
Antiarrhythmika	Chinidin, Sotalol
Antibiotika	Ciprofloxacin, Clarithromyzin, Erythromyzin, Trimethoprim
Antiobstruktiva	Salbutamol, Salmeterol, Terbutalin
Antimykotika	Fluconazol, Itraconazol, Ketoconazol
Psychopharmaka	Amitryptilin, Chlorpromazin, Citalopram, Doxepin, Haloperidol, Imipramin, Lithium, Paroxetin, Sertralin

Die Hypokaliämie erhöht ebenfalls das Risiko von Herzrhythmusstörungen. Dieser Effekt wird allerdings regelmäßig erst nach mehrmaliger Gabe eines Diuretikums beobachtet, spielt also für die Notfalltherapie keine Rolle. Die gleichzeitig erhöhte Ausscheidung von Magnesium-Ionen kann gleichfalls das Risiko von Rhythmusstörungen erhöhen. Auch ist das Thromboserisiko gesteigert. Bei zu rascher Ausschwemmung von Ödemen kommt es infolge von Verlusten an intravasaler Flüssigkeit, die nicht schnell genug aus dem Extrazellulärraum ersetzt werden kann, zu einem Anstieg des Hämatokrits und somit zu einer Zunahme der Blutviskosität. Dies ist aber nicht die einzige Folge einer Volumenreduktion, auch Hypotonie und, im Extremfall, ein Schock können auftreten. Weitere Nebenwirkungen, die aber für die Notfalltherapie keine Rolle spielen, sind die Verschlechterung der Glukosetoleranz sowie des Lipidstoffwechsels und die Erhöhung der Harnsäurekonzentration im Blut mit der Gefahr eines akuten Gichtanfalls.

Furosemid

9.7 Wechselwirkungen

Bei der Anwendung von Furosemid gilt es, einige wichtige Wechselwirkungen im Hinterkopf zu behalten. Die gleichzeitige Gabe von Glukokortikoiden (z.B. Dexamethason, Prednisolon) erhöht das Risiko einer Hypokaliämie, die wiederum Herzrhythmusstörungen begünstigt. Besonders erhöht ist das Risiko, wenn der Patient gleichzeitig mit Antiarrhythmika behandelt wird, die das QT-Intervall verlängern. Eine Übersicht hierzu gibt Tabelle 1.

Viele herzinsuffiziente Patienten werden gleichzeitig mit ACE-Hemmern oder Sartanen (z.B. Atacand®, Blopress® usw.) behandelt und leiden, unabhängig von der Herzinsuffizienz, auch an Arthrosen, was eine Therapie mit Schmerzmitteln oder nicht-steroidalen Antirheumatika wie Ibuprofen oder Voltaren erforderlich macht. Die Gabe von Furosemid in Kombination mit einem ACE-Hemmer (Vormedikation) birgt das Risiko einer Hypotonie in sich, die Injektion sollte also vorsichtig erfolgen. Zudem ist bei ACE-Hemmern und Sartanen in der Vormedikation das Risiko der Verschlechterung der Nierenfunktion erhöht, gleiches gilt für eine Kombination mit Substanzen wie Ibuprofen und Diclofenac.

ACE-Hemmer existieren unter den verschiedensten Handelsnamen und werden von einem Großteil der Patienten im Rettungsdienst zur Behandlung der Hypertonie eingenommen.

Aus diesem Grund ist es für Sie als Notfallsanitäter besonders wichtig, die verschiedenen Präparatnamen zu kennen, um diese beim Studium von Medikamentenlisten korrekt einordnen zu können.

Beispiele für ACE-Hemmer sind:

- Benazepril
- Captopril
- Cilazapril
- Enalapril
- Fosinopril
- Imidapril
- Lisinopril
- Moexipril
- Perindopril
- Quinapril
- Ramipril
- Spirapril
- Trandolapril
- Zofenopril

ACE-Hemmer greifen in den Renin-Angiotensin-Aldosteron-Mechanismus ein, indem sie die Überführung von Angiotensin 1 zu Angiotensin 2 durch eine ACE-Blockade verhindern, wodurch die blutdrucksteigernden Effekte nicht eintreten.

Folgende, Ihnen bereits bekannte Abbildung, ruft nochmals den entsprechenden Mechanismus in Erinnerung.

Furosemid

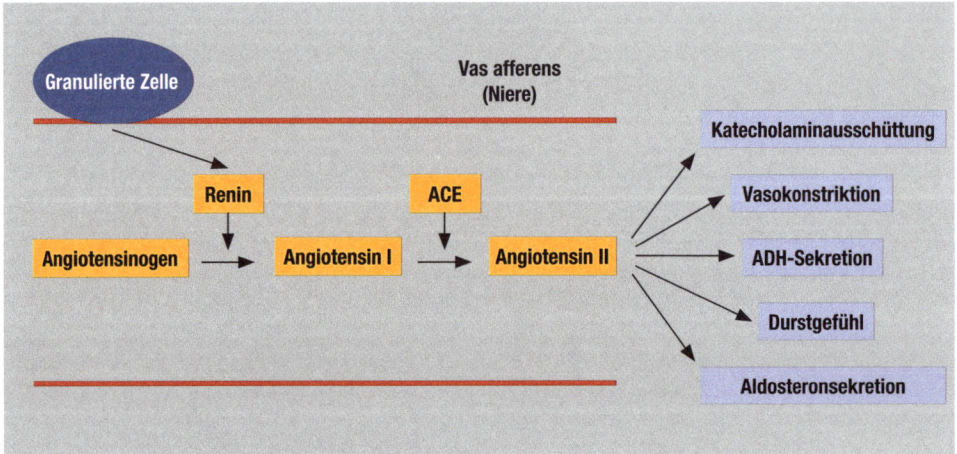

Abb. 3: Renin-Angiotensin-Aldosteron-System

Sartane hingegen heben die Wirkung des im Renin-Mechanismus gebildeten Angiotensin 2 am AT1-Rezeptor auf, wodurch ähnliche Wirkungen wie die der ACE-Hemmer erzielt werden.
Die folgende Abbildung 4 verdeutlicht die Wirkung der Sartane:

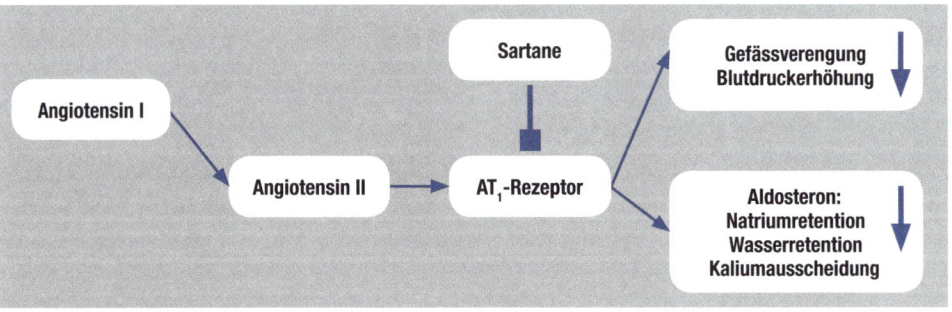

Abb. 4: Wirkort der Sartane

9.8 Dosierung

Für Furosemid werden, in Abhängigkeit von Krankheitsbild und Alter, unterschiedliche Dosierungen empfohlen (siehe Tabelle 2). Wie der Tabelle zu entnehmen ist, können die üblicherweise im Rettungsdienst auftretenden Krankheitsbilder mit Initialdosen von 20-40 mg und ggf. einer Wiederholungsdosis behandelt werden.

Tabelle 2: Dosierungsempfehlungen für Furosemid in Abhängigkeit von Krankheitsbild und Alter.

Krankheitsbild / Alter	Initialdosis (mg)	Wiederholungsdosis (mg)	Anmerkung
Ödeme und /oder Aszites infolge Erkrankungen des Herzens oder der Leber	20-40	20-40	Wiederholte Anwendung bis zum Eintritt der Diurese
Ödeme infolge Erkrankungen der Nieren	20-40	20-40	Wiederholte Anwendung bis zum Eintritt der Diurese. Zurückhaltung bei nephrotischem Syndrom (Thrombosegefahr, Schockgefahr)
Ödeme infolge Verbrennungen	40-100 (250*)		Einzeldosis entspricht der Tages-dosis *bei eingeschränkter Nierenfunktion. Ein intravasaler Volumenmangel muss vor der Anwendung ausgeschlossen sein
Lungenödem	20-40	20-40	Die Wiederholungsgabe kann nach 30-60 Minuten erfolgen, ggf. mit doppelter Dosis
Hirnödem	40-100 (250*)		*bei eingeschränkter Nierenfunktion
Oligurie bei Gestose	10-100		Entspricht der Tagesdosis. Ein intravasaler Volumenmangel muss vor der Anwendung ausgeschlossen sein
Hypertensive Krise	20-40		
Kinder	20-40		Tagesdosis 0,5 (1,0) mg/kg KG

Furosemid

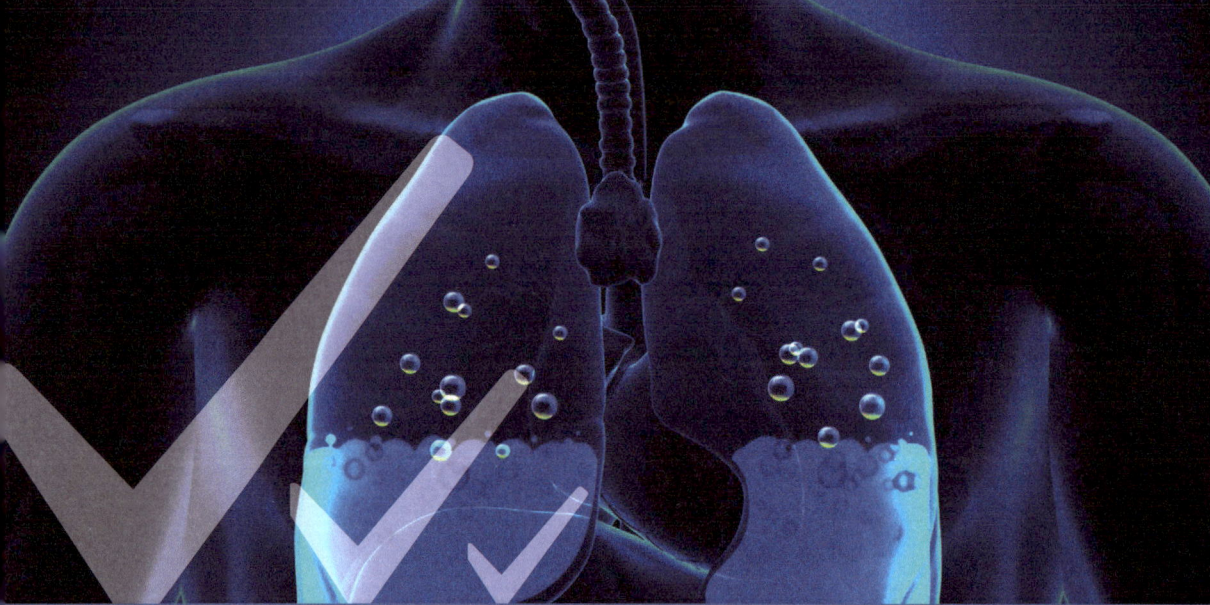

Checkliste: Dyspnoe Teil 3

Furosemid
Substanzgruppe: Schleifendiuretikum
Handelsname: Lasix®

Wirkung
+ Hemmung der Rückresorption von Natrium und sekundär auch von Chlorid im aufsteigenden Teil der Henle-Schleife
+ Ausscheidung von Kalium, Kalzium und Magnesium nimmt zu ⤑ Folge der erhöhten Na-Konzentration
+ Elektrolyte binden Wasser an sich ⤑ Diuretischer Effekt
+ Venöses Pooling
+ Abnahme der Vorlast, PAD sinkt

Indikation mit Dosierung
Lungenödem
40 mg i.v.

Nebenwirkungen
+ Störungen im Wasser-Elektrolyt-Haushalt
+ Hypokaliämie, Hyponatriämie, Hypochlorämie, Hypomagnesiämie
+ Harnsäureanstieg
+ Reversible Hörverluste nach rascher Applikation hoher Dosen

Kontraindikationen
+ Akutes Nierenversagen
+ Überempfindlichkeit auf Antibiotika der Sulfonamidgruppe
+ Schwangerschaft
+ Dauerhafter Verzehr größerer Mengen Lakritze

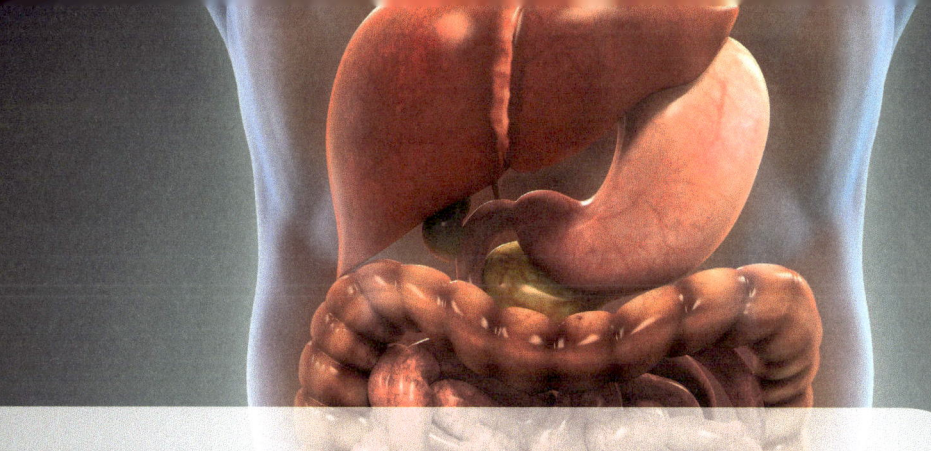

Leitsymptom Erbrechen –
Metoclopramid und Dimenhydrinat

Prof. Dr. H. Hohage

Leitsymptom Erbrechen –
Metoclopramid und Dimenhydrinat

10.1 Einleitung

Erbrechen ist ein Symptom, hinter dem sich viele Erkrankungen verstecken können. Der Brechreflex wird durch Aktivierung des Brechzentrums in der Medulla oblongata (Abb.1) ausgelöst. Das Brechzentrum kann direkt durch Stimuli aus der Großhirnrinde, zum Beispiel bei Angst, Schmerzen, unangenehmen Gerüchen oder bei Signalen aus dem Vestibularorgan des Innenohres aktiviert werden. Aber auch eine indirekte Aktivierung ist möglich, indem zunächst Reize beispielsweise aus dem Magen das Chemorezeptor-Zentrum stimulieren, das dann wiederum das Brechzentrum aktiviert. Die Stimulation des Chemorezeptor-Zentrums ist auch der Weg, über den Zytostatika, Opioide, aber auch Brechwurzelextrakte emetisch wirken.

Einmal stimuliert, löst das Brechzentrum den uns allzu gut bekannten Reflex aus. Im Gegensatz zum Regurgitieren (Aufstoßen) passiert beim Erbrechen Magen- und evtl. auch Dünndarminhalt durch Kontraktionen der Abdominal- und Zwerchfellmuskulatur die Speiseröhre und den Mund in umgekehrter Richtung. Abbildung 2 fasst die Pathomechanismen zusammen.

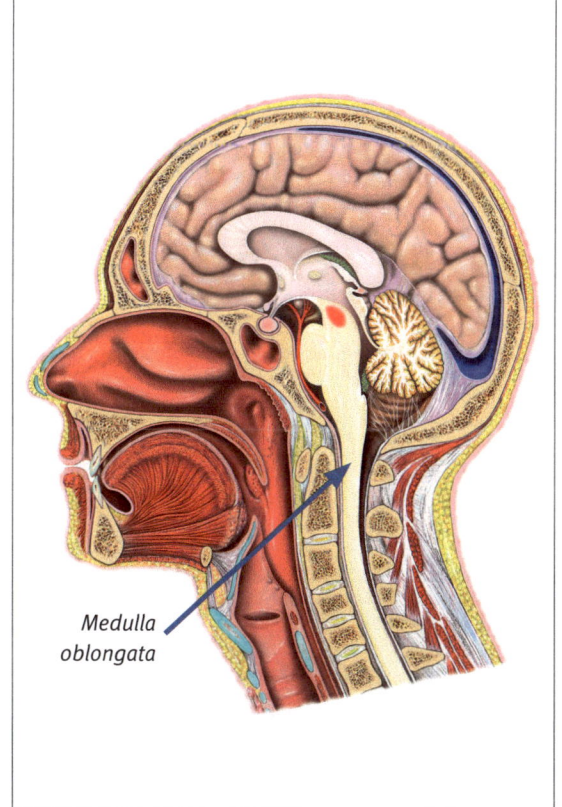

Abb. 1: Sitz des Brechzentrums (Area postrema) innerhalb der Medulla oblongata

Medulla oblongata

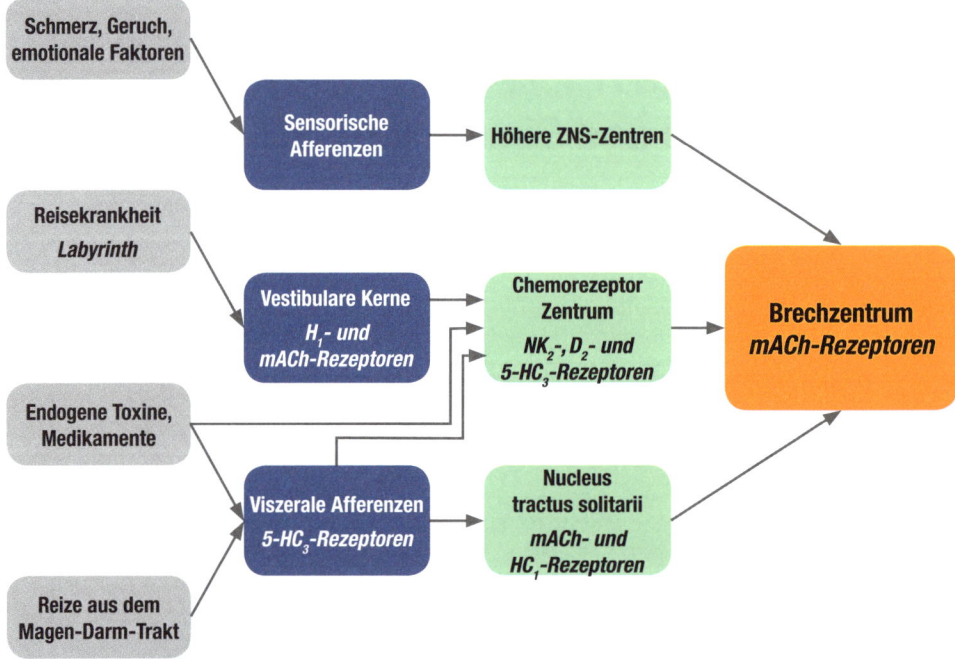

Abb. 2: Pathophysiologie der Entstehung von Übelkeit und Erbrechen

Aus pathophysiologischen, diagnostischen, aber auch therapeutischen Aspekten macht es Sinn, die Ursachen des Erbrechens zu klassifizieren.
- Abdominelle Ursachen
  - Magenerkrankungen
    - Magenkarzinom
    - Pylorus-Stenose
    - Pylorospasmus
    - Ulkus
    - Gastritis
  - Cholezystitis
  - Appendizitis
  - Gastroenteritis
  - Peritonitis
  - Akute Pankreatitis
  - Ileus

- Zentrale Ursachen
  - Erhöhter Hirndruck
  - Hirntraumen
  - Hirntumoren
  - Migräne
  - Drehschwindel

- Metabolische Ursachen
  - Frühschwangerschaft
  - Urämie
  - Diabetisches Koma
  - Hepatisches Koma
  - Morbus Addison
  - Hyperparathyreoidismus (Überfunktion der Nebenschilddrüse, wodurch die Calciumkonzentration im Blut massiv ansteigen kann)
  - Hypertensive Krise bei Phäochromozytom

- Medikamente und Drogen
  - Digitalis-Intoxikation
  - Östrogene
  - Levodopa
  - Eisensulfat
  - Kaliumchlorid
  - Aminophyllin
  - Antibiotika
  - Zytostatika

- Andere Ursachen
  - Blventrlkuläre Herzinsuffizıenz
  - Hinterwandinfarkt
  - Schwermetallvergiftungen
  - Bestrahlungen
  - Anorexia nervosa

Sie sehen, die Ursachen für Erbrechen sind mannigfaltig. Somit wird klar, dass ein einziges Medikament nie bei allen möglichen Ursachen hilfreich sein wird.

Heutzutage stehen mehrere Medikamentengruppen zur Verfügung, die erfolgreich bei Erbrechen eingesetzt werden können. Die Medikamente wirken dabei über Bindung an einen oder mehrere spezifische Rezeptoren oder unspezifisch über sedierende und andere Effekte. Die verwendeten Substanzen lassen sich aufgrund ihrer pharmakologischen Klassifikation einteilen in

- Prokinetika
- Antihistaminika
- Sedativa
- Serotonin-(5-HT3) Rezeptor-Antagonisten
- Neurokinin-(NK) 1-Rezeptor-Anatagonisten
- Dopamin-Antagonisten
- Glukokortikoide
- Anticholinergika
- Cannabinoide

Metoclopramid und Dimenhydrinat

Tabelle 1 fasst die wesentlichen Indikationen und Wirkungsmechanismen zusammen.

Tabelle 1: Indikationen und Wirkmechanismus der unterschiedlichen Klassen von Antiemetika.

Substanzklasse	Mustersubstanz	Indikation	Wirkmechanismus
Prokinetika	Metoclopramid	Gastroenteritis, Urämie, Bestrahlung, Chemotherapie	Blockieren Dopamin- und Serotoninrezeptoren im Chemo-Rezeptor-Zentrum. Regen über periphere Wirkungen die prograde Motilität im oberen Magen-Darm-Trakt an, die Magenentleerung wird gefördert
Antihistaminika	Diphenhydramin	Reisekrankheit, M. Menière	Blockieren Histamin-H1- und muscarinerge Rezeptoren zwischen Innenohr und Brechzentrum. Schwach wirksam
Dopamin-Antagonisten	Promethazin Haloperidol	Chemotherapie, postoperativ, Urämie, Bestrahlung, Gastroenteritis, schweres Schwangerschaftserbrechen	Blockieren Dopaminrezeptoren im Chemo-Rezeptor-Zentrum. Zusätzlich Histamin-H1-Rezeptor-Antagonisten. Deutlich sedierende Komponente
Sedativa	Benzodiazepine	Chemotherapie	Unspezifische Effekte. Verstärken die Wirkung anderer Antiemetika, hilfreich bei psychogenem Erbrechen
Serotonin-Antagonisten	Ondansetron	Chemotherapie	Blockieren Serotoninrezeptoren in vagalen Efferenzen und im Chemo-Rezeptor-Zentrum
Neurokinin-Antagonisten	Aprepitant	Chemotherapie	Blockieren Rezeptoren für Substanz P/Neurokinin 1 im Gehirn
Anticholinergika	Skopolamin	Reisekrankheit	Blockieren muscarinerge Rezeptoren zwischen Innenohr und Brechzentrum
Cannabinoide	Dronabinol	Chemotherapie	Unbekannt, möglicherweise Aktivierung eines mit dem Brechzentrum assoziierten Cannabinoidrezeptors
Glukokortikoide	Dexamethason	Chemotherapie	unbekannt

Der Tabelle 1 konnten Sie entnehmen, auf welch unterschiedliche Weise die Antiemetika wirken und bei welcher Indikation sie ihren „Schwerpunkt" haben. Es macht deshalb Sinn, sich die möglichen Differentialdiagnosen durch den Kopf gehen zu lassen, um das jeweils optimale Medikament einsetzen zu können.

Das chemotherapie-induzierte Erbrechen nimmt in Tabelle 1 einen großen Stellenwert ein, spielt aber faktisch nur während der akuten Therapie und unmittelbar danach eine Rolle. Mitarbeiter des Rettungsdienstes können schon häufiger mit einer Reisekrankheit konfrontiert werden. Auslöser sind hier oft schnelle Drehbewegungen, Rückwärtsfahren und anderes. Auch Besucher einer Kirmes leiden gelegentlich unter derartigen Symptomen. Dies ist die Indikation für Antihistaminika und Anticholinergika wie Skopolamin. Letzteres ist u.a. als Scopoderm-TTS-Membranpflaster® zur Prophylaxe von Seekrankheit im Handel, für die Therapie einer akuten Reisekrankheit aber ungeeignet. Hier kommen die Antihistaminika ins Spiel, die sowohl i.v. als auch rektal gegeben werden können. Beide Applikationsarten haben den Vorteil, dass das Medikament sicher in die systemische Zirkulation gelangt.

Eine weitere Indikation stellen Erkrankungen des Magen-Darms-Traktes und insbesondere eine Gastritis oder Gastroenteritis dar. Medikament der Wahl ist hier Metoclopramid, wobei beachtet werden muss, dass durch dieses Medikament auch die Motilität des Magen-Darm-Traktes erhöht und eine bestehende Diarrhoe verschlimmert werden kann. Eine Alternative bei Erbrechen und Diarrhoe wäre Promethazin (Atosil®), das aufgrund seiner anticholinergen Eigenschaften die Darmmotilität eher hemmt. Andererseits soll man sich auch darüber klar sein, dass es für eine Gastroenteritis ja Gründe gibt. Meist handelt es sich um Virusinfektionen (Noro-Virus, Rota-Virus), es können aber auch bakterielle Infektionen (klassisch: Kartoffelsalat mit Mayonnaise zu lange im Warmen gestanden) mit Staphylokokken die Ursache sein. Die Diarrhoe ist zwar sicherlich lästig und manchmal auch durchaus mit Risiken verbunden (Stichwort Exsikkose), allerdings werden dadurch die Mikroorganismen wieder nach außen befördert. Die Entscheidung, ein Medikament zu verabreichen, muss sicherlich von den Begleitumständen abhängig gemacht werden (Exsikkose), andererseits ist auch das Nebenwirkungsprofil (Stichwort Sedierung bei Atosil®) in der Therapieentscheidung zu berücksichtigen. Meist wird Metoclopramid verwendet werden können.

Metoclopramid und Promethazin sind auch bei Urämie (Nierenvergiftung) wirksam, aber diese Form von Erbrechen dürfte im Rettungsdienst die absolute Ausnahme sein.

Zusammengefasst stellen Metoclopramid (Prokinetikum) und Diphenhydramin bzw. Dimenhydrinat (Antihistaminikum) die Antiemetika dar, mit denen Sie die wesentlichen im Rettungsdienst anfallenden Fälle von Übelkeit und Erbrechen therapieren können. Abbildung 3 zeigt Ihnen, an welcher Stelle im pathophysiologischen Geschehen die verwendeten Substanzen angreifen.

Metoclopramid und Dimenhydrinat

Metoclopramid und Dimenhydrinat

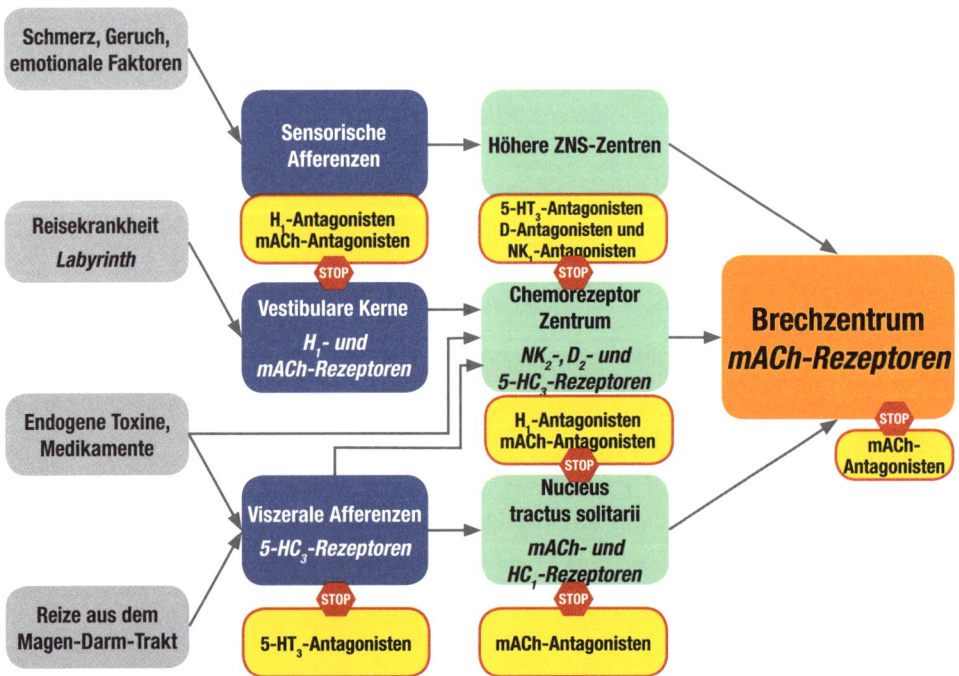

Abb. 3: Angriffsorte der Antiemetika im pathophysiologischen Geschehen

10.2 Metoclopramid (MCP®, Paspertin®)

10.2.1 Wirkungen

Metoclopramid ist vorrangig ein Dopamin-D_2-Rezeptoren bindender Antagonist, der aber zusätzlich auch an Serotoninrezeptoren als Antagonist wirkt. Bei Dopamin handelt es sich um ein Katecholamin, ja, sie haben richtig gelesen, ein Katecholamin, in das durch Wirkung der Dopamin-ß-Hydroxylase eine Hydroxyl-Gruppe (OH-Gruppe) eingebaut wird. Es ist damit die unmittelbare Vorstufe von Noradrenalin (Abb. 4)! Dopamin hat die unterschiedlichsten Funktionen im Körper. Es kann an vier (fünf) unterschiedliche Dopaminrezeptoren andocken und ist sowohl im ZNS als auch in der Peripherie wirksam. Im ZNS spielt es eine besondere Rolle in der Pathogenese von Schizophrenien, des M. Parkinson, bei Aufmerksamkeitsstörungen und der Medikamentenabhängigkeit.

Nicht zu vergessen, die Pathophysiologie des Entstehens von Übelkeit ist auch sehr eng mit den Wirkungen von Dopamin assoziiert und auch die peripheren Wirkungen sind beachtlich:

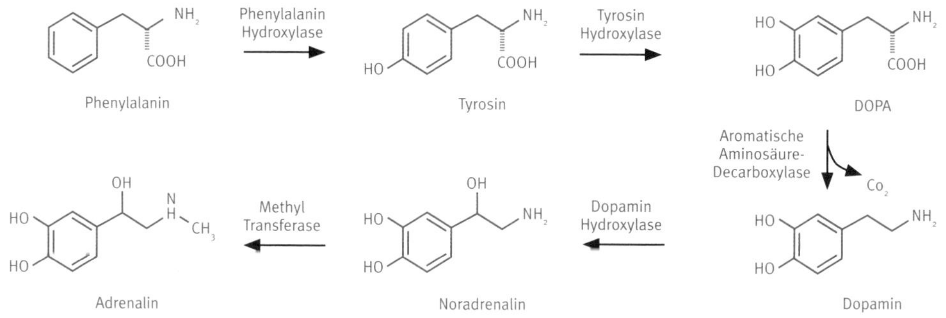

Abb. 4: Chemische Entstehung der Katecholamine

Dopamin
- verengt Gefäße im Bereich der Haut und Muskulatur,
- erweitert die Nieren- und Mesenterialgefäße und
- steigert die Kontraktionskraft des Herzens.

Dopamin wurde deshalb sehr gerne zur Therapie eines Schocks genutzt.

Metoclopramid wirkt über zwei unterschiedliche Mechanismen. Zum einen hat es einen Angriffspunkt im Chemorezeptor-Zentrum, übt aber auch direkte periphere Wirkungen aus, in dem es die Motilität des Magen-Darm-Traktes erhöht und somit auch bei einem gastro-ösophagealen Reflux eingesetzt werden kann. Die zentrale Wirkung an Dopaminrezeptoren erklärt aber auch eine ganze Reihe von Nebenwirkungen, auf die wir noch zu sprechen kommen.

Metoclopramid hat eine Halbwertszeit von ca. 6h, die bei Niereninsuffizienz deutlich auf 14 h verlängert ist. Das Verteilungsvolumen ist mit 3,4 l/kg KG hoch. Metoclopramid wird zu einem großen Prozentsatz verstoffwechselt. Der Hauptmetabolit im Urin ist Metoclopramid-Sulfat. Lediglich 20% der unveränderten Substanz werden über die Nieren ausgeschieden. Trotzdem ist bei Niereninsuffizienz die Clearance auf etwa 50% vermindert.

10.2.2 Darreichungsform
Metoclopramid ist als Ampulle mit 2 ml Injektionslösung (5 mg/ml) im Handel.

10.2.3 Indikationen
In der Fachinformation werden folgende Indikationen für die Gabe von Metoclopramid angegeben:

Paspertin 10 mg/2 ml Ampullen werden angewendet
- bei Erwachsenen
  - zur Vorbeugung von Übelkeit und Erbrechen nach Operationen,
  - zur symptomatischen Behandlung von Übelkeit und Erbrechen (inkl. bei Migräne) und
  - zur Vorbeugung von Übelkeit und Erbrechen, die durch Strahlentherapie verursacht werden.

- Bei Kindern und Jugendlichen (1 – 18 Jahre)
  - zur Vorbeugung von nach Chemotherapie verzögert auftretender Übelkeit und Erbrechen als Sekundäroption und
  - zur Behandlung von etablierter Übelkeit und etabliertem Erbrechen nach Operationen als Sekundäroption.

10.2.4 Dosierung

Tabelle 2 fasst die Dosierungen von Metoclopramid bei verschiedenen Alters- und Patientengruppen zusammen. Besonders beachtet werden muss, dass zwischen zwei Einzelgaben mindestens eine Zeitspanne von 6 h liegen muss, da andernfalls das Risiko von Nebenwirkungen deutlich erhöht ist. Dies gilt auch dann, wenn bei oraler Gabe die Lösung vermutlich erbrochen wurde. Die intravenöse Gabe soll über eine Zeitspanne von mindestens 3 Minuten erfolgen!

Tabelle 2: Dosierung von Metoclopramid bei verschiedenen Alters- und Patientengruppen.

Gruppe	Einzeldosis (mg)	Intervall (h)	Tagesdosis (mg)
	Erwachsene		
Leber und Nieren gesund	10	8	30 oder 0,5 mg/kg KG
Kreatinin Clearance (< 15 ml/min)	2,5	8	7,5
Kreatinin Clearance 15-60 ml/min	5	8	15
Leberinsuffizienz	5	8	15
	Kinder und Jugendliche		
1-3 Jahre (10-14 kg)	1	8	3
3-5 Jahre (15-19 kg)	2	8	6
5-9 Jahre (20-29 kg)	2,5	8	7,5
9-18 Jahre (30-60 kg)	5	8	15
15-18 Jahre (über 60 kg)	10	8	30

10.2.5 Kontraindikationen

Die Fachinformation nennt einige Kontraindikationen, die bei der Gabe von Metoclopramid beachtet werden sollten:

- Kinder unter 1 Jahr.
- Überempfindlichkeit gegen den Wirkstoff oder einen der sonstigen Bestandteile.
- Gastrointestinale Blutungen, mechanische Obstruktionen oder gastrointestinale Perforation. Bei den hier genannten Erkrankungen kann die Stimulierung der gastrointestinalen Motilität ein Risiko darstellen.

Metoclopramid und Dimenhydrinat

- Verdacht auf oder bestätigtes Phäochromozytom. Hier drohen schwere hypertensive Episoden. Die Ursache hierfür wird in einer Ausschüttung von Katecholaminen aus dem Tumor vermutet.
- Prolaktinabhängiger Tumor. Die Prolaktinfreisetzung wird durch Dopamin gehemmt. Da Metoclopramid ein Dopaminantagonist ist, unterbleibt diese Hemmung. Die Folge: die Prolaktinspiegel steigen an, was bei Prolaktin abhängigen Tumoren natürlich deren Wachstum fördert.
- Vorgeschichte neuroleptischer oder durch Metoclopramid verursachter Spätdyskinesien. Hierbei handelt es sich um Bewegungsstörungen, die sich in Form von Schmatzen, Grimassieren oder auch unwillkürlichen Bewegungen der Extremitäten bemerkbar machen. Ursache ist eine Störung der dopaminergen Erregungsübertragung als Folge einer Langzeittherapie mit Psychopharmaka. Haben Sie schon mal was von Haldol® oder Atosil® gehört? Genau, hierbei handelt es sich um unterschiedlich stark wirksame Psychopharmaka, die zu den schwach (Atosil®) bzw. stark (Haldol®) wirksamen Neuroleptika gezählt werden. Beide Substanzen finden Sie in der Tabelle 1 wieder und können als Antiemetika verwendet werden. Sie wirken als Dopaminantagonisten, was günstig bei Erbrechen ist, aber leider auch das Entstehen dieser unwillkürlichen Bewegungsstörungen begünstigt.
- Epilepsie (gesteigerte Anfallshäufigkeit und -stärke).
- Morbus Parkinson, Patienten mit extrapyramidal-motorischen Störungen. Ursache des M. Parkinson ist ein Mangel an Dopamin im ZNS. Wenn jetzt Metoclopramid als Dopaminantagonist das wenige noch vorhandene Dopamin unwirksam macht, wird sich das klinische Bild des M. Parkinson unter Umständen dramatisch verschlimmern. Extrapyramidale Störungen sind Störungen des Bewegungsablaufes, die sich entweder wie beim M. Parkinson in Form von Tremor (Zittern), Rigor (erhöhter Muskeltonus) und Akinese (reduzierte Bewegungen) oder in Form des genauen Gegenteils, durch unwillkürliche Bewegungen wie bei der Chorea bemerkbar machen können. Auch beim Entstehen dieser Phänomene spielt Dopamin eine Rolle. Ursachen sind zum Teil degenerative Veränderungen im Gehirn, aber auch Medikamente (Neuroleptika) können diese Symptome auslösen. Bis zu 25% der Patienten können unter einer Therapie mit Metoclopramid diese Symptome entwickeln.
- Kombination mit Levodopa oder dopaminergen Agonisten. Klar, deren Wirkung wird durch einen Dopaminantagonisten natürlich abgeschwächt.
- Bekannte Vorgeschichte von Methämoglobinämie mit Metoclopramid oder eines NADH-Cytochrom-b5-Reduktase-Mangels. Für den Sauerstofftransport im Blut benötigen wir Hämoglobin, ein Eiweiß, das auch Eisen enthält. Eisen kann nun zwei- oder auch dreiwertig vorliegen. Für den Sauerstofftransport kommt aber nur das Hämoglobin in Frage, in dem Eisen zweiwertig vorliegt. Verschiedene Substanzen, zu denen u.a. Lidocain, Metoclopramid, Sulfonamide aber auch Nitroglycerin zählen, können das zweiwertige Eisen im Hämoglobin in die dreiwertige Form umwandeln, die dann Methämoglobin genannt wird und, wie oben erwähnt, für den Sauerstofftransport nicht mehr zur Verfügung steht. Methämoglobin kommt auch bei Gesunden vor, wird aber durch die Aktivität der NADH-Cytochrom-b5-Reduktase auf einem Wert von unter 2% des Gesamthämoglobins gehalten. Bei einem Mangel an diesem Enzym kann die Methämoglobinkonzentration auf ca. 50% ansteigen. Bereits bei Konzentrationen

Metoclopramid und Dimenhydrinat

von 15-20% treten deutliche Symptome wie Zyanose, Kopfschmerzen, Abgeschlagenheit oder Schwindel auf. Bei einem weiteren Anstieg folgen Bewusstseinsverlust und schließlich der Tod. Erhält jetzt ein Patient mit einem NADH-Cytochrom-b5-Reduktase-Mangel zusätzlich Metoclopramid, ist das Risiko einer bedrohlichen Methämoglobinämie deutlich höher. Sorgen machen brauchen Sie sich aber nicht, diese Erkrankung ist sehr selten.

10.2.6 Nebenwirkungen
Zu den wichtigen Nebenwirkungen gehören:

- Neurologische Erkrankungen
  - Extrapyramidale Störungen
  - Spätdyskinesien
  - Malignes neuroleptisches Syndrom. Dieses entsteht vermutlich durch einen Dopaminmangel und ist durch die Kombination aus motorischen Störungen (Akinese, Tremor, Rigor), vegetative Störungen (Tachykardie, Hyperthermie), psychische Störungen (Verwirrtheit, Stupor, Koma) und auffällige Laborwerte (CK-Anstieg, Transaminasen-Anstieg, Myoglobinurie, Azidose) gekennzeichnet.
- Methämoglobinämie
- Herzerkrankungen
  - Kreislaufkollaps
  - Bradykardie
  - Herzstillstand
  - QT Verlängerung

Die genannten kardialen Nebenwirkungen (QT-Verlängerung) waren auch der Grund, wieso alle metoclopramidhaltigen Tropfen mit einem Wirkstoffgehalt von mehr als 1 mg/ml aus dem Handel genommen wurden.

10.2.7 Wechselwirkungen
Tabelle 3 fasst die wesentlichen Wechselwirkungen zusammen.

10.2.8 Besonderheiten
Metoclopramid-Ampullen sind drei Jahre haltbar. Sie sollen vor Licht geschützt aufbewahrt werden. Metoclopramid soll nicht mit anderen Arzneimitteln gemischt werden. Es darf nicht in alkalischen Lösungen (z.B. Natriumbikarbonat) verdünnt werden.

Tabelle 3: Wechselwirkungen zwischen Metoclopramid und weiteren Arzneimittelgruppen.

Substanzklasse	Wechselwirkung	Mechanismus	Besondere Hinweise
Levodopa und dopaminerge Agonisten	Wirkabschwächung von Levodopa und dopaminergen Agonisten	Metoclopramid ist ein Antagonist an Dopamin-Rezeptoren.	Kontraindizierte Kombination
Alkohol	Sedierende Wirkung von Metoclopramid verstärkt	Additive Effekte (Alkohol ist auch sedierend)	
Sedierende Substanzen (Morphinderivate, Tranquillantien, H1-Antihistaminika, sedierende Antidepressiva, Barbiturate, Clonidin)	Verstärkte sedierende Effekte in Kombination mit Metoclopramid	Additive Wirkung	
Anticholinergika (Atropin)	Wirkabschwächung von Metoclopramid	Anticholinergika reduzieren die Motilität des Magen- Darm-Traktes	
Morphin und Derivate	Wirkabschwächung von Metoclopramid	Morphin und Derivate erzeugen eine spastische Obstipation	
Neuroleptika	Risiko extrapyramidaler Störungen erhöht	Extrapyramidale Störungen entstehen durch einen Dopaminmangel, der durch Metoclopramid verstärkt wird	
Antidepressiva (selektive Serotonin-Wiederaufnahme-Hemmer)	erhöhtes Risiko für das Auftreten eines Serotonin-Syndroms	-----	
Digoxin	Wirkungsabschwächung von Digoxin	Verminderte Bioverfügbarkeit von Digoxin bei geänderter Motilität	
Ciclosporin	verstärkte Wirkung von Ciclosporin	Metoclopramid verbessert die Resorption von Ciclosporin	
Suxamethonium und Mivacurium	verlängerte neuromuskuläre Blockade	-----	
Fluoxetin	erhöhte Plasmakonzentration von Metoclopramid	Abbau von Metoclopramid durch CYP-2D6-Isoenzym herabgesetzt	
Paroxetin	erhöhte Plasmakonzentration von Metoclopramid	Abbau von Metoclopramid durch CYP-2D6-Isoenzym herabgesetzt	
Orale Kontrazeptiva, Cimetidin, Paracetamol Antibiotika, Lithium	abgeschwächte Wirkung	Herabgesetzte Resorption durch die prokinetischen Effekte von Metoclopramid	

Metoclopramid und Dimenhydrinat

10.3 Dimenhydrinat (Vomex A®)

Dimenhydrinat (Vomex A®) zählt zur Gruppe der H_1- Antihistaminika, die an anderer Stelle schon ausführlich besprochen wurden. Es blockiert Histamin-H_1- und muscarinerge Rezeptoren zwischen Innenohr und Brech-Zentrum und ist sedierend. Dimenhydrinat hat darüber hinaus auch noch periphere anticholinerge Eigenschaften.

Es ist das Salz von Diphenhydramin, einem weiteren Antihistaminikum, mit 8-Chlortheophyllin. Dimenhydrinat wird nach rektaler Gabe gut resorbiert und im Blut in seine Bestandteile Diphenhydramin und 8-Chlortheophyllin gespalten. Bereits bei der ersten Passage werden 50% in der Leber metabolisiert. Die Wirkdauer beträgt ca. 3-6h. Das Verteilungsvolumen ist mit 3-4 l/kg KG recht hoch und deutet an, dass Diphenhydramin aus dem Blut in andere Gewebe umverteilt wird. Die Plasmaproteinbindung ist gleichfalls hoch. Diphenhydramin kann die Plazentaschranke überwinden und geht in die Muttermilch über. Die Substanz wird nahezu vollständig innerhalb von 24h weitestgehend metabolisiert und über die Nieren ausgeschieden. Nach intramuskulärer Gabe werden maximale Plasmaspiegel nach ca. 2h gemessen. Die maximalen Plasmaspiegel liegen nach intramuskulärer Gabe ca. 20% unter den nach i.v. Injektion gemessenen.

Für den Rettungsdienst sind zwei Applikationsformen interessant: die Injektionslösung und die Suppositorien. Beide haben den Vorteil, dass auch bei Erbrechen der Wirkstoff in die Blutbahn gelangt.

10.3.1 Zubereitungsformen

Vomex A® Kinder-Suppositorien 40 mg
Vomex A® Kinder-Suppositorien 70 mg forte
Vomex A® Suppositorien 150 mg (für Erwachsene)
Vomex A® i.m. Injektionslösung 100 mg/2ml
Vomex A® i.v. Injektionslösung 62 mg/10 ml

10.3.2 Indikationen

Dimenhydrinat ist zugelassen zur Prophylaxe und symptomatischen Therapie von Übelkeit und Erbrechen unterschiedlicher Genese, insbesondere von Kinetosen. Zur alleinigen Behandlung von Zytostatika-induzierter Übelkeit und Erbrechen ist Dimenhydrinat nicht geeignet.

10.3.3 Dosierung

Suppositorien und Injektionslösung zur prophylaktischen Anwendung sollen ca. 30-60 Minuten vor Reisebeginn gegeben werden. Zur Therapie von Übelkeit und Erbrechen werden die Gaben in regelmäßigen Abständen über den Tag verteilt.

Achtung: Sie selbst sollten Dimenhydrinat vor Antritt Ihres Dienstes zur Prophylaxe von Übelkeit aufgrund des Fahrstils Ihrer Kollegen keinesfalls einnehmen! Die Fähigkeit zum Führen von Fahrzeugen und der Bedienung von Maschinen ist aufgrund der sedierenden Wirkungen eingeschränkt.

Metoclopramid und Dimenhydrinat

10.3.4 Suppositorien

Für die einzelnen Altersgruppen stehen verschiedene Dosierungen zur Verfügung. Vomex A®
Suppositorien (150 mg) dürfen nicht bei Kindern unter 14 Jahren angewendet werden.
Vomex A® Kinder-Suppositorien 70 mg forte sollen nicht bei Kindern unter 6 Jahren angewendet werden.

Tabelle 4: Dosierung der Suppositorien in Abhängigkeit vom Alter.

Alter	Vomex A® 40 mg	Vomex A® 70 mg	Vomex A® 150 mg	Besonderheiten
Kleinkinder 8-15 kg	1 x tgl.	----	----	----
Kinder 15-25 kg	2 x tgl.	1 x tgl.	----	Kinder von 6 bis 14 Jahre maximal 150 mg Dimenhydrinat/Tag
Kinder 25-40 kg	2-3 x tgl.	2 x tgl.	----	Kinder von 6 bis 14 Jahre maximal 150 mg Dimenhydrinat/Tag
Kinder > 40 kg und Jugendliche > 14 Jahre	----	2-3 x tgl.	----	Kinder von 6 bis 14 Jahre maximal 150 mg Dimenhydrinat/Tag Erwachsene und Jugendliche über 14 Jahre maximal 400 mg Dimenhydrinat/Tag
Jugendliche > 14 Jahre Erwachsene	----	----	1-2 x tgl. (bei einem Gewicht > 70 kg max. 3 x tgl.)	Erwachsene und Jugendliche über 14 Jahre maximal 400 mg Dimenhydrinat/Tag

10.3.5 Injektionslösung

Die intramuskuläre Anwendung soll tief intraglutäal erfolgen. Die intravenöse Injektion muss
sehr langsam über mindestens zwei Minuten erfolgen. Bei Injektion durch eine Verweilkanüle
sollte mit Kochsalz- oder Ringerlösung nachinfundiert werden.

Tabelle 5: Dosierung der Injektionslösung in Abhängigkeit vom Alter.

Alter	Vomex A® i.m. Injektionslösung	Vomex A® i.v. Injektionslösung	Besonderheiten
Erwachsene und Jugendliche > 14 Jahre	1-3 Ampullen (100-300 mg)	1-3 Ampullen (62-186 mg)	Tageshöchstdosis 400 mg
Kinder 6-14 Jahre	1-3 x tgl. 25-50 mg	1-3 x tgl. 25-50 mg	Tageshöchstdosis 150 mg
Kinder > 6 kg KG		1-3 x tgl. 1,25 mg/kg KG	
Überdosierungen müssen bei Kindern < 3 Jahren aufgrund der potentiellen Lebensgefährdung unbedingt vermieden werden!			

Metoclopramid und Dimenhydrinat

10.3.6 Gegenanzeigen

Die Fachinformationen nennen einige Gegenanzeigen, die beachtet werden sollten:

- Überempfindlichkeit gegenüber Dimenhydrinat, anderen Antihistaminika bzw. einem anderen Bestandteil des Arzneimittels
- akuter Asthma-Anfall
- Engwinkelglaukom
- Phäochromozytom
- Porphyrie
- Prostatahyperplasie mit Restharnbildung
- Krampfanfälle (Epilepsie, Eklampsie)

Besondere Vorsicht ist geboten bei:
- eingeschränkter Leberfunktion
- Herzrhythmusstörungen
- Hypokaliämie, Hypomagnesiämie
- Bradykardie
- angeborenem langen QT-Syndrom oder anderen klinisch signifikanten kardialen Störungen (insbesondere koronare Herzkrankheit, Erregungsleitungsstörungen, Arrhythmien)
- gleichzeitiger Anwendung von Arzneimitteln, die ebenfalls das QT-Intervall verlängern (z. B. Antiarrhythmika Klasse Ia oder III, Antibiotika, Malaria-Mittel, Antihistaminika, Neuroleptika) oder zu einer Hypokaliämie führen
- chronischen Atembeschwerden und Asthma
- Pylorus-Stenose

Einige Kontraindikationen lassen sich aus den Wirkungen dieser Substanz ableiten. Dimenhydrinat ist sedierend, was bei einem akuten Asthmaanfall zwar einerseits angenehm sein kann, auf der anderen Seite aber auch das Risiko in sich birgt, dass der Atemantrieb reduziert wird. Hinzu kommt, dass Dimenhydrinat das Bronchialsekret eindickt, was bei allen Formen von obstruktiven Atemwegserkrankungen das Krankheitsbild verschlimmern kann. Dimenhydrinat ist auch anticholinergisch wirksam, d.h. es wirkt in sehr abgeschwächter Form ähnlich Atropin. Nach Gabe von Atropin weiten sich die Pupillen, was die Zirkulation von Kammerwasser im Auge behindert und erklärt, wieso Dimenhydrinat bei einem Engwinkelglaukom mit erhöhten Augeninnendruck kontraindiziert ist. Eine gestörte Blasen- und Darmentleerung sind weitere Folgen einer Therapie mit dieser Substanz und Ausdruck der anticholinergen Wirkung. Klar, dass die deshalb bei einer Prostatahypertrophie unterbleiben sollte. Die anticholinergen Wirkungen sind des Weiteren für einen möglichen Blutdruckanstieg und für eine Tachykardie verantwortlich, was die Kontraindikation Phäochromozytom und die Vorsichtsmaßnahmen bei Rhythmusstörungen erklärt. Tachykardien werden dann begünstigt, wenn die Kalium- und Magnesiumkonzentrationen im Blut gering sind. Die Verlängerung der QT-Zeit wird aber eher bei den H_1-Antihistaminika der zweiten Generation beobachtet.

10.3.7 Nebenwirkungen

Die wesentliche Nebenwirkung von Dimenhydrinat und anderen Histamin-H_1-Rezeptorantagonisten der ersten Generation ist die ausgeprägte Sedierung. Bei all diesen Substanzen handelt es sich um relativ kleine Moleküle, die die Blut-Hirn Schranke überwinden können. Im Gegensatz zu den neuen H_1-Antihistaminika der zweiten und dritten Generation hat Dimenhydrinat aber auch eine besonders hohe Affinität zu H_1-Rezeptoren des ZNS, was zu den sedierenden Effekten mit beiträgt. Die Einschränkung der Leistungsfähigkeit des ZNS unter einer Therapie mit Dimenhydrinat ist vergleichbar mit einer Alkoholkonzentration im Blut oberhalb der für den Straßenverkehr erlaubten Grenzen.

Daneben gibt es weitere ZNS-Effekte wie Koordinationsstörungen, Erschöpfung, Benommenheit und Schwindel, die vor allem Senioren betreffen. Bei einigen Patienten können aber auch paradoxe Wirkungen wie Nervosität, Tremor, Schlaflosigkeit und Epilepsie beobachtet werden. Besonders gefährdet sind hier Kinder.

Gastrointestinale Nebenwirkungen sind vergleichsweise häufig und äußern sich in Form von Übelkeit, Schwindel, Appetitlosigkeit, Diarrhoe oder Obstipation.

Eine trockene Mund-, Nasen- und Rachenschleimhaut ebenso wie Harnverhalt, Obstipation und Palpitationen sind Ausdruck der anticholinergen Wirkung.

10.3.8 Wechselwirkungen

Für den klinischen Alltag vorherrschend sind vor allem die Nebenwirkungen, die sich aus einer gegenseitigen Wirkungsverstärkung mit anderen zentral dämpfenden Substanzen ergeben.

Tabelle 6: Wechselwirkungen zwischen Dimenhydrinat und weiteren Pharmaka.

Substanzgruppe	Beispiel	Wechselwirkung
Zentral dämpfende Substanzen	Psychopharmaka, Hypnotika, Sedativa, Analgetika, Narkotika, Antitussiva	Gegenseitige Wirkungsverstärkung
Diverse	Atropin, Biperiden, Trizyklische Antidepressiva	Verstärkung der anticholinergen Wirkung
Antidepressiva	MAO-Hemmer	Ileus, Harnverhalt, malignes Glaukom, Hypotonie
Antiarrhythmika Klasse 1a und III	Amiodaron, Disopyramid, Sotalol	QT-Verlängerung
Makrolidantibiotika	Erythromyzin, Clarithromyzin	QT-Verlängerung
Neuroleptika	Chlorpromazin, Haloperidol	QT-Verlängerung
Malaria Medikamente	Chloroquin	QT-Verlängerung
Diuretika	Furosemid, Torasemid, HCT	Hypokaliämie
Antihypertensiva	ß-Blocker, Kalzium-Antagonisten, ACE-Hemmer, Sartane	Verstärkte Blutdrucksenkung und Müdigkeit

Metoclopramid und Dimenhydrinat

10.3.9 Besonderheiten

Die Suppositorien sind 3 Jahre haltbar. Sie sollen bei Temperaturen unter 25°C gelagert werden.

Vomex A® Injektionslösung ist gleichfalls 3 Jahre haltbar und kann mit folgenden Lösungen verdünnt werden:

- Glucose 5/10%
- Isotonische Kochsalzlösung
- Ringerlösung

Besondere Lagerungsbedingungen sind für die Injektionslösung nicht erforderlich. Aufgrund von Inkompatibilitäten darf Dimenhydrinat nicht mit Lösungen der folgenden Arzneistoffe gemischt werden:

- Aminophyllin
- Heparin-Natrium
- Hydrocortison-Natriumsuccinat
- Hydroxyzin-HCl
- Phenobarbital-Natrium
- Phenytoin-Natrium
- Prednisolon-Natriumphosphat
- Promazin-HCl
- Promethazin-HCl

Metoclopramid und Dimenhydrinat

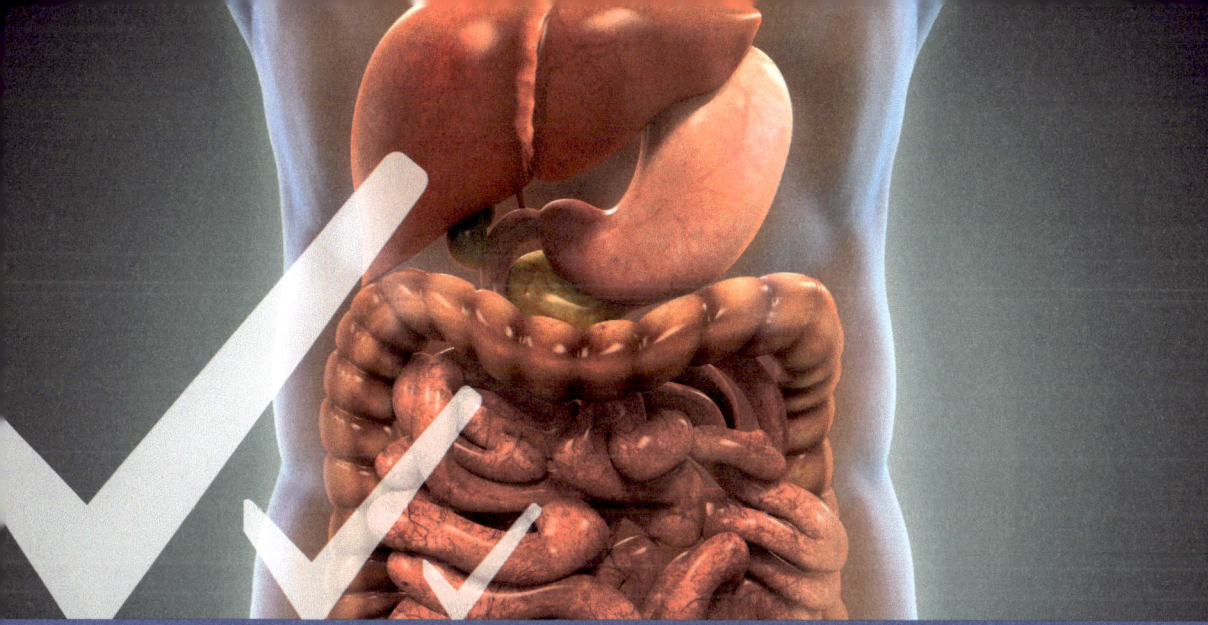

Checkliste: Erbrechen

Metoclopramid
Antiemetikum
Handelsname: MCP®, Paspertin®

Wirkweise
+ Erhöhung des unteren Ösophagussphinktertonus sowie der Magen- und Dünndarmmotalität durch Beeinflussung dopaminerger und cholinerger Rezeptoren
+ Beeinflussung des Brechzentrums
+ Überwindung der Blut-Hirn-Schranke

Indikation mit Dosierung
Übelkeit / Erbrechen
10 mg i.v.

Nebenwirkungen
+ Müdigkeit
+ Bei Kindern unter 14 Jahren häufig extrapyramidale Nebenwirkungen (Dyskinesie)
+ Extrapyramidale Nebenwirkungen mit Biperiden (Akineton®) behandelbar

Kontraindikationen
+ Wirkungsverstärkung mit zentral dämpfenden Medikamenten
+ Trizyklische Antidepressiva bzw. Neuroleptika verstärken die extrapyramidalen Nebenwirkungen
+ Morbus Parkinson

Metoclopramid und Dimenhydrinat

Dimenhydrinat
Antiemetikum
Handelsname: Vomex A®

Wirkweise
+ Antihistaminikum
+ Therapie und Prophylaxe von Übelkeit und Erbrechen
+ Zusammensetzung aus dem Antihistaminikum Diphenhydramin
  und dem Theophyllinderivat 8-Chlortheophyllin
+ Blockade zentraler H1-Rezeptoren, Hemmung des histamninduzierten Brechreflexes in
  der Area postrema (Medulla oblongata), anticholinerge Wirkung

Indikation mit Dosierung
Übelkeit und Erbrechen
2 / 4 Amp. à 62 mg (10 ml) i.v.
Achtung: langsam applizieren (2-5 Minuten)

Nebenwirkungen
+ Gefahr von Herzrhythmusstörungen, insbesondere bei Patienten mit KHK
+ QT-Verlängerung
+ Vigilanzreduktion, Müdigkeit, Benommenheit
+ Mundtrockenheit, Tachykardie
+ Sehstörungen, Erhöhung des Augeninnendrucks
+ Miktionsstörungen

Kontraindikationen
+ Überempfindlichkeit gegenüber Antihistaminika
+ akuter Asthmaanfall
+ Engwinkelglaukom
+ Phäochromozytom
+ Porphyrie
+ Prostatahyperplasie mit Restharnbildung
+ Krampfanfälle (Epilepsie, Eklampsie)
+ Long-QT-Syndrom

Herz-Kreislaufstillstand Teil 1 –
Adrenalin

Prof. Dr. H. Hohage

Herz-Kreislaufstillstand Teil 1 –
Adrenalin

11.1   Einleitung

Adrenalin ist seit mehreren Jahrzehnten die wichtigste blutdrucksteigernde Substanz bei der kardiopulmonalen Reanimation (CPR). Epidemiologische Daten geben immerhin eine Häufigkeit von ca. 50-66 Reanimationsbehandlungen pro 100.000 Einwohner und Jahr an. Für die Bundesrepublik Deutschland heißt das, dass pro Jahr 40.000 bis 50.000 Mitbürger reanimiert werden, pro Tag also etwa 140 Wiederbelebungen stattfinden. Adrenalin verbessert zwar die return-of-spontaneous-circulation (ROSC)-Rate und das Kurzzeitüberleben, jedoch wird eine verbesserte Krankenhausentlassrate und damit ein besseres Langzeitüberleben weder durch Adrenalin noch durch irgendein anderes Notfallmedikament nach einem Kreislaufstillstand erreicht. Trotz der fehlenden gesicherten Langzeitwirkungen wird an Adrenalin als Medikament der ersten Wahl bei der CPR in den aktuellen Leitlinien festgehalten.

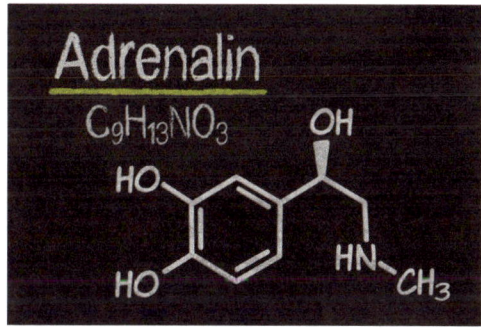

Abb. 1: Chemische Formel von Adrenalin

Adrenalin (Suprarenin®) ist laut Fachinformation zugelassen für die Behandlung

- des Herz-Kreislaufstillstandes (kardiopulmonale Reanimation),
- des anaphylaktischen Schocks,
- einer schweren anaphylaktischen Reaktion (Stadium III und IV),
- des septischen Schocks (nicht primäre Therapie),
- von Blutungen zur lokalen Gefäßverengung, nicht jedoch bei chirurgischen Eingriffen am Auge oder Ohr.

Die Empfehlungen des European Resuscitation Council sehen Adrenalin als Medikament der ersten Wahl bei der kardiopulmonalen Reanimation. Die Ursache spielt hierbei keine Rolle. Auch für die Behandlung der Anaphylaxie gilt es als bevorzugtes Medikament. Beim kardiogenen Schock hingegen ist Adrenalin nur das Medikament der zweiten Wahl.
Pseudokrupp und Larynxödem stellen zwei weitere Erkrankungen dar, bei denen Adrenalin, allerdings ohne Zulassung, eingesetzt werden kann. Über einen Vernebler gegeben tritt bei einem Pseudokrupp-Anfall üblicherweise binnen einer halben Stunde eine Besserung ein, auch bei einem Larynxödem ist mit einer schnellen Verbesserung zu rechnen. Bei den beiden letztgenannten Erkrankungen wird die Adrenalingabe regelmäßig mit einem Cortison-Präparat kombiniert.

Adrenalin

Adrenalin

11.2 Darreichungsformen

Adrenalin ist für die parenterale (i.v., i.o., s.c., i.m., endotracheal, intrakardial) Gabe zugelassen. Die Dosis pro Ampulle (1 ml) beträgt 1,2 mg Epinephrinhydrochlorid, entsprechend 1,0 mg Epinephrin. Dies entspricht einer Verdünnung von 1:1.000. Für den therapeutischen Einsatz wird Adrenalin 1:10 mit 0,9% NaCl oder ggf. Wasser für Injektionszwecke verdünnt, wodurch eine Gebrauchslösung in der Verdünnung 1:10.000 entsteht. Höhere Dosierungen als 1:1.000 oder 1:10.000 machen bei einer Reanimation keinen Sinn.

Im Handel gibt es auch noch zwei Autoinjektionslösungen, *Fast Inject junior* (0,15 mg Epinephrin in 0,3ml Injektionslösung) zur Anwendung bei Kindern von 15-30 kg Körpergewicht und *Fast Inject* (0,30 mg Epinephrin in 0,30 ml Injektionslösung) zur Anwendung bei Erwachsenen und Kindern über 30 kg Körpergewicht. Beide Autoinjektionslösungen werden bei akuten schweren allergischen Reaktionen (Anaphylaxie) vom Patienten selbst gespritzt.

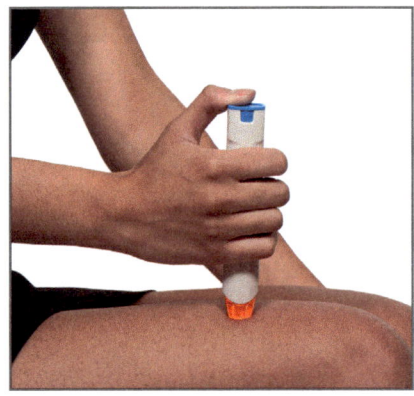

Abb. 2: Epinephrin-Autoinjektor

Wenn Sie die beiden letzten Absätze durchgelesen haben, ist Ihnen vielleicht aufgefallen, dass der Begriff *Epinephrin* gefallen ist. Bei Adrenalin und Epinephrin handelt es sich allerdings um ein und dieselbe Substanz. Der Name *Adrenalin* ist aus dem Lateinischen und *Epinephrin* aus dem Griechischen abgeleitet.

> Die Begriffe Adrenalin und Epinephrin geben Aufschluss über die körperinterne Herkunft dieses Stresshormons (ad = an, ren = Niere; epi = auf, nephros = Niere). Es handelt sich demnach um eine Substanz, welche an- bzw. auf den beiden Nieren in den Nebennieren produziert wird.
> Die jeweilige Nebenniere lässt sich in ein Mark und eine Rinde einteilen (Abb. 3).
> Während im Nebennierenmark die Katecholamine Adrenalin, Noradrenalin und Dopamin produziert werden, steht die Nebennierenrinde im Dienste der Produktion von Mineralocortikoiden (Aldosteron, welches an der Blutdruckregulation beteiligt ist), Glukokortikoiden (Cortisol mit antiinflammatorischer Wirkung) und Sexualhormone (Androgene und Östrogene).

Sicherlich sind Sie auch über den Begriff *Epinephrinhydrochlorid* gestolpert. Was hat es damit auf sich? Viele Arzneimittel sind in ihrer eigentlichen Wirkform nicht wasserlöslich. Für Adrenalin hätte das fatale Folgen, wäre es somit nicht als Injektion zu geben. Dieses Problem kann man umgehen, indem die Wirksubstanz durch Zusatz einer zweiten, wasserlöslichen Substanz wasserlöslich wird. Im Falle des Adrenalins wurde dazu Salzsäure, ja, Sie haben richtig gelesen, Salzsäure verwendet. Adrenalin und Salzsäure verbinden sich zu einem Salz, das gut wasserlöslich ist und somit als Injektion eingesetzt werden kann.

Ein weiterer Punkt dürfte Ihnen bei der Lektüre des Abschnittes Darreichungsformen „aufgestoßen" sein, steht doch darin, dass Adrenalin für die intrakardiale Gabe zugelassen ist. Nun bedeutet „Zulassung" nicht unbedingt, dass etwas auch wirklich geeignet ist, was in besonderem Maße auch für die intrakardiale Anwendung gilt, die ist nämlich obsolet!

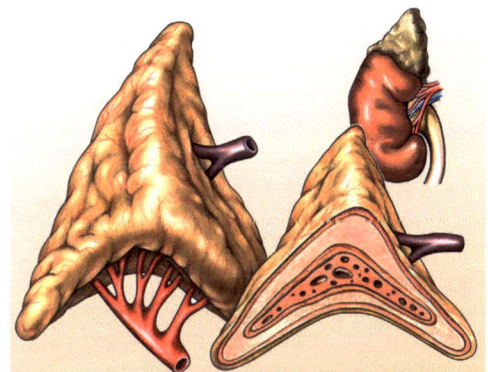

Abb. 3: Querschnitt durch die Nebenniere

11.3 Kontraindikationen
Die systemische Gabe von Adrenalin ist bei einer Reihe von Erkrankungen kontraindiziert. Hierzu zählen

- Überempfindlichkeit gegen den Wirkstoff oder Natriummetabisulfit
- Hypertonie
- Hyperthyreose
- Phäochromozytom
- Engwinkelglaukom
- Prostataadenom mit Restharnbildung (Abb. 4)
- Paroxysmale Tachykardie
- Hochfrequente absolute Arrhythmie
- Schwere Nierenfunktionsstörungen
- Koronar- und Herzmuskelerkrankungen
- Sklerotische Gefäßveränderungen
- Cor pulmonale

Der Vollständigkeit halber sei erwähnt, dass Adrenalin auch lokal bei einigen Erkrankungen nicht gegeben werden darf, da eine Resorption nicht ausgeschlossen ist. Hierzu zählen:

- Überempfindlichkeit gegen den Wirkstoff oder Natriummetabisulfit
- Engwinkelglaukom
- Paroxysmale Tachykardie
- Hochfrequente absolute Arrhythmie
- Anästhesien im Endstrombereich, insbesondere von Fingern, Zehen, Penis, Nasenspitze

Natriumbisulfit ist eine sehr reaktionsfreudige Substanz, die als Antioxidans der Injektions-Lösung zugefügt ist. Bei Patienten mit Asthma kann Natriumbisulfit Überempfindlichkeitsreaktionen wie Erbrechen, Durchfall, erschwerte Atmung, Asthmaanfall oder eine Bewusstseinsstörung hervorrufen.

Adrenalin

Bei der Betrachtung der Kontraindikationen muss allerdings berücksichtigt werden, dass in der Notfallsituation einige der Kontraindikationen zum einen nicht unbedingt erkennbar sind (z.B. Schilddrüsenerkrankung, Nierenfunktionsstörungen, sklerotische Gefäßveränderungen), zum anderen aber in Anbetracht der akuten vitalen Gefährdung letztendlich auch keine Rolle bei der Therapieentscheidung spielen dürfen.

11.4. Nebenwirkungen

Wenngleich im Rahmen einer Reanimation nicht das Hauptaugenmerk auf die Nebenwirkungen zu richten ist, so sollten doch einige relevante zumindest im Hinterkopf behalten werden. An erster Stelle stehen kardiale Störungen wie Arrhythmien und Angina pectoris-Anfälle, für die besonders Patienten mit einer Hyperthyreose anfällig sind. Medizinisch weniger bedeutsam, für den Patienten aber durchaus belastend, können Angstzustände, Schwächegefühl und Tremor sein.

11.5. Wechselwirkungen

Im Rettungsdienst gilt es eine Reihe von Wechselwirkungen zu berücksichtigen, die durch die Therapie häufiger Grunderkrankungen entstehen können. So kann die Kombination von Adrenalin und einem Alphablocker, der zum Beispiel in der Therapie der Hypertonie oder auch der Prostatahypertrophie gegeben wird, die blutdrucksteigernden Effekte von Adrenalin aufheben bzw. sogar ins Gegenteil umkehren, also eine Blutdrucksenkung erzeugen. Dieses Phänomen wird als Adrenalinumkehr bezeichnet.

Bei einer Reihe von Medikamenten wird der Abbau des Adrenalins verzögert, was zu einer verlängerten Wirkdauer, einer stärkeren Wirkung und somit auch zum gehäuften Auftreten von Rhythmusstörungen führen kann. Eine Übersicht über die in Frage kommenden Medikamente gibt Tabelle 1.
In der Rettungsmedizin sicherlich wenig bedeutsam ist die Tatsache, dass Adrenalin zu einem Anstieg des Blutzuckers führen kann.

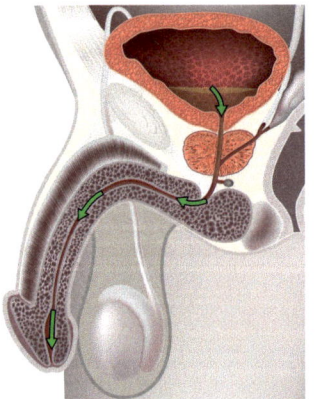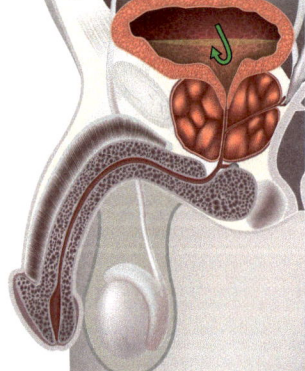

Abb. 4: Schematische Darstellung,
links: gesunde Prostata; rechts: benigne Prostatahyperplasie

11.6. Dosierung

Adrenalin ist zur intravenösen, subkutanen, intrakardialen und endotrachealen Therapie zugelassen. Eine orale Therapie kommt aufgrund der sehr geringen Resorption aus dem Magen-Darm-Trakt und dem verzögerten Wirkeintritt nicht in Betracht. Wenngleich die Bio-

Adrenalin

Tabelle 1: Wechselwirkungen zwischen Adrenalin und anderen Pharmaka

Wirkstoffgruppe	Medikament (INN-Name)	Handelsname
Schilddrüsenmedikamente	L-Thyroxin	L-Thyroxin®
Antiobstruktiva	Theophyllin	Euphyllin®
Parasympatholytika	Atropin	Atropin®
Antihistaminika	Diphenhydramin Chlorphenamin	Emesan®, Labmond® Balkis Schupfenkapseln®
Antidepressiva	Amitryptilin Doxepin Mianserin Mirtazapin Moclobemid	Saroten® Aponal® Tolvin® Remergil® Aurorix®
Parkinson Medikamente	Levodopa Entacapon	L-Dopa® Comtess®
Herzglykoside	Digoxin Digitoxin	Novodigal® Digimerck®

verfügbarkeit mit Werten zwischen 60 und 100% angegeben ist, die Resorption aus der Bronchialschleimhaut rasch erfolgen soll und die Wirkung länger anhält als nach der i.v. Gabe, findet sich die endotracheale Gabe aufgrund der sehr schwankenden Resorption nicht mehr in den aktuellen Leitlinien. Sollte sie dennoch angewendet werden, sind bei einer CPR 3- bis 10-fach höhere Dosierungen (2-3 mg Epinephrin) erforderlich.

> Unter dem Begriff Bioverfügbarkeit wird der prozentuale Anteil des Wirkstoffs einer Medikamentendosis verstanden, welcher unverändert im systemischen Kreislauf zur entsprechenden Wirkungsentfaltung zur Verfügung steht.
> Wird ein Arzneimittel intravenös appliziert, so liegt die Bioverfügbarkeit definitionsgemäß bei 100%.
> Verschiedene Umstände können zu einer Reduktion der Bioverfügbarkeit führen, wobei der sog. First-Pass-Effekt am bekanntesten sein dürfte.
> Hierbei kommt es durch die erste Leberpassage zu einem Abbau des entsprechenden Arzneimittels, wodurch die Bioverfügbarkeit sinkt.

Die intrakardiale Gabe gilt als obsolet. Viel sinnvoller, und auch aufgrund der Zulassung möglich, ist hier die intraossäre Gabe als Alternative bei Fehlen eines intravenösen Zugangs. Diese wird empfohlen, falls innerhalb von 2 Minuten kein intravenöser Zugang gelegt werden kann. Die intraossäre Gabe ist mittlerweile auch bei Erwachsenen als sichere Methode validiert. Vergleichbare Plasmakonzentrationen werden nach einem annähernd gleichen Zeitintervall wie nach Gabe des Medikaments über einen ZVK gemessen.
Im Rahmen einer Reanimation oder bei schweren anaphylaktischen Reaktionen ist die intravenöse Gabe einer 1:10 mit 0,9% NaCl verdünnten Lösung üblich. Möglich ist auch das Zuspritzen von Adrenalin pur in eine schnell laufende Infusion. Die intramuskuläre oder subkutane Gabe von Adrenalin ist gleichfalls möglich, Adrenalin wird aber aufgrund der lokalen Vaso-

Adrenalin

Tabelle 2: Dosierungsempfehlungen für Adrenalin gemäß Fachinformation.

Krankheits-bild	Applikati-onsort	Verdünnung	Dosis (mg)	Volumen (ml)	Wieder-holung nach Minuten	Infusion
Reanimation						
Erwachsene	i.v.	1:10	1	10	3-5	
Reanimation Säugling / Kind	i.v. i.o.	1:10	0,01 mg/kg	0,1 ml/kg	3-5	0,1 bis 1,0 µg/kg KG/min
Anaphylaktischer Schock						
Erwachsene	i.v.	1:10	0,1	1	3-5	
Kinder	i.v.	1:10		0,1 ml/kg	15-20	
Schwere anaphylaktische Reaktion						
Erwachsene	i.v.	1:10	0,1	1	1-2, später 5-10	0,05 bis 0,5 µg/kg KG/min
Kinder	i.v. (i.o.)	1:10		0,1 ml/kg KG	15-20	0,05 bis 0,5 µg/kg KG/min

konstriktion langsamer resorbiert und die Bioverfügbarkeit sinkt. Anders sieht es bei einer Anaphylaxie aus. Die Leitlinien empfehlen ganz explizit die intramuskuläre Gabe.

Wie Sie der Tabelle 2 entnehmen können wird gemäß den Angaben der Fachinformation auch bei einer anaphylaktischen Reaktion oder einem anaphylaktischen Schock Adrenalin i.v. gegeben. Die Leitlinien sehen dies sehr kritisch und raten aufgrund des hohen Risikos für das Auftreten von Nebenwirkungen bei diesen Indikationen von einer intravenösen Gabe ab. Eindeutig favorisiert wird die intramuskuläre Gabe in den folgenden, altersangepassten Dosierungen:

- älter als 12 Jahre und Erwachsene: 500 µg
- 6 bis 12 Jahre: 300 µg
- 6 Monate bis 6 Jahre: 150 µg
- jünger als 6 Monate: 150 µg

Die intramuskuläre Gabe in die anterolaterale Seite des mittleren Drittels des Oberschenkels ist für die meisten Anwender der sicherste und schnellste Applikationsweg. Für die Kontrolle des Therapieerfolges ist eine frühzeitige Überwachung (Pulsoxymetrie, EKG, Blutdruckmessung) erforderlich. Bei Nichtansprechen der Therapie kann die Gabe in fünfminütigen Abständen wiederholt werden. Diese konkrete Empfehlung wird in den aktuellen ERC-Leitlinien so nicht mehr gegeben, stattdessen wird eine maximale Dosis von 0,5 mg genannt.

Sollte sich trotzdem kein Therapieerfolg einstellen, kann die intravenöse Gabe durch erfahrene Anwender in Form von 50 µg Boli bis zum Ansprechen erfolgen. Bei Patienten mit einem

Adrenalin

Spontankreislauf können sich allerdings lebensbedrohliche Nebenwirkungen (Hypertensive Krise, Tachykardien, Rhythmusstörungen, Myokardischämie) entwickeln.

11.7 Anwendung

Adrenalin wird sowohl bei defibrillierbaren (Kammerflimmern, pulslose ventrikuläre Tachykardie) als auch bei nicht defibrillierbaren Zuständen (pulslose elektrische Aktivität (PEA)/Asystolie) gegeben. Bei initial diagnostizierter PEA oder Asystolie wird Adrenalin injiziert, sobald ein i.v. Zugang geschaffen wurde. Bei defibrillierbaren Zuständen erfolgt dies nach dem dritten Schock. Hiervon verspricht man sich einen verbesserten Defibrillationserfolg durch die gesteigerte koronare Perfusion. In beiden Fällen erfolgen weitere Gaben alle 3-5 Minuten, was der kurzen Halbwertszeit von ca. 3 Minuten geschuldet ist.

Auch bei einer Injektion über einen peripheren Zugang werden, so lassen es zumindest Tierexperimente vermuten, Spitzenkonzentrationen im Plasma nach ca. 90 Sekunden gemessen. Hat sich nach der dritten Defibrillation wieder eine eigenständige Zirkulation eingestellt, kann durch eine erneute Bolusgabe selbst sehr geringer Adrenalindosen (50-100 µg) eine Hypertonie, Tachykardie oder gar ein Kammerflimmern induziert werden. Ein Grund hierfür könnte darin liegen, dass direkt nach Wiederherstellung einer eigenständigen Zirkulation sehr hohe natürliche Adrenalinkonzentrationen im Plasma gemessen werden. Daher muss bei einem Spontankreislauf die Dosis vorsichtig titriert werden, um den Blutdruck zu stabilisieren. Eine i.v.-Dosis von 50 µg ist normalerweise für die meisten hypotensiven Patienten ausreichend.

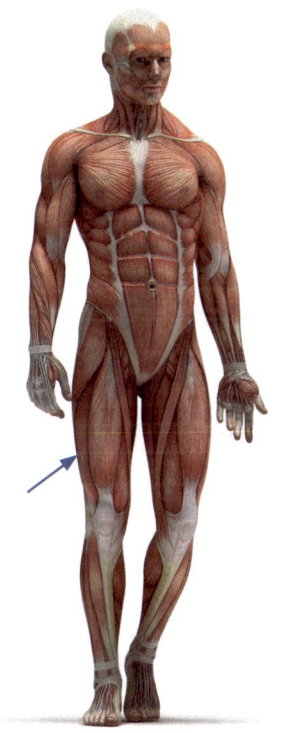

Abb. 5: Für die i.m.-Injektion eignet sich besonders der im seitlichen Oberschenkelbereich lokalisierte Musculus vastus lateralis (äußerer breiter Muskel)

11.8 Pharmakologie

Adrenalin und Noradrenalin haben vergleichbare, aber nicht identische Wirkungen. Der Grund hierfür liegt an der unterschiedlichen Wirkstärke der beiden Substanzen an verschiedenen Rezeptoren des Nervensystems. Für die Notfallmedizin spielen α_1-, β_1- und β_2-Rezeptoren eine besondere Rolle.
Die α_1-Rezeptoren existieren an den Gefäßen der Haut und Schleimhaut, der Skelettmuskulatur, der Niere, im Abdominalbereich, an den Herzkranzgefäßen und dem Gehirn. Eine Stimulation dieser Rezeptoren durch z.B. Adrenalin oder Noradrenalin bewirkt eine Vasokonstriktion und somit einen Blutdruckanstieg, wodurch die koronare und zerebrale Perfusion verbessert wird.
Die β_1-Rezeptoren kommen vorrangig im Herzen (Sinusknoten, Vorhofmuskulatur, AV-Knoten und Kammermyokard) vor. Ihre Stimulation bewirkt eine Erhöhung der Herzfrequenz (positiv chronotrop), der Überleitungsgeschwindigkeit (positiv dromotrop) zwischen Vorhof und Kammer sowie eine gesteigerte Kontraktilität in Vorhof und Kammer (positiv inotrop). Diese Verän-

Adrenalin

derungen können gleichfalls den koronaren und zerebralen Blutfluss erhöhen, die Kehrseite der Medaille sind aber ein erhöhter myokardialer Sauerstoffverbrauch, ektope ventrikuläre Arrhythmien (erhöhte Inzidenz bei Azidose), Hypoxien durch Shunts in der Lungenzirkulation, eine blockierte Mikrozirkulation und eine schlechte kardiale Funktion in der Postreanimationsphase. Die letztgenannten „ungünstigen" Effekte machen leider die „günstigen" Effekte des verbesserten koronaren und zerebralen Blutflusses wieder zunichte. Trotz dieser nicht optimalen Eigenschaften gibt es bislang keine therapeutische Alternative. Auch Vasopressin oder eine Kombination aus Vasopressin und Adrenalin haben sich als nicht überlegen erwiesen.

β_2-Rezeptoren schließlich sind unter anderem im Bronchialsystem lokalisiert, ihre Stimulation führt zu einer Erschlaffung der Bronchialmuskulatur, was therapeutisch z.B. zur Therapie des Asthmaanfalls genutzt wird. β_2-Rezeptoren existieren aber auch an den Herzkranzgefäßen und der Skelettmuskulatur und bewirken dort eine Gefäßerweiterung (Vasodilatation).

Welche Rezeptoren durch Adrenalin in welchem Ausmaß stimuliert werden, hängt nun entscheidend von der verwendeten Dosis ab. Bei niedrigen Dosierungen (ca. 1-2 Mikrogramm/ Minute beim Erwachsenen) werden vorwiegend β_1- und β_2-Effekte wie Beschleunigung der kardialen Reizbildung und Reizleitung, Abnahme der Refraktärzeit, Steigerung der myokardialen Kontraktilität, Zunahme der Herzfrequenz und des Herzzeitvolumens sowie ein Anstieg des systolischen Blutdruckes beobachtet. Der periphere Gefäßwiderstand und der diastolische Blutdruck nehmen durch Stimulation der an den Gefäßen der Skelettmuskulatur lokalisierten β_2-Rezeptoren ab. Der arterielle Mitteldruck bleibt somit noch gleich. Der Tonus der Bronchialmuskulatur nimmt ab (beta$_2$-adrenerg); dieser Effekt ist bei Bronchospasmus besonders ausgeprägt. Bei mittleren Dosierungen kombinieren sich die α- und β-rezeptorvermittelten Wirkungen: Zunahme von Herzfrequenz, Herzzeitvolumen und arteriellem Druck, Konstriktion von Haut- und Nierengefäßen, Verringerung von Durchblutung und Elektrolytausscheidung der Nieren, Vasodilatation im Bereich der Skelettmuskulatur und des Splanchnikus, metabolisch bedingte Koronardilatation. Bei weiterer Steigerung der Dosis werden die α-rezeptor-vermittelten Effekte wie Vasokonstriktion und Zunahme des peripheren Widerstandes mehr und mehr bedeutsam. Der mittlere arterielle Blutdruck steigt an, was eine Gegenregulation durch Stimulation des Baroreflexes auslöst, wodurch die zunächst tachykarde Herzfrequenz in eine Bradykardie übergeht. Hohe Dosen von Adrenalin (über 10 Mikrogramm/ Minute beim Erwachsenen) wirken kardial stark stimulierend und in der Gefäßperipherie überwiegend α-adrenerg: Tachykardie, Arrhythmie, Zunahme des peripheren Widerstandes und Anstieg des Blutdrucks im großen und kleinen Kreislauf sind die Folgen.

Adrenalin (A) und Noradrenalin (NA) haben nun unterschiedliche Effekte auf diese drei oben beschriebenen Rezeptorsysteme. An α_1-Rezeptoren sind Adrenalin und Noradrenalin annähernd gleich wirksam (A $\geq$ NA), gleiches gilt für die β_1-Rezeptoren (A = NA). An den β_2-Rezeptoren ist die Wirkung von Adrenalin aber viel stärker als die von Noradrenalin. Was hat das nun für Konsequenzen für die Praxis? Eine Bronchodilatation darf von Noradrenalin nicht erwartet werden, dies wird nur nach Adrenalingabe beobachtet. Sowohl Adrenalin als auch Noradrenalin steigern deutlich den Blutdruck, Adrenalin kann aber auch zu einer Umverteilung der Blutzirkulation in die Skelettmuskulatur führen, deren Gefäße ja auch mit gefäßerweiternden

Adrenalin

ß-Rezeptoren versorgt sind. Dieses Phänomen spielt möglicherweise auch eine Rolle bei der endotrachealen Gabe von Adrenalin, die zu einer Hypotonie und Senkung des koronaren Perfusionsdrucks führen kann.

11.9   Haltbarkeit

Suprarenin®-Ampullen sind 30 Monate haltbar. Werden die Lösungen innerhalb der Laufzeit aus dem Kühlschrank genommen und bei Raumtemperatur (25° C) gelagert, verkürzt sich die Restlaufzeit auf 6 Monate. Aus diesem Grund ist das Entnahmedatum aus dem Kühlschrank auf der Packung zu vermerken.

Adrenalin

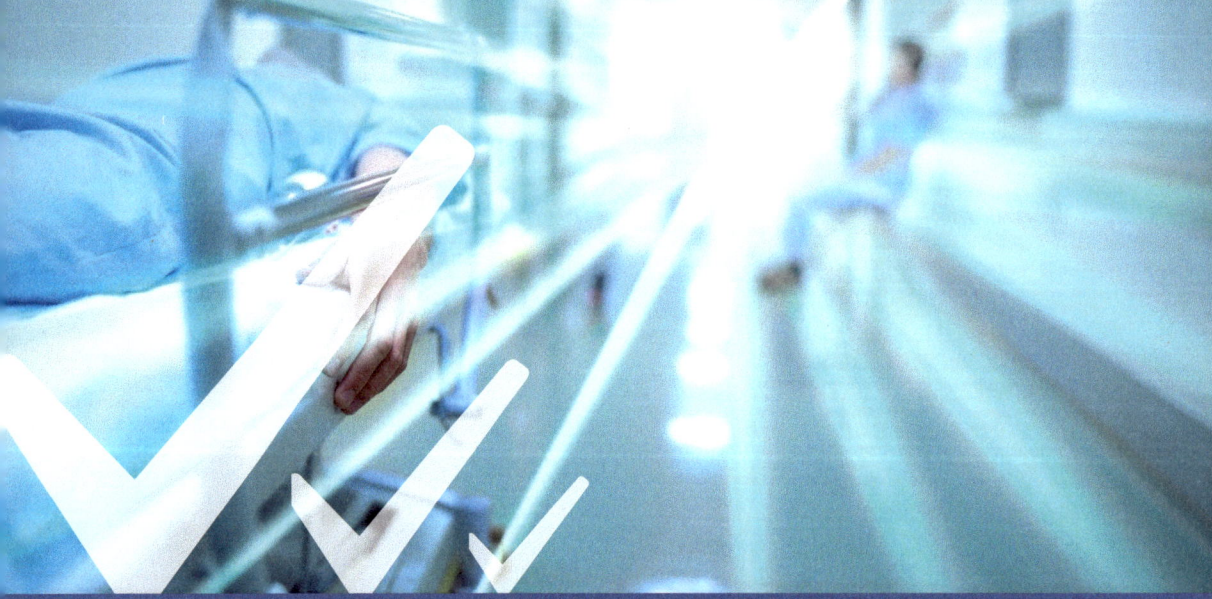

Checkliste: Adrenalin

Adrenalin
Katecholamin
Sympathomimetikum
Handelsname: Suprarenin®

Wirkweise
+ α-1-Wirkung: Vasokonstriktion
+ β-1-Wirkung: positiv chronotrop, positiv inotrop, positiv bathmotrop, positiv dromotrop, positiv lusitrop
+ β-2-Wirkung: Bronchodilatation
+ Verminderung der Histaminausschüttung
+ Erhöhung des peripheren Gefäßwiderstandes, Erhöhung des diastolischen Druckes ┄┄> gesteigerte Perfusion der Koronargefäße

Indikation mit Dosierung
Kardiopulmonale Reanimation
Bei Erwachsenen:
beim hypodynamen Kreislaufstillstand (Asystolie/PEA):
1 mg i.v. oder i.o. sofort
(zus. 20 ml Flüssigkeitsbolus mit Vollelektrolytlösung, kein NaBi!)
Repetitionsgabe: 1 mg alle 3-5 min.

beim hyperdynamen Kreislaufstillstand (VF/pVT):
1 mg i.v. oder i.o. nach der 3. Defibrillation (zus. 20 ml Flüssigkeitsbolus mit Vollelektrolytlösung, kein NaBi!)
Repetitionsgabe: 1 mg alle 3-5 min.

Bei Kindern:
0,01 mg/kg KG i.v. oder i.o.
(zus. 20 ml Flüssigkeitsbolus mit Vollelektrolytlösung, kein NaBi!)

Adrenalin

Anaphylaxie, Pseudokrupp, Bradykardie

Bei Erwachsenen:
0,5 mg i.m., wiederholt ggf. alle 5 min.
50 µg i.v. (beginnend mit 10 µg), wiederholt ggf.
Vernebelung: 2 mg
Bradykardie: 1-10 µg/Minute i.v.

Bei Kindern > 12 Jahre:
0,5 mg i.m., wiederholt ggf. alle 5 min.

Bei Kindern 6-12 Jahren:
0,3 mg i.m., wiederholt ggf. alle 5 min.

Bei Kindern < 6 Jahren:
0, 15 mg i.m., wiederholt ggf. alle 5 min.
Pseudokrupp Vernebelung: 3-5 mg

Nebenwirkungen
+ Tachykardie, Herzrythmusstörungen
+ Extrasystolen
+ Tremor
+ Erhöhung des Blutzuckerspiegels

Kontraindikationen
+ Tachykardie und tachykarde Herzrhythmusstörungen
+ Bei CPR und beim anaphylaktischen Schock keine!

Adrenalin

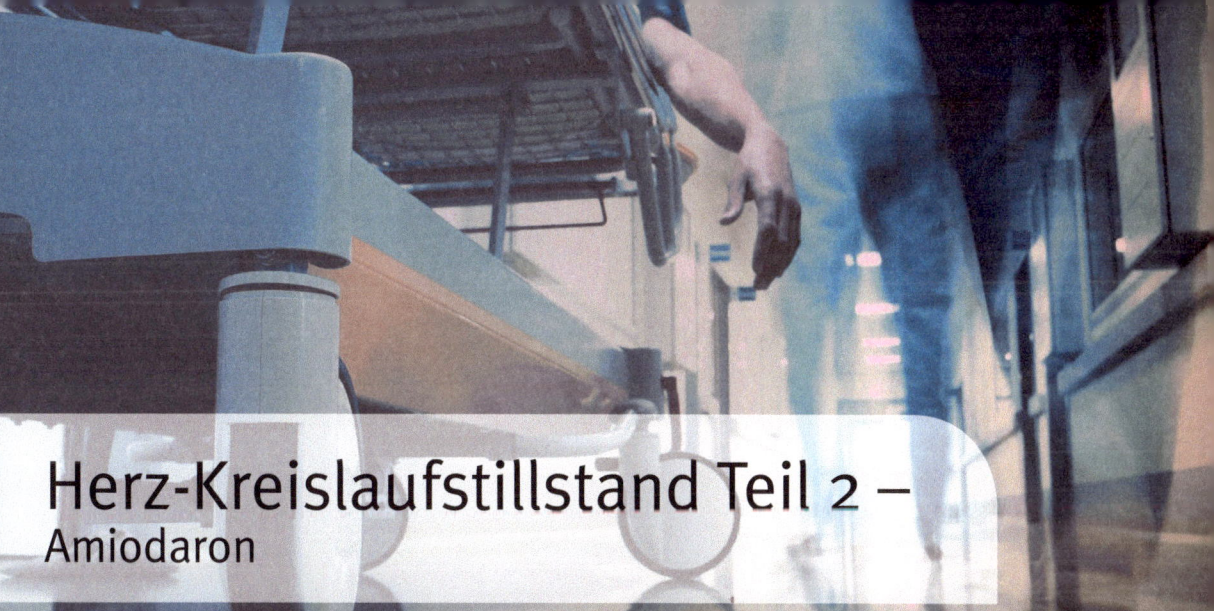

Herz-Kreislaufstillstand Teil 2 – Amiodaron

Prof. Dr. H. Hohage

Herz-Kreislaufstillstand Teil 2 –
Amiodaron (Cordarex®)

12.1 Grundlagen

Rhythmusstörungen entstehen durch Veränderungen elektrischer Impulse, die den Herzrhythmus steuern.

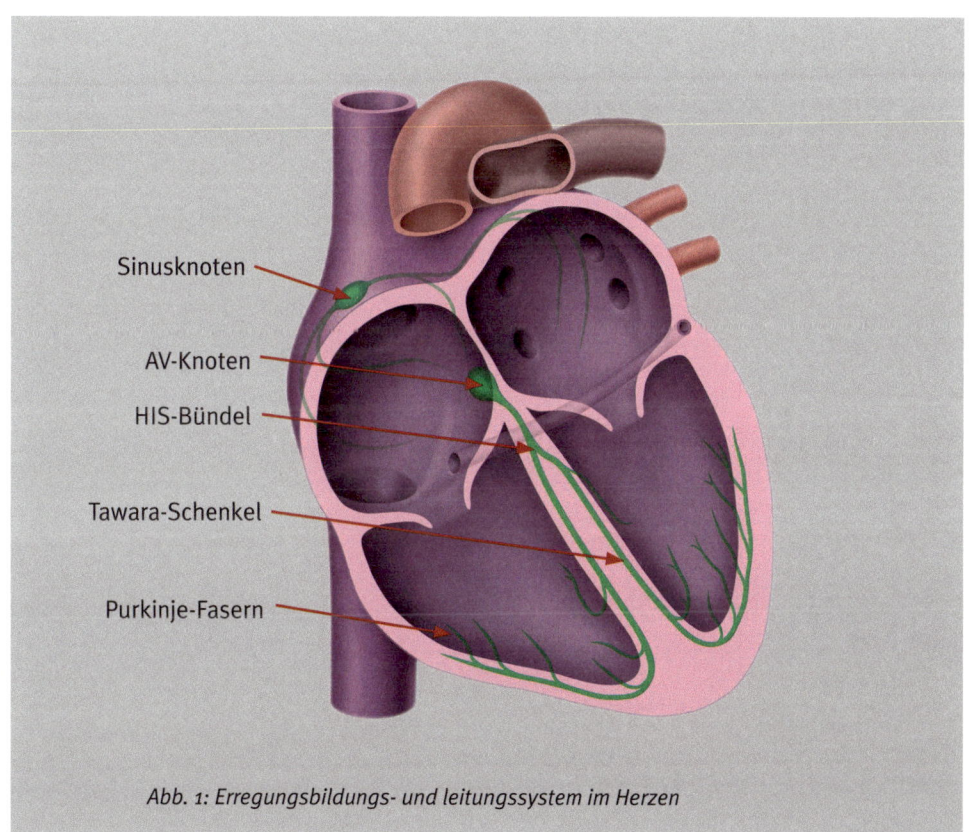

Sinusknoten

AV-Knoten

HIS-Bündel

Tawara-Schenkel

Purkinje-Fasern

Abb. 1: Erregungsbildungs- und leitungssystem im Herzen

Elektrizität spielt für die Entstehung eines Herzschlages eine ganz entscheidende Rolle, wird doch die Herzaktion durch elektrische Impulse gesteuert (beat by wire). Ihren Anfang nehmen die elektrischen Impulse in einem gesunden Herzen im Sinusknoten, einem Geflecht aus Nervenzellen. Dieser stellt den Taktgeber dar und kann die Häufigkeit (Frequenz) der elektrischen Impulse dem Bedarf anpassen. Bei Anstrengung, Aufregung oder Stress steigt die Frequenz an, in Ruhe (z.B. Schlaf) wird sie gesenkt. Vom Sinusknoten gelangen die Impulse in die Vor-

Amiodaron

höfe, die diese zu Kontraktionen anregen, und schließlich zum AV (AtrioVentrikular)-Knoten. Hier findet die Weiterleitung über das His-Bündel und die Purkinje-Fasern zu den Kammern statt. Die Fasern sind dabei so angeordnet, dass letztendlich eine koordinierte Kontraktion der Kammern entsteht, die eine möglichst optimale Entleerung der Ventrikel ermöglicht. Stellen Sie sich vor, es würde sich zunächst nur der Teil des Ventrikels kontrahieren, der nahe der Aortenklappe liegt. Viel Blut würde vermutlich nicht fließen. Insofern macht es Sinn, dass sich die Kammern von der Herzspitze in Richtung Aorten- und Pulmonalklappe kontrahieren und das Blut sozusagen von unten zu den beiden genannten Taschenklappen gedrückt wird. Der AV-Knoten hat in diesem Zusammenspiel eine ganz besondere Rolle. Er verzögert nämlich die Überleitung der Impulse von den Vorhöfen auf die Kammern. Welchen Vorteil hat diese zeitliche Verzögerung? Das Blut wird zunächst durch Kontraktionen der Vorhöfe in die Kammern (Ventrikel) gepumpt. Diese Kontraktionen und der sich daran anschließende Blutstrom sind im Vergleich zu den elektrischen Erregungen langsamer. Nervenimpulse sind dagegen schnell. Würde nun die Erregung direkt von den Vorhöfen ohne Verzögerung in die Kammern weitergeleitet werden, würden sich diese schon kontrahieren, bevor das Blut aus den Vorhöfen die Kammern erst richtig gefüllt hat. Darüber hinaus hat der AV-Knoten aber noch eine zweite Funktion. Er stellt ein Backup-System für den Fall dar, dass der Sinusknoten einmal ausfallen sollte. Den Taktgeber kann er zwar nicht so gut wie der Sinusknoten spielen und auch nur mit einer geringeren Frequenz, aber besser als dass das Herz stehenbleibt.

Nicht nur für die Übertragung der Nervenimpulse, auch für die mechanische Kontraktion des Herzens benötigen wir Elektrizität. Dies hatte bereits Luigi Galvani Ende des 18. Jahrhunderts entdeckt. Er zeigte, dass Froschschenkel durch Elektrizität zu Kontraktionen angeregt werden. Genau so ist es auch im menschlichen Herzen. Das Herz benötigt zum Schlagen einen elektrischen Impuls, der über Nervenzellen, aber auch durch direkten Kontakt mit einer bereits „erregten" benachbarten Herzzelle geliefert werden kann. Haben Sie sich schon einmal gefragt, wieso die Muskelzellen nicht von alleine schlagen? Wieso brauchen Sie einen Nervenimpuls oder eine „erregte" Muskelzelle in der direkten Nachbarschaft?

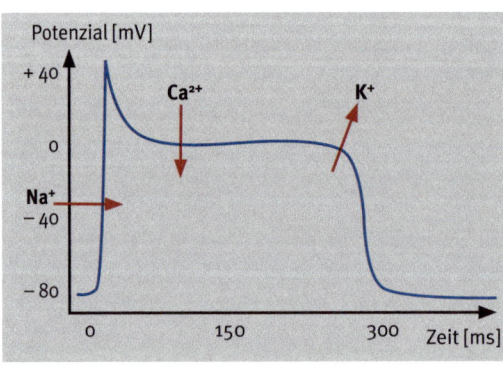

Abb. 2: Ionenströme und das Aktionspotential des Myokards

In einer ruhenden Herzzelle sorgen Pumpen, die elektrisch geladene Teilchen (z.B. Natrium-, Kalium-, oder Calcium-Ionen) transportieren, sowie eine gewisse Durchlässigkeit von Zellwänden dafür, dass die Muskelzelle eine negative Spannung aufweist. Dies würde, wenn wir uns nicht bewegen, so bleiben, bis wir keine Nahrung mehr bekommen, keinen Sauerstoff mehr haben oder sterben (das alles ist natürlich sehr vereinfacht ausgedrückt). Die gerade genannten Ionen verteilen sich interessanterweise nicht gleichmäßig in den Zellen. Innerhalb der Zelle ist Natrium nur in geringen Mengen, außerhalb der Zelle aber in hohen Konzentrationen enthalten. Beim Kalium verhält es sich genau umgekehrt.

Trifft nun ein Impuls von einem Nerv oder einer benachbarten Herzzelle ein, passiert folgendes: hat die Zellwand soeben noch verhindert, dass Natrium-Ionen in die Muskelzelle gelangen, ändert sich nun schlagartig die Durchlässigkeit. Die Natrium-Ionen strömen nun in großen Mengen in die Herzmuskelzelle ein und, da Natrium-Ionen positiv geladen sind, verschieben sie die Spannung der Herzmuskelzelle in den positiven Bereich. Die Zelle wird *depolarisiert*. Die plötzliche Erhöhung der Durchlässigkeit wird dadurch erreicht, dass in den Zellwänden Kanäle für Natrium-Ionen (Natriumkanäle) geöffnet werden. Mit dieser Aktion (Phase 0 genannt) wird eine Abfolge von Prozessen eingeleitet, die letztendlich zu einer Kontraktion führt. An die Öffnung von Natriumkanälen schließt sich die Öffnung von Calciumkanälen an, wodurch auch Calcium-Ionen in die Zelle einströmen (Phase 2). Calciumkanäle haben Sie bestimmt bereits im Zusammenhang mit Calcium-Kanal-Blocker (z.B. Verapamil) gehört. Diese Medikamente verhindern diese Öffnung der Calciumkanäle am Herzen. Kalium liegt, wie Sie oben gelesen haben, in hohen Konzentrationen innerhalb der Zelle vor. In Phase 3 werden Kaliumkanäle geöffnet. Kalium ist auch positiv geladen, und wenn es aus dem Zellinneren nach außen gelangt, nimmt die positive Ladung der Zelle wieder ab, wir sprechen von einer Repolarisation. In der Phase 4 werden durch die Aktivität von Pumpen die alten Verhältnisse wieder hergestellt (Natrium und Calcium raus aus der Zelle, Kalium rein in die Zelle). Die Zelle hat jetzt wieder ihr Ruhepotential. Sie werden sich eventuell beim Lesen dieser Zeilen gefragt haben, ob man nicht nur die Calciumkanäle, sondern vielleicht auch die Natrium- und Kaliumkanäle für therapeutische Zwecke nutzen könnte. Genau so ist es. Stellen Sie sich vor, wie sich die Abbildung 2 verändern würde, wenn wir z.B. den Natriumeinstrom in der Phase 0 verzögern (Abbildung 3).

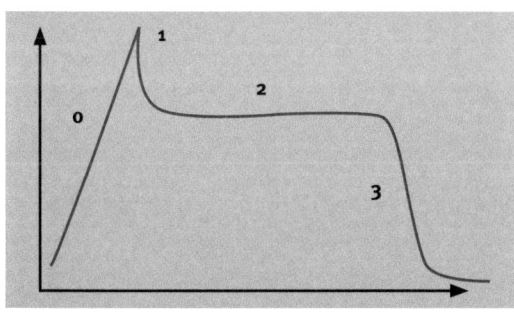

Abb. 3: Ionenströme und das Aktionspotential des Myokards bei Blockade des Natriumeinstroms

Die Phase 0 wird dann natürlich langsamer verlaufen und die Kurve weniger steil. Das führt aber dazu, dass die Herzaktion mehr Zeit in Anspruch nimmt, die Herzfrequenz also sinkt. Blockieren Sie die Calciumkanäle, dann wird die Phase 2 verlängert (die Schulter der Kurve) und bei einer Blockade der Kaliumkanäle läuft die Phase 3 verzögert ab. Egal an welchen Ionen, die an der Herzaktion beteiligt sind, wir etwas machen: in allen Fällen dauert eine einzelne Herzaktion länger.

Antiarrhythmika werden, je nachdem welchen Kanal sie blockieren, in verschiedene Klassen eingeteilt (Tabelle 1).

Tabelle 1: Einteilung der Antiarrhythmika nach Vaughan-Williams.

Klasse	Funktion	Angriffspunkt in Phase	Beispiele
I	Natrium-Kanal-Blocker	0	Chinidin (1A) Disopyramid (1A) Lidocain (1B) Flecainid (1C)
II	ß-Blocker	2	Metoprolol Esmolol
III	Kalium-Kanal-Blocker	3	Amiodaron Sotalol
IV	Calcium-Kanal-Blocker	2	Verapamil, Diltiazem

12.2 Amiodaron (Cordarex®)

Amiodaron (Cordarex®) zählt, wie Sie der Tabelle 1 entnehmen können, zu den Klasse-III-Antiarrhythmika. Die Effekte am Herzen sind komplex. Es verzögert durch Blockade von Kaliumkanälen die Repolarisation, verlängert dadurch die Aktionspotentialdauer sowie die refraktäre Phase im Atrium und linken Ventrikel. Im EKG ist die verlangsamte Repolarisation an einer Verlängerung der QT-Zeit zu erkennen, die längere Dauer des Aktionspotentials an der Verbreiterung des QRS-Komplexes. Die AV-Überleitung wird gleichfalls verlangsamt, sichtbar an einer

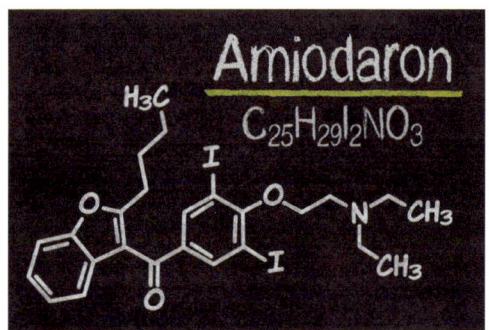

Abb. 4: Chemische Formel von Amiodaron

Verlängerung der PQ-Zeit. Intravenös gegeben werden auch Natrium- sowie Calciumkanäle blockiert und antagonistische Wirkungen an α- und β-Rezeptoren beobachtet. Auch die letztgenannten Effekte zeigen Wirkungen am Herzen; die Entstehung von Nervenimpulsen am Sinusknoten wird vermindert, die Kontraktilität lässt nach, die Leitungsgeschwindigkeit für Impulse in den Purkinje-Fasern und im Ventrikel ist herabgesetzt.

Wenn Sie sich alle diese Effekte am Herzen noch einmal verdeutlichen, wird klar, dass Amiodaron aufgrund seiner komplexen Effekte bei verschiedenen Rhythmusstörungen eingesetzt werden kann. Amiodaron ist für die Behandlung von

- AV-junktionalen Tachykardien
- Supraventrikulären Tachykardien bei WPW-Syndrom
- Paroxysmalem Vorhofflimmern

zugelassen, sofern eine Therapie mit anderen Antiarrhythmika nicht erfolgreich war oder andere Substanzgruppen z.B. aufgrund von Neben- oder Wechselwirkungen nicht angezeigt waren.

Amiodaron

> **WPW-Syndrom (Wolff-Parkinson-White-Syndrom)**
>
> Im Rahmen einer gesunden herzinternen Reizleitung werden die Erregungen der Vorhöfe über den AV-Knoten auf die Kammern übertragen.
> Beim WPW-Syndrom existiert neben dem AV-Knoten eine weitere, akzessorische Leitungsbahn (Kent-Bündel), welche eine Erregungsübertragung ermöglicht.
> Bereits auf die Kammern übertragene Erregungen können durch diese akzessorische Leitungsbahn in die Vorhöfe zurückgelangen und von dort aus schließlich wieder über den AV-Knoten in die Kammern geleitet werden.
> Dies führt zu anfallsartigen (paroxysmalen) Tachykardien, welche in der Gesamtheit als WPW-Syndrom bezeichnet werden.

Amiodaron kann auch für die Therapie von

- schwerwiegenden, symptomatischen, tachykarden Rhythmusstörungen

verwendet werden.

Den theoretischen Ausführungen mussten Sie eigentlich entnommen haben, dass Amiodaron bei Rhythmusstörungen eine wahre Wundersubstanz sein muss. In der Tat, es ist bei der Behandlung eines defibrillierbaren Kammerflimmerns auf jeden Fall erfolgreicher als der Goldstandard vergangener Jahre, das Lidocain. Leider leben die Patienten trotzdem nicht länger. Lediglich das Kurzzeitüberleben ist bei einer Therapie mit Amiodaron verbessert. Ähnlich gilt dies übrigens auch für Adrenalin. Es wird zwar auch in den aktuellen Leitlinien empfohlen, ein Erfolg in Form eines verbesserten Langzeitüberlebens stellt sich aber auch unter einer Adrenalingabe nicht ein.

Trotz dieser Problematik empfehlen auch die aktuellen Leitlinien eine Therapie mit Amiodaron bei

- der Kontrolle von hämodynamisch stabilen VT, polymorphen VT und Breitkammerkomplextachykardien unklarer Herkunft,
- paroxysmalen SVT, die weder durch Adenosin, Vagus-Manöver oder AV-Knoten-Blockade therapiert werden konnten,
- der Therapie von unregelmäßigen Schmal-Komplex-Tachykardien in Kombination mit einer Herzinsuffizienz,
- der Kontrolle schneller ventrikulärer Frequenzen über ein akzessorisches Bündel bei Präexzitationssyndromen mit Vorhofarrhythmien,
- einer erfolglosen elektrischen Kardioversion.

Amiodaron

> Achtung: Bei der Kombination aus Präexzitation (z.B. WPW-Syndrom) und Vorhofflimmern sollen Digoxin, Nicht-Dihydropyridin-Kalzium-Kanal-Antagonisten (z.B. Verapamil) oder intravenöses Amiodaron aufgrund eines möglichen Übergangs in Kammerflimmern vermieden werden.

12.2.1 Pharmakologie

Tabelle 2 fasst die wesentlichen pharmakokinetischen Eigenschaften von Amiodaron zusammen.

Tabelle 2: Pharmakokinetische Eigenschaften von Amiodaron.

Metabolisierung	CYP3A4, CYP2C8
Aktiver Metabolit	N-Desethylamiodaron
Wirkmaximum nach i.v. Gabe (Minuten)	15
Wirkdauer nach i.v. Gabe (Stunden)	1-3
Eliminationshalbwertszeit (Tage)	20-100
Plasmahalbwertszeit (Stunden)	4,8-68,2
Renale Ausscheidung (%)	10
Plasmaeiweißbindung	95%
Verteilungsvolumen	20-200 l/kg KG
Zeitpunkt therapeutischer Plasmaspiegel nach oraler Gabe (Stunden)	3-7

Folgende Punkte fallen auf: Amiodaron wird über das Cytochrom-System in der Leber verstoffwechselt, was Wechselwirkungen mit einer Vielzahl von Medikamenten zur Folge hat (siehe Wechselwirkungen). Was aber auch ins Auge fällt, ist die immens lange Eliminationshalbwertszeit von bis zu 100 Tagen. Dies hat nicht nur zur Folge, dass Amiodaron noch lange nach Absetzen im Organismus nachweisbar ist, sondern dass es auch sehr lang dauert, bis therapeutische Blutspiegel nach oraler Gabe erreicht sind. Patienten, die eine orale Dauertherapie mit Amiodaron erhalten sollen, werden deshalb zuvor mit Infusionen „aufgesättigt". Die geringe renale Elimination hat den großen Vorteil, dass Amiodaron bei Niereninsuffizienz in normaler Dosis gegeben werden kann. Interessant ist schließlich noch das hohe Verteilungsvolumen. Es kommt dadurch zustande, dass sich Amiodaron in Fett und Muskelgewebe anreichert.

12.2.2 Darreichungsformen

Amiodaron ist in verschiedenen Darreichungsformen im Handel erhältlich. Es gibt

- Amiodaron 150 mg/3 ml Injektionslösung
- Amiodaron 50 mg/ml Konzentrat
- Amiodaron 100 mg Tabletten
- Amiodaron 200 mg Tabletten

Aufgrund der langen Aufsättigungsphase macht es wenig Sinn, im Rettungsdienst Amiodaron oral zu applizieren.

12.2.3 Kontraindikationen

▶ Tabelle 3: Kontraindikationen für Amiodaron

Kontraindikation	Begründung
Sinusbradykardie	Amiodaron ist auch ein ß-Rezeptor-Antagonist und reduziert die Herzfrequenz.
Alle Formen einer Leitungsverzögerung	Amiodaron verzögert die AV-Überleitung und setzt die Leitungsgeschwindigkeit in den Purkinje-Fasern herab.
Gleichzeitige Therapie mit Medikamenten, die Torsade-de-Pointes-Tachykardien auslösen können	Amiodaron verlängert die QT-Zeit, was die Entstehung von Torsade-de-Pointes-Tachykardien begünstigt.
Hypokaliämie	In der Phase 3 des Aktionspotentials strömen Kalium-Ionen aus der Zelle heraus. Eine Hypokaliämie würde diesen Prozess verändern.
Herzinsuffizienz	Amiodaron reduziert (in einem geringen Maß) die Kontraktionskraft des Herzens und begünstigt damit eine Herzinsuffizienz.
Kardiomyopathie	Bei einer Kardiomyopathie ist die Kontraktionskraft des Herzens eingeschränkt.
Kreislaufkollaps	Durch die herabgesetzte Kontraktionskraft des Herzens kann der Blutdruck sinken. Hilfsstoffe in der Injektionslösung können eine Hypotonie auslösen.
Hypotonie	Durch die herabgesetzte Kontraktionskraft des Herzens kann der Blutdruck sinken. Hilfsstoffe in der Injektionslösung können eine Hypotonie auslösen.
Schwere Ateminsuffizienz	Amiodaron kann bei bis zu 10% der Patienten schwere pulmonale Nebenwirkungen auslösen.
Angioneurotisches Ödem	-----
Jod-Allergie	Amiodaron enthält Jod.
Schilddrüsenerkrankung	Amiodaron hemmt die Umwandlung von Schilddrüsenhormonen und kann sowohl eine Hypothyreose (ca. 5-22%) als auch eine Hyperthyreose (ca. 2-10%) auslösen.

Die oben genannten Kontraindikationen lassen manchmal doch Zweifel aufkommen, ob das wirklich ernst gemeint war. Die Wahrscheinlichkeit, eine Sinusbradykardie mit Amiodaron zu behandeln, dürfte wirklich extrem gering sein. Auch dürfen Zweifel, ob eine mögliche Kontraindikation (z.B. eine Kardiomyopathie) nun vorliegt oder nicht, den Therapiebeginn nicht hinauszögern. Was verstehen die Fachinformationen unter einem Kreislaufkollaps? Wird dieser durch eine nicht defibrillierbare Rhythmusstörung hervorgerufen, dann muss natürlich Amiodaron gegeben werden.

Ein großer Teil der Nebenwirkungen ist letztendlich nur für die Dauertherapie wichtig. Würden Sie aufgrund einer möglichen Schilddrüsenfunktionsstörung auf eine Amiodarongabe verzichten, die Argumentation gegenüber dem Ärztlichen Leiter Rettungsdienst würde auf dünnem Eis stehen. Sie fragen sich jetzt vielleicht: wenn die Kontraindikationen im Notfall alle keine Rolle spielen, wieso schreibt er das dann? Ganz einfach, im nächsten Abschnitt beschäftigen wir uns mit den Nebenwirkungen und die sind sehr eng mit den Kontraindikationen verbunden.

12.2.4 Nebenwirkungen

Amiodaron ist für die Therapie von Rhythmusstörungen im Rettungsdienst ein vielseitig einsetzbares Medikament. Gelegentlich werden Sie aber doch mit einer Hypotonie oder Bradykardie konfrontiert. Beides können Sie durch eine Verlangsamung der Infusionsrate beeinflussen. Mit einer Bradykardie müssen Sie bei jedem 20. Patienten, mit einer Hypotonie bei jedem sechsten Patienten rechnen. Für die Hypotonie sind in der Injektionslösung enthaltene Begleitstoffe (Polysorbat 80 und Benzylalkohol) verantwortlich, die das blutdrucksenkende Histamin freisetzen. Eine neue, wässrige Lösung von Amiodaron enthält diese Lösungsmittel nicht und verursacht keine stärkeren Blutdruckabfälle als Lidocain. Leider ist in den erhältlichen Präparaten

Amiodaron-ratiopharm® 150 mg / 3 ml
Amiodaron-hameln 50 mg/ml
Amiodaron HCl Stragen 50 mg/ml
Cordarex® Injektionslösung

sowohl Polysorbat 80 als auch Benzylalkohol enthalten.

Patienten mit Rhythmusstörungen sind vielfach multimorbide, werden somit mit verschiedensten Medikamenten behandelt. Unglücklicherweise ist bei einigen dieser möglichen Komedikationen das Risiko der gefürchteten Torsade-de-Pointes-Tachykardie erhöht. Dies gilt in besonderem Maße, wenn Medikamente, die das QT-Intervall verlängern, gemeinsam mit Amiodaron kombiniert werden. Tabelle 4 nennt Ihnen einige Medikamente, bei denen Sie mit dieser Komplikation rechnen müssen.

Tabelle 4: Ausgewählte Substanzgruppen und Pharmaka, die zu einer Verlängerung der QT-Zeit führen können.

Erkrankung	Beispiel
Atemwegserkrankungen	Salbutamol, Salmeterol, Terbutalin
Bakterielle Infektionen	Ciprofloxazin, Clarithromyzin, Erythromyzin, Trimethoprim
Depressionen	Amitryptilin, Citalopram, Doxepin, Imipramin, Lithium, Paroxetin, Sertralin
Herz-Kreislauf-Erkrankungen	Chinidin, Sotalol, Flecainid
Magen-Darm-Erkrankungen	Domperidon, Ondansetron
Pilzinfektionen	Fluconazol, Itraconazol, Ketoconazol
Depressionen und Psychosen	Chlorpromazin, Haloperidol
Transplantation	Tacrolimus

Depressiva sind in dieser Aufstellung besonders häufig zu finden und das hat möglicherweise Konsequenzen für Ihr Handeln. Immerhin leiden in Deutschland ca. 8% der Bevölkerung an einer Depression, somit jeder zwölfte Patient. Depression ist also keine seltene Erkrankung und aus diesem Grund sollten Sie auf eine Torsade-de-Pointes-Tachykardie als eine der möglichen Komplikationen vorbereitet sein. Abbildung 5 zeigt Ihnen ein Beispiel für eine derartige Tachykardie. Typisch für diese auch Spitzenumkehr- oder auch Schraubentachykardie genannte Rhythmusstörung ist das „An- und Abschwellen" der Höhe der R-Zacken.

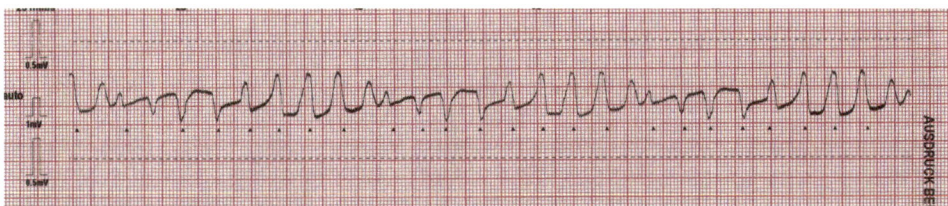

Abb. 5: Torsade-de-Pointes-Tachykardie

Auch Amiodaron werden proarrhythmische Effekte nachgesagt, die aber selbst in der Langzeittherapie gerade einmal bei ca. 1% der Fälle beobachtet werden. Im Rettungsdienst sollte das also kein Hinderungsgrund sein, Amiodaron anzuwenden.

Patienten mit einer Dauertherapie haben mit anderen Problemen zu kämpfen. Eine Übersicht über die Häufigkeit dieser Nebenwirkungen zeigt Ihnen die Abbildung 6. Interessant ist dabei, dass sowohl Hypo- als auch Hyperthyreosen auftreten können. Die neurologischen Nebenwirkungen zeigen sich in Form von extrapyramidalen Störungen (Tremor), interstitielle Lungengerüstveränderungen sind für die Entstehung der Pneumonie verantwortlich.

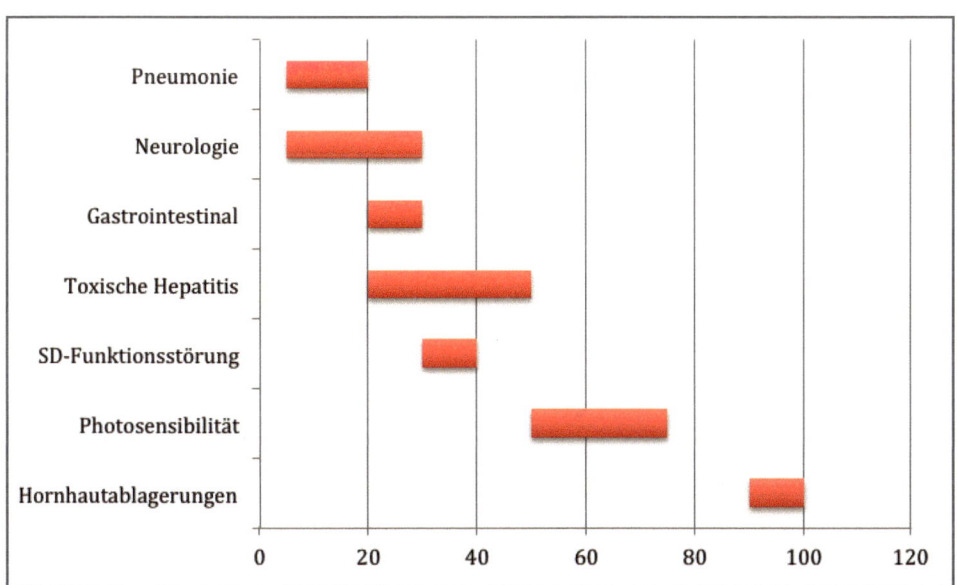

Abb. 6: Prävalenz der Nebenwirkungen von Amiodaron

12.2.5 Wechselwirkungen

Amiodaron wird über das Cytochrom P (CYP) 450 Enzym-System in der Leber verstoffwechselt. Dieses besteht aus einer ganzen Familie unterschiedlicher Enzyme, die, jedes für sich für die Metabolisierung einer bestimmten Gruppe von Arzneimitteln verantwortlich sind. Werden jetzt zwei Medikamente kombiniert, die durch ein und dasselbe Enzym verstoffwechselt werden, dann dauert die Verstoffwechselung etwas länger. Die Folge ist, dass die Wirkung stärker ist oder länger anhält. Bei Amiodaron ist das noch komplizierter. Es interagiert nicht nur mit einem Mitglied der CYP-Familie, sondern gleich mit fünf unterschiedlichen Enzymen, woraus sich eine Vielzahl von Wechselwirkungen ergibt. Ein zweites Problem bereitet auch noch Sorgen: die extrem lange Halbwertszeit! Wechselwirkungen können somit auch noch nach einem sehr langen Intervall nach Absetzen von Amiodaron auftreten. In Tabelle 5 sind die wichtigsten möglichen Wechselwirkungen zusammengefasst.

Tabelle 5: Wechselwirkungen zwischen Amiodaron und anderen Pharmaka.

Medikamentengruppe	INN-Name*	Handelsname
Orale Antikoagulantien	Phenprocoumon	Marcumar®
PDE-5-Hemmer	Sildenafil	Viagra®, Revatio®
Antiepileptika	Phenytoin	
Schmerzmittel	Fentanyl	Fentanyl®
Lipidsenker	Simvastatin, Atorvastatin, Lovastatin	Zocor®, Sortis®, Mevinacor®
Antiarrhythmika	Flecainid Lidocain	Tambocor®
Immunsuppressiva	Ciclosporin Tacrolimus	Sandimmun® Prograf®, Advagraf®
Benzodiazepine	Midazolam Triazolam	Dormicum® Halcion®

* INN = Internationaler Freiname (International Nonproprietary Name)

Die Wirkung von Amiodaron selbst kann aber auch durch Wechselwirkungen verstärkt werden. Fragen Sie deshalb durchaus nach, ob der Patient mit einem der folgenden Medikamente behandelt wird (oder kürzlich behandelt wurde) oder eines der unten genannten Nahrungsmittel oder Genussgifte zu sich genommen hat (Auswahl in alphabetischer Reihenfolge):

A Azithromyzin (Antibiotikum)

C Cannabis
    Chinidin (Klasse-Ia-Antiarrhythmikum)
    Cimetidin (H2-Antihistaminikum)
    Clarithromycin (Antibiotikum)
    Clotrimazol (Antimykotikum)
    Ciclosporin (Immunsuppressivum)

D Dexamethason (Cortison-Präparat)
Diltiazem (Calcium-Antagonist)

E Erythromycin (Antibiotikum)

F Fluconazol (Antimykotikum)
Fluoxetin (Antidepressivum)

G Grapefruit-Saft

K Ketoconazol (Antimykotikum)

M Metronidazol (Antimykotikum)
Miconazol (Antimykotikum)

N Norfloxacin (Antibiotikum)

O Omeprazol (Protonenpumpenblocker)

R Ranitidin (H2-Antihistaminikum)
Ritonavir (HIV Medikament)

S Sertralin (Antidepressivum)

V Valproinsäure (Antiepileptikum)

Ich kann es Ihnen nicht verübeln, wenn Ihnen beim Lesen all dieser Namen die Augen zufallen. Versuchen Sie trotzdem, sich einmal die Therapieindikationen zu merken. Es gibt da ganz klar Häufungen. Alle oben genannten Medikamente haben etwas mit dem Enzym CYP3A4 zu tun. Es ist das Enzym, das einen Großteil der gesamten Verstoffwechselung trägt. Wechselwirkungen sind da durchaus häufig, womit es Sinn macht, sich ein wenig intensiver mit diesem Problem zu beschäftigen.

12.2.6 Dosierung

Für den Rettungsdienst sind nur die direkte intravenöse Injektion und Kurzzeitinfusionen von Relevanz. Die Fachinformation empfiehlt, 5 mg Amiodaron/kg Körpergewicht über mindestens 3 Minuten zu injizieren. Der maximale Wirkspiegel wird nach ca. 10 Minuten erreicht, so dass eine zweite Injektion frühestens nach 15 Minuten erfolgen sollte. Dies gilt auch dann, wenn bei der ersten Injektion nicht die maximale Dosis gegeben wurde.

Nach den Empfehlungen des ERC werden beim hyperdynamen Kreislaufstillstand nach der dritten erfolglosen Defibrillation 1 mg Adrenalin und 300 mg Amiodaron verabreicht.
Achtung: Beide Substanzen müssen einzeln gegeben werden, eine Mischung ist nicht zulässig!

Eine Repetitionsdosis im Rahmen der kardiopulmonalen Reanimation sollte 150 mg betragen, weitere Amiodarongaben sollten 900 mg insgesamt nicht überschreiten. Im Rahmen der Behandlung einer bedrohlichen tachykarden Rhythmusstörung sollte nach drei erfolglosen Kardioversionsversuchen eine Infusion (G5) mit 300 mg Amiodaron über 20 Minuten appliziert werden.

Die Tagesmaximaldosis liegt bei 2 g. Amiodaron hat bei oraler Gabe keine negativ inotropen Effekte, induziert also keine Herzinsuffizienz. Bei intravenöser Gabe wird eine negative Inotropie beschrieben, die aber meist keinerlei klinische Relevanz erlangt. Somit ist Amiodaron bei Patienten mit bekannter schwerer Herzinsuffizienz anderen Medikamenten für die Therapie von supraventrikulären oder ventrikulären Arrhythmien vorzuziehen.

12.2.7 Weitere Hinweise

Auch die aktuelle Fachinformation erlaubt zur Verdünnung oder Herstellung einer Infusionslösung weiterhin nur eine 5%ige Glukose Lösung. Die Gründe dafür sind nicht wirklich klar. Eine schlechtere Löslichkeit, speziell bei tieferen Temperaturen und einer längeren Aufbewahrung (z.B. Perfusor-Therapie), wird vermutet. Im Rettungsdienst in Mitteleuropa ist diese Konstellation aber eher unwahrscheinlich. Zu mindestens über einen Zeitraum von 24h sind auch Verdünnungen mit anderen Trägerlösungen chemisch und optisch stabil. Diese Kenntnisse wurden auch in die Leitlinien des ERC aufgenommen: Zur Verdünnung einer Amiodaron-Lösung eignet sich neben einer Glukose 5% Lösung auch physiologische Kochsalzlösung.

Amiodaron soll nicht mit anderen Wirkstoffen in einer Infusion oder Injektion gemeinsam (zeitgleich) appliziert werden. Die Injektion soll nach Möglichkeit in einen zentralen Venenkatheter (ZVK), alternativ über eine große periphere Vene oder intraossär (i.o.) erfolgen, um ausgeprägte Venenreizungen zu vermeiden. Damit die vollständige Dosis in die Zirkulation gelangt, soll ausreichend nachgespült werden.

Bei einer längerdauernden Infusion ist darauf zu achten, dass bei einer Infusion mit Amiodaron aus Infusionssystemen DEHP (Diethylhexylphthalat) herausgelöst werden kann. DEHP ist ein sogenannter Weichmacher, der in Kunststoffen enthalten ist und im Verdacht steht, die männliche Fertilität zu schädigen.

Amiodaron

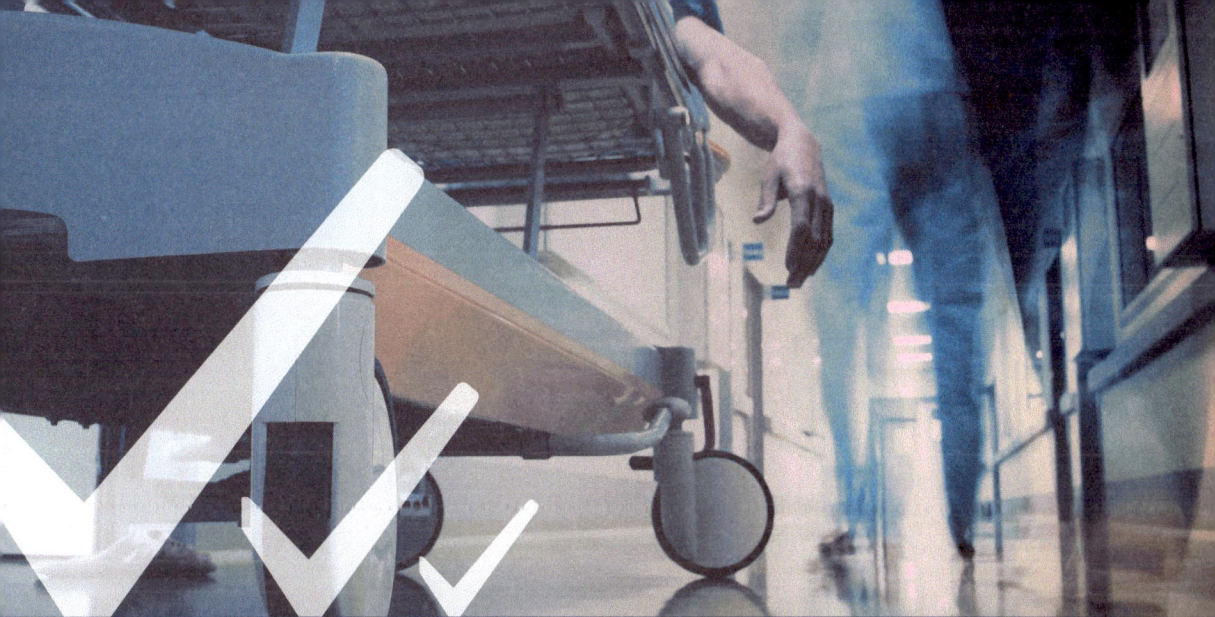

Checkliste: Herz-Kreislaufstillstand Teil 2

Amiodaron
Antiarrhythmikum
Handelsname: Cordarex®

Wirkweise
+ K-Kanal-Blocker
  (Antiarrhythmikum der Klasse III gemäß Vaughan-Williams-Klassifikation)
+ Besitzt auch antiarrhythmische Eigenschaften aller vier Klassifikationen
  nach Vaughan-Williams
+ Verzögert den repolarisierenden Kalium-Auswärtsstrom,
  Verlängerung des Aktionspotenzials und der Refraktärzeit,
  Unterbrechung kreisender Erregungen, negativ chronotrop, negativ inotrop (leicht)
+ offenbar auch β-1-Rezeptorantagonist

Indikation mit Dosierung
Reanimation
300 mg i.v. als Bolus
Medikamentöse Kardioversion bei instabilen tachykarden HRST
300 mg i.v. als Kurzinfusion über 20 min.

Nebenwirkungen
+ RR-Senkung
+ AV-Blockierung
+ QT-Verlängerung, Torsade de pointes Tachykardie mgl.
+ Hyper-/Hypothyreose, thyreotoxische Krise

Kontraindikationen
Bekannte Unverträglichkeit, Sinusbradykardie, Erregungsleitungsverzögerungen
AV-Block II. / III. Grades, Kreislaufkollaps, Hypotonie, Schwere Ateminsuffizienz
Kardiomyopathie, Herzinsuffizienz, Neugeborene
Vorsicht bei gleichzeitiger Einnahme von Ca-Kanal-Blockern
und Beta-Blockern! ➜ exzessive Bradykardie

Amiodaron

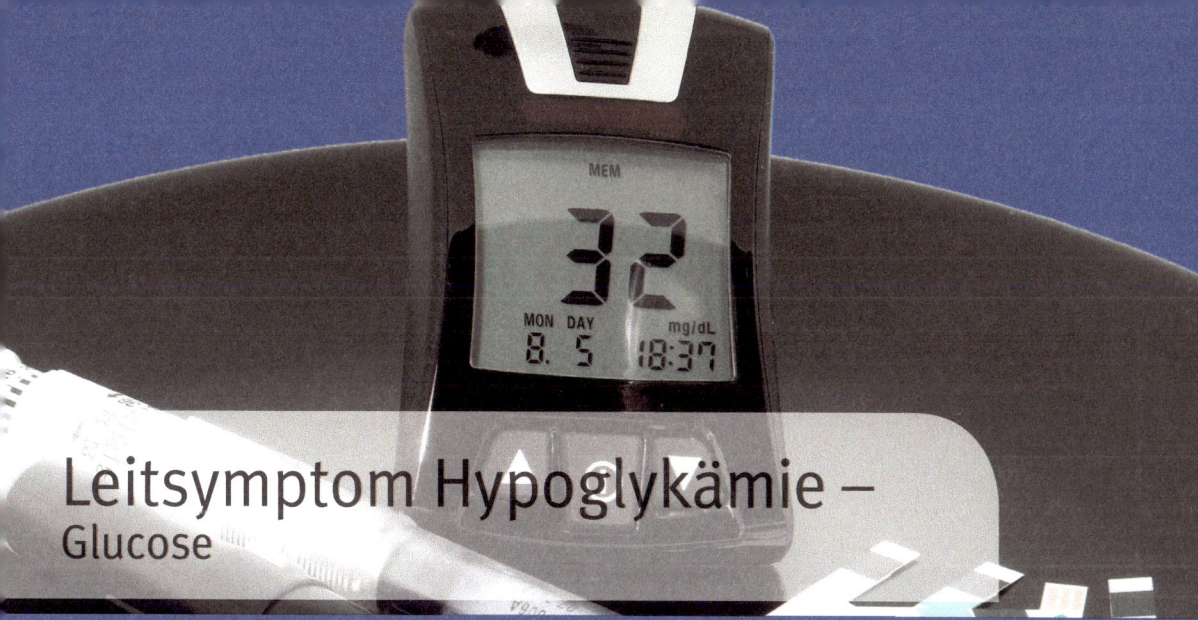

Leitsymptom Hypoglykämie –
Glucose

Prof. Dr. H. Hohage

Leitsymptom Hypoglykämie – Glucose

13.1 Hypoglykämie

Eine Hypoglykämie liegt bei einer Blutglucosekonzentration unterhalb von 45 mg/dl (2,5 mmol/l) vor. Sie kann auch bei Gesunden auftreten, z.B. nach einer längeren Fastenperiode oder bei starker körperlicher Anstrengung, aber auch nach einer kohlenhydratreichen Mahlzeit, wenn durch eine überschießende Ausschüttung von Insulin der Blutzucker zu stark gesenkt wird.

Bei gesunden Menschen werden beim Absinken der Glucosekonzentration körpereigene Gegenmaßnahmen mit dem Ziel gestartet, den Blutzucker wieder anzuheben. Diese Maßnahmen bestehen u.a. in der Freisetzung von Glucagon, einem Gegenspieler des Insulins. Glucagon fördert nicht nur die Neusynthese von Glucose aus Aminosäuren, es stimuliert zusätzlich den Abbau von Glykogen, der sogenannten „tierischen Stärke". Glykogen wird in Leber und Muskeln gespeichert und besteht, genau wie die in Brot oder Kartoffeln gespeicherte Stärke, aus Zuckermolekülen. Kauen Sie mal sehr lange (mehrere Minuten) auf einem Stück Brot. Am Ende werden Sie etwas „Süßes" schmecken, da die im Speichel enthaltene Amylase (ein Stärke spaltendes Enzym namens Ptyalin) die im Brot enthaltene Stärke zu kleineren Zuckermolekülen aufspaltet. Etwas Ähnliches passiert mit Glykogen. Es wird durch Glucagon in Zuckermoleküle gespalten. Abbildung 1 fasst die Blutzuckerregulation zusammen.

Glucose

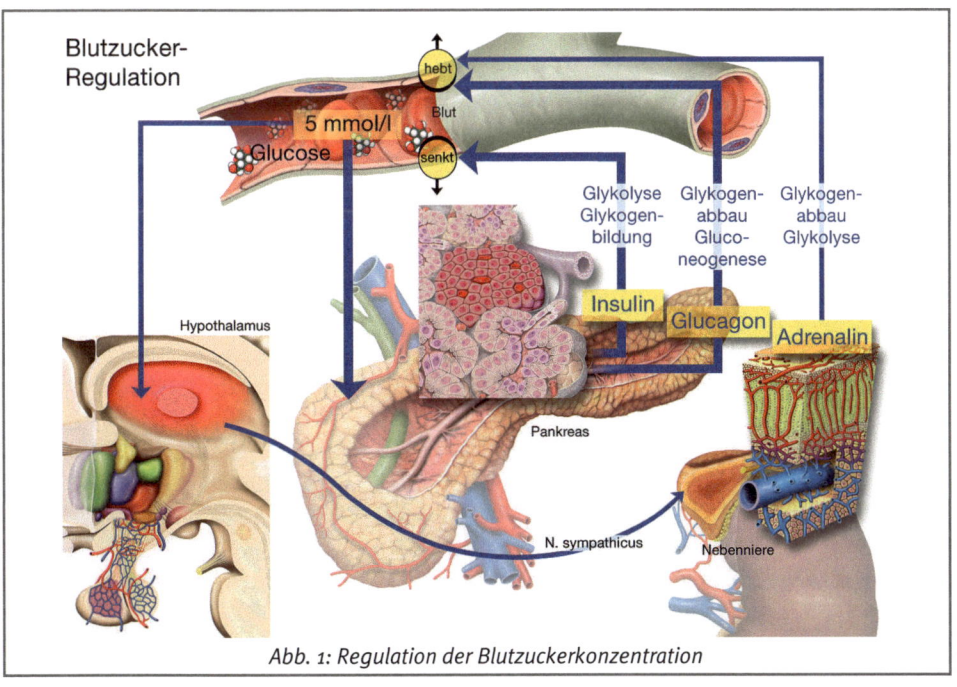

Abb. 1: Regulation der Blutzuckerkonzentration

Hypoglykämien werden am häufigsten bei Diabetikern beobachtet. Das klingt zunächst einmal etwas widersprüchlich, haben Diabetiker doch üblicherweise zu hohe Blutzuckerkonzentrationen. Verursacht wird die Hypoglykämie bei Diabetikern aber häufig durch die Therapie der Grunderkrankung, sei es durch eine zu hohe Insulindosis oder bei einer zusätzlich auftretenden, für den Patienten unbekannten Niereninsuffizienz, wodurch bestimmte orale Antidiabetika (Sulfonylharnstoffe) vermindert ausgeschieden werden; aber auch durch zu lange Abstände zwischen der Insulingabe und der Mahlzeit („Spritz-Ess-Abstand"). Manche Diabetes-Patienten hatten eine ungewohnte, vielleicht nicht eingeplante körperliche Aktivität, die zur Unterzuckerung geführt hat, wiederum andere haben einfach nicht genügend Kohlenhydrate zu sich genommen. Besonders gefährdet sind auch

- Patienten in höherem Lebensalter,
- die Kombination aus einer Therapie mit Antidiabetika und Alkohol,
- eine Therapie mit Sulfonylharnstoffen und
- Patienten mit einer Niereninsuffizienz oder Lebersynthesestörung.

Für die Sulfonylharnstoffe, einer der bekanntesten Vertreter ist das Glibenclamid (Euglucon®), werden schwere Hypoglykämien mit einer Häufigkeit von < 1 pro 100 Behandlungsjahre angegeben. Jeder mit Insulin behandelte Typ-I-Diabetiker erlebt ungefähr 1,6 leichte hypoglykämische Phasen pro Woche, die er selbst behandeln kann. Beinahe ein Viertel aller Patienten, die länger als fünf Jahre mit Insulin behandelt wurden, berichten über eine schwere Hypoglykämie. Knapp 5.000 Patienten werden pro Jahr in England aufgrund einer schweren Hypoglykämie stationär behandelt.

Das Risiko einer Hypoglykämie liegt bei 0-247 Fällen / 100 Behandlungsjahre für kurz wirksame Insulin-Analoga und bei 0-544 Fällen / 100 Behandlungsjahre für Normalinsuline, mithin also ein vergleichbares Risiko. Bei den langwirksamen Insulinen und Insulin-Analoga scheint das Risiko von Hypoglykämien in der Gruppe der Insulin-Analoga ca. 50% geringer zu sein. Ca. 3% aller Hypoglykämien sind so schwer, dass sie zu einer Notfallaufnahme im Krankenhaus oder sogar zum Tod führen.

Hypoglykämien scheinen zudem die Entwicklung einer Demenz zu begünstigen. Verglichen mit Diabetikern ohne Hypoglykämien erhöht bereits eine einzige Hypoglykämie das Risiko um 45%, an einer Demenz zu erkranken.

Hypoglykämien sind durchaus gefährlich. Wir Menschen sind jedoch mit einem Warnsystem ausgestattet, das bei vielen Patienten auch über einen langen Zeitraum recht gut funktioniert. Überlegen Sie mal, wie Sie sich fühlen, wenn Sie über einen längeren Zeitraum nichts gegessen haben (ein Einsatz jagt den anderen, die Pizzeria um die Ecke hat bereits geschlossen). Sie können sich nicht mehr richtig konzentrieren, haben Hunger bis in die Kniekehlen, werden manchmal etwas reizbar, schwitzen vielleicht sogar etwas mehr. All das sind Folgen einer erhöhten Ausschüttung von Adrenalin, dem zweiten Gegenspieler von Insulin. Bei Gesunden, die über eine funktionierende Steuerung der Glucosekonzentration im Blut verfügen, reichen diese Maßnahmen meistens aus, um den Blutzuckerspiegel wieder ansteigen zu lassen. Immerhin können Gesunde die Insulinausschüttung nahezu vollständig unterdrücken und spätestens nach dem nächsten Einsatz wird es auch Ihnen wieder besser gehen, obwohl Sie immer noch nichts gegessen haben. Nicht so bei Diabetikern. Diese haben (Typ-1-Diabetiker) gar keine Insulinausschüttung mehr, sondern das Insulin wurde in einer bestimmten Menge gespritzt und befindet sich jetzt im Körper. Wenn diese Patienten keine Gegenmaßnahmen ergreifen, nimmt die Symptomatik zu. Meist liegt die Blutglucosekonzentration jetzt unter 50 mg/dl.

Erste neurologische Symptome treten auf, wie

- Benommenheit,
- Sehstörungen,
- Sprachstörungen und
- Verwirrtheit.

Sinkt der Blutzucker jetzt noch weiter ab, drohen ernsthafte Symptome wie Krampfanfälle und Bewusstlosigkeit, unter Umständen auch dauerhafte neurologische Schäden. Deshalb gilt, dass bei jedem Krampfanfall der Blutzucker zu überprüfen ist. Beachten Sie aber bitte, dass keine Laborwerte, sondern Patienten behandelt werden: Messen Sie zum Beispiel einen Blutzucker von weniger als 40 mg/dl und der Patient zeigt nicht die geringste Symptomatik, dann liegt möglicherweise ein Messfehler vor, die Blutzuckerkonzentration wird zu niedrig angegeben. Welche Konsequenz hat das für Sie? Jedes therapeutische Handeln soll angemessen sein. Das gilt grundsätzlich auch im Rettungsdienst. Dem oben geschilderten Patienten jetzt einen großvolumigen Zugang zu legen und eine Glucose 40% zu infundieren würde über das Ziel hinausschießen. Wahrscheinlich würde es ausreichen, den Patienten oral mit Glucose zu versorgen.

Symptome wie Heißhunger, Schwitzen, Tachykardie und Zittern entstehen durch eine gesteigerte Ausschüttung von Adrenalin, das ein Hormon des sympathischen autonomen Nervensystems ist. Bei Diabetikern entwickeln sich als Spätfolge ihrer Grunderkrankung im Laufe der Jahre eine ganze Reihe von Begleiterscheinungen. Es kommt zu Durchblutungsstörungen in den Beinen, zu nennen ist darüber hinaus die diabetische Augenerkrankung, die bis zur Erblindung führen kann, und zudem werden regelmäßig die Nieren geschädigt, was häufig in einer chronischen Niereninsuffizienz endet. Letztendlich kommt es zu Nervenschädigungen. Das macht sich für den Patienten sehr belastend als diabetische Neuropathie (Brennen in den Füßen) bemerkbar. Viel gefährlicher ist aber die Schädigung des autonomen Nervensystems und ganz speziell des sympathischen Nervensystems. Nach einer langen Erkrankung erfolgt nämlich allenfalls eine sehr reduzierte Freisetzung von Adrenalin bei einer Hypoglykämie. Was hat das zur Folge? Die Diabetiker zittern nicht mehr bei einer Hypoglykämie, sie haben auch keine Tachykardie oder Herzklopfen und der Blutzucker wird auch nicht erhöht. Kurz um, sie spüren ihre Unterzuckerung nicht mehr, was das Risiko, schwere neurologische Komplikationen zu erleiden, natürlich deutlich erhöht.

Glucose

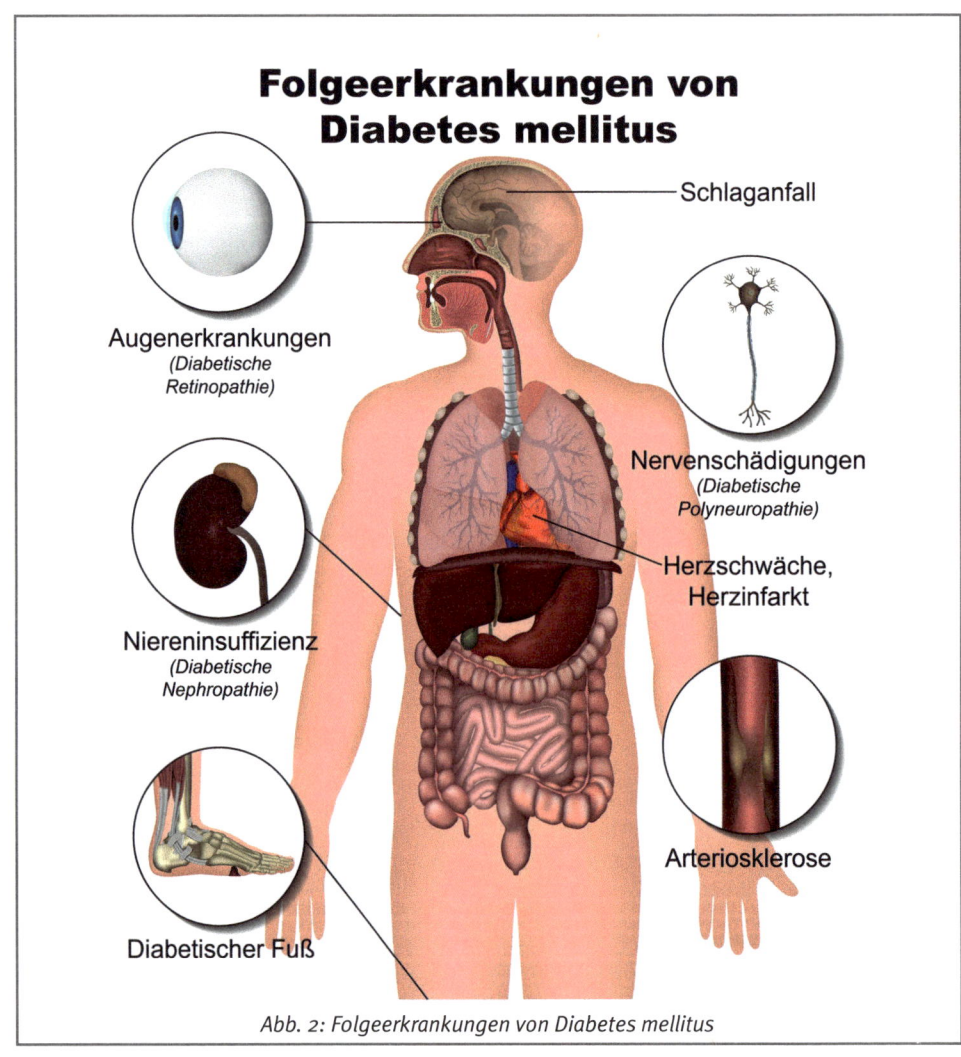

Abb. 2: Folgeerkrankungen von Diabetes mellitus

Kennen Sie eine Medikamentengruppe, die Effekte einer Schädigung des sympathischen Nervensystems nachahmen kann? Sehen Sie mal im kleinen Texteinschub nach:

> ß-Blocker können die Symptome einer Hypoglykämie verschleiern. Durch die Blockade von ß-Rezeptoren unterdrücken sie die durch eine Adrenalinfreisetzung bedingte Tachykardie, vermindern einen Tremor (deshalb sind ß-Blocker Doping-Mittel bei Sportschützen).

Diabetiker sind zwar die am häufigsten betroffenen Patienten, eine Hypoglykämie kann aber auch bei einem Insulinom auftreten. Hierbei handelt es sich um einen Tumor, der unabhängig von der Blutzuckerkonzentration Insulin ausschüttet. Die Patienten haben ständig Hunger und essen permanent, um den Blutzuckerspiegel ausreichend hoch zu halten. Andere Ursachen sind eine Nebennieren- (ungenügende Produktion des blutzuckererhöhenden Cortisol) oder eine Hypophyseninsuffizienz. In der Hypophyse werden Hormone gebildet, die die Nebennieren zur „Arbeit anregen". Unterbleibt diese Anregung, dann werden natürlich auch die in den Nebennieren synthetisierten Hormone in einer verringerten Menge ausgeschüttet.

13.2 Physiologie der Glucose

Glucose wird im Menschen neben Fetten und Aminosäuren als Energieträger genutzt. Der Brennwert beträgt ca. 15,7 kJ/g (Fette 38,9 KH/g, Eiweiße 17,2 KJ/g, Ethanol 29,7 KJ/g). Die Einheit KJ (Kilo Joule) wird selten verwendet. Gebräuchlicher ist die Angabe in Kilo-Kalorien. Die korrekte Umrechnung für die Kilo-Kalorien erhält man, wenn KJ durch vier geteilt werden. Einige Organe, Nervengewebe, Erythrozyten und das Nierenmark können allerdings nur Glucose als Energieträger verwenden. Das erklärt, wieso bei einer Unterzuckerung speziell neurologische Symptome und Komplikationen auftreten. Glucose wird nicht nur als direkter Energieträger verwendet, sondern kann in Form von Glykogen auch in Leber und Muskeln gespeichert werden. Reguliert wird die Blutzuckerkonzentration im Wesentlichen durch zwei Hormone, nämlich Glucagon und Insulin. Ein Anstieg der Blutzuckerkonzentration durch Nahrungsaufnahme stimuliert die Sekretion von Insulin aus den ß-Zellen der Bauchspeicheldrüse. Insulin senkt nun auf zwei Wegen die Glucosekonzentration im Blut:

a) fördert die Produktion von Glykogen
b) erhöht die Aufnahme von Glucose in Muskelzellen.

Sinkt nun die Glucosekonzentration wieder ab, wird die Insulinproduktion heruntergefahren und im Gegenzug die Freisetzung von Glucagon aus den α-Zellen erhöht. Glucagon steigert in der Leber den Abbau von Glykogen zu Glucose, die dann wiederum an die Blutbahn abgegeben werden kann. Die vergleichsweise hohe Gewichtsabnahme in den ersten Tagen einer Diät verdanken Sie übrigens dem Abbau des Glykogens! Die Bauchspeicheldrüse ist aber noch an einer dritten Stelle in der Regulation des Blutzuckers beteiligt. Sie sezerniert in den Darm das Enzym Amylase, welches Stärke in kleinere Moleküle aufspaltet.

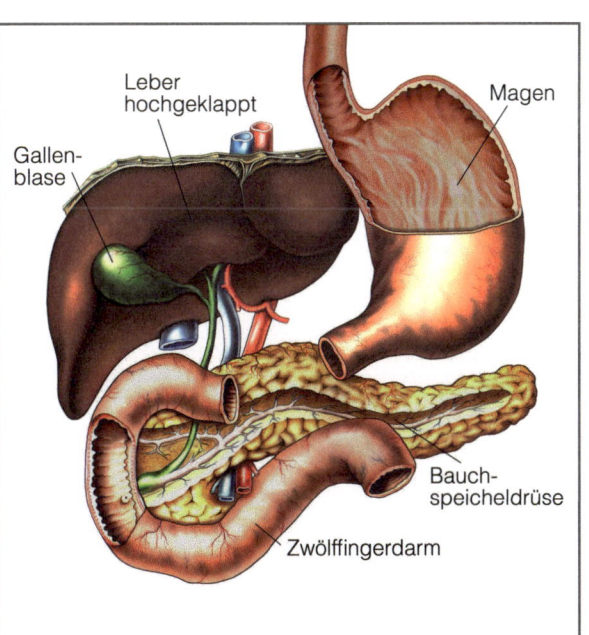

Abb. 3: Oberer Gastrointestinaltrakt mit Leber und Pankreas

13.3 Glucose 20%

Die Therapie einer Hypoglykämie besteht in der Gabe von Glucose. In Abhängigkeit von der Schwere der Hypoglykämie kommt eine orale oder intravenöse Gabe in Frage. Ist die Hypoglykämie nur leichtgradig, d.h. der Patient bemerkt die Unterzuckerung, empfiehlt sich die orale Gabe von 20g Glucose oral, ggf. ist auch eine wiederholte Gabe erforderlich. In schweren Fällen ist eine Injektion oder Infusion von Glucose sinnvoll.

Bei der Therapie (oral wie auch intravenös) sind einige Besonderheiten zu beachten:

- Auf die Gabe von Traubenzucker in Tablettenform sollte aufgrund der relativ schlechten Löslichkeit verzichtet werden. Besser sind Glucose-Gele, die pro Beutel 1 Broteinheit (12 g) Glucose enthalten. Glucosehaltige Lösungen (z.B. Fruchtsäfte, Cola) werden schnell resorbiert und sind gut geeignet, bergen aber das Risiko einer Aspiration bei Bewusstseinstrübung in sich.
- Acarbose wird in der Therapie des Diabetes mellitus verwendet. Es verhindert die Aufspaltung größerer Zuckermoleküle (z.B. Rohrzucker) zu Glucose. Rohrzucker ist ein Molekül, das aus zwei unterschiedlichen Zuckern besteht und im Körper zu Glucose (Traubenzucker) und Fructose (Fruchtzucker) gespalten wird. Aus diesem Grund ist die Gabe von Rohrzucker bei einer Hypoglykämie unter Acarbose unwirksam.

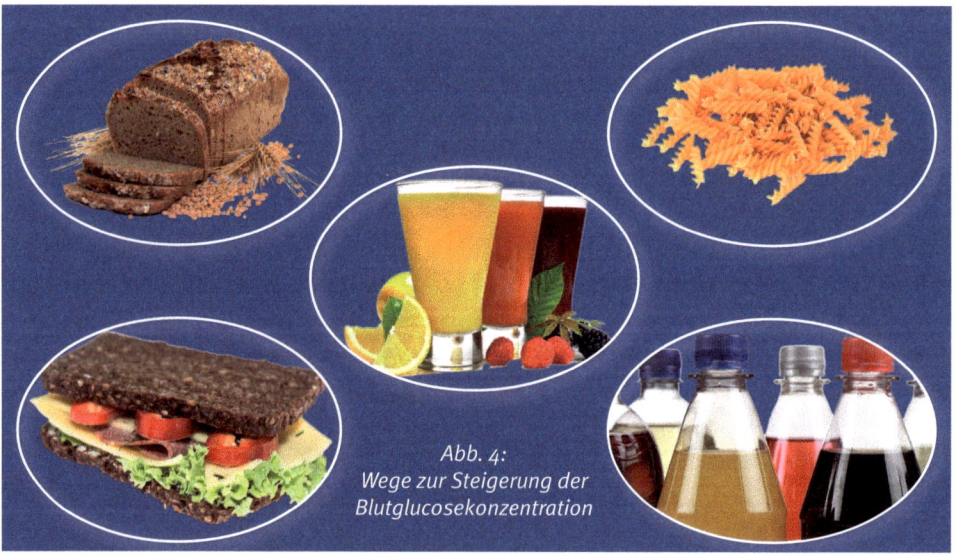

Abb. 4:
Wege zur Steigerung der
Blutglucosekonzentration

13.3.1 Indikationen

Glucose 20% ist zur Therapie von Hypoglykämien zugelassen.

13.3.2 Dosierung

Leider geben weder die Fachinformation noch die Leitlinie konkrete Hinweise zur Dosierung. Dosis und Infusionsgeschwindigkeit sind an der Blutzuckerkonzentration, dem Allgemeinzustand sowie dem Gewicht und Alter der Patienten auszurichten. Eine Hyperglykämie soll

Glucose

vermieden werden, weshalb sich eine fraktionierte Gabe empfiehlt. Aus diesem Grund sind kurzfristige Kontrollen der Blutzuckerkonzentration erforderlich. Die langsame intravenöse Injektion muss in eine großvolumige Vene erfolgen, um schmerzhafte Reizzustände des Gefäßes zu vermeiden. Alternativ bietet sich an, Glucose als Zusatz zu einer laufenden Infusion mit Elektrolyten zu injizieren. Bei Neugeborenen und Säuglingen ist die Lösung zu verdünnen.

13.3.3 Kontraindikationen

Dass eine Hyperglykämie in der Fachinformation als Gegenanzeige angeführt wird, ist wohl für die meisten Leser selbsterklärend. Aber wieso werden eine Hypokaliämie und eine Azidose ebenfalls als Kontraindikationen aufgezählt? Kalium ist ein positiv geladenes Teilchen, das in hohen Konzentrationen innerhalb von Zellen (intrazellulär) vorkommt. Die hohe Konzentration innerhalb der Zellen wird durch eine Pumpe (Na+/K+ ATPase) ermöglicht, die unter Energieverbrauch (Spaltung des Energieträgers ATP Adenosintriphosphat zu ADP Adenosindiphosphat und Phosphat) Kalium in die Zelle hinein und Natrium aus der Zelle heraus transportiert.
Glucose kann nun mit Hilfe eines anderen Transporters gemeinsam mit Natrium-Ionen in Zellen gelangen. Durch diesen gemeinsamen Transport mit Natrium steigt die Natrium-Konzentration innerhalb der Zellen natürlich an. Das wiederum aktiviert die bereits oben erwähnte Pumpe, die Na+/K+ ATPase. Sie schafft zwar Natrium-Ionen aus der Zelle heraus, dies geht aber, um die elektrische Neutralität zu wahren, mit einer Verschiebung von Kalium-Ionen in die Zelle einher. Hat der Patient schon eine Hypokaliämie, dann wird diese sich möglicherweise nach einer Injektion von Glucose 20% verschlimmern.
Glucose 40% ist auch bei einer Azidose kontraindiziert. Im Rahmen der Therapie einer Hypoglykämie ist nicht ausgeschlossen, dass sich aus der Hypoglykämie eine Hyperglykämie entwickelt. Spritzt der Diabetiker jetzt kein Insulin (was wir nach einer Hypoglykämie natürlich zunächst tunlichst vermeiden), dann liegt jetzt ein relativer Insulinmangel vor. Der Körper kann die Glucose für seinen Energiehaushalt nicht verwenden. Stattdessen baut er Fette zur Energiegewinnung ab, in deren Folge Säuren entstehen, die eine bestehende Azidose nochmals verschlimmern.

13.3.4 Wechselwirkungen

Es sind keine Wechselwirkungen mit anderen Medikamenten bekannt.

13.3.5 Nebenwirkungen

Erfreulicherweise sind die Nebenwirkungen einer Therapie mit Glucose 20% sehr gering und für den Rettungsdienst vernachlässigbar.
Da Glucoselösungen sehr konzentrierte Lösungen sind, können lokale Reizungen an der Injektionsstelle, Venenentzündungen, aber auch Schmerzen bei einem Paravasat auftreten.
Nach Injektion einer Glucose-20%-Lösung wird der Blutzucker wunschgemäß ansteigen. Wird aber des Guten zu viel getan, entwickelt sich eine Hyperglykämie.
Glucose wird über die Nieren ausgeschieden und bindet dabei eine größere Menge Wasser. Das war schon den Medizinern im Mittelalter aufgefallen. Sie hatten Patienten identifiziert, die immer Durst hatten, viel tranken und große Mengen eines süßen Urins produzierten. Sie nannten diese Erkrankung „Diabetes mellitus", was auf Deutsch „Honigsüße Wasserruhr" bedeutet. Ruhr benennt hier nicht einen Fluss, sondern die Ausscheidung einer großen Menge Urin (bei der bakteriellen Ruhr werden übrigens große Mengen Stuhl ausgeschieden). Da es

Glucose

im Mittelalter noch keine Blutzuckermessgeräte gab, bleibt es Ihrer Fantasie überlassen, wie die Diagnose „Honigsüß" gestellt wurde.

Aus welchem Grund der Blutzucker auch immer erhöht ist, die Urinmenge steigt regelhaft deutlich an und im schlimmsten Fall „trocknet" der Patient aus, es entwickelt sich eine hypertone (hohe Konzentration an Zucker) Dehydratation.

13.3.6 Pharmakologie

Glucose verteilt sich, wie alle intravenös verabreichten Medikamente, zunächst im Gefäßsystem, dem intravasalen Raum, gelangt dann aber auch in das Innere der Körperzellen, den intrazellulären Raum. Ist genügend Sauerstoff vorhanden, dann wird Glucose in den Mitochondrien, den „Kraftwerken" der Zelle, in einem komplizierten Prozess zu CO_2 und Wasser verstoffwechselt. Bei diesem Prozess entsteht ein neuer Energieträger, das ATP (Adenosintriphosphat).

Glucose stellt für den Körper eine lebenswichtige Substanz dar, die nach Möglichkeit optimal genutzt werden muss. Das erklärt auch, wieso bei einem Gesunden keine Glucose im Urin nachzuweisen ist. Zu verdanken haben wir das den Transportern in der Niere. Allerdings sind auch hier Grenzen gesetzt. Überschreitet die Blutglucosekonzentration einen Wert von ca. 180 mg/dl, dann gelangt auch Glucose in den Urin (man spricht dann von einer Glucosurie).

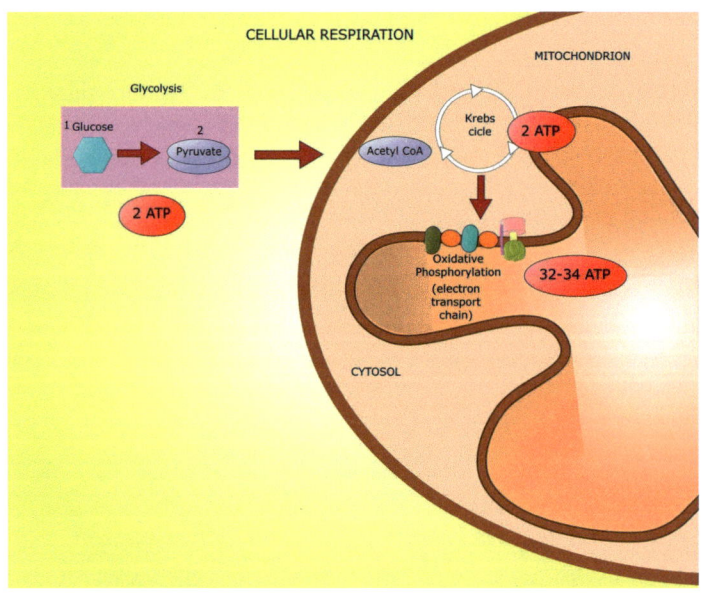

Abb. 5:
Energiegewinnung
der Zelle

13.3.7 Besondere Hinweise

Glucosehaltige Lösungen dürfen nicht gleichzeitig im selben Schlauchsystem mit Blutkonserven verabreicht werden. Aufgrund der hohen Glucosekonzentration können Verklumpungen der Erythrozyten (Pseudoagglutination) entstehen.

Die Glucose -Injektionslösung ist im ungeöffneten Originalbehältnis drei Jahre haltbar. Besondere Lagerungsbedingungen sind nicht erforderlich.

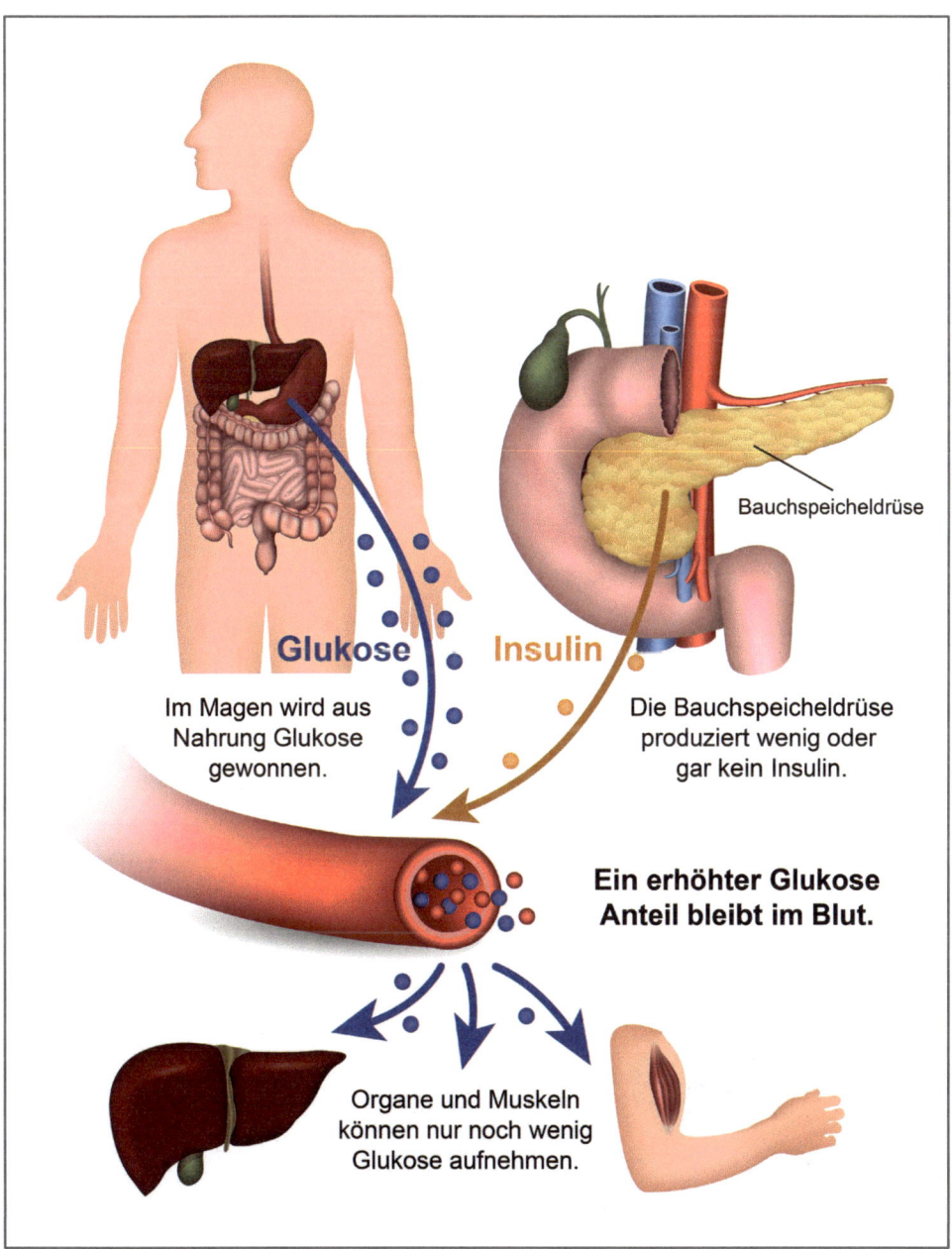

Bauchspeicheldrüse

Glukose

Insulin

Im Magen wird aus
Nahrung Glukose
gewonnen.

Die Bauchspeicheldrüse
produziert wenig oder
gar kein Insulin.

**Ein erhöhter Glukose
Anteil bleibt im Blut.**

Organe und Muskeln
können nur noch wenig
Glukose aufnehmen.

Abb. 6: Diabetes mellitus Typ 1

Glucose

Glucose

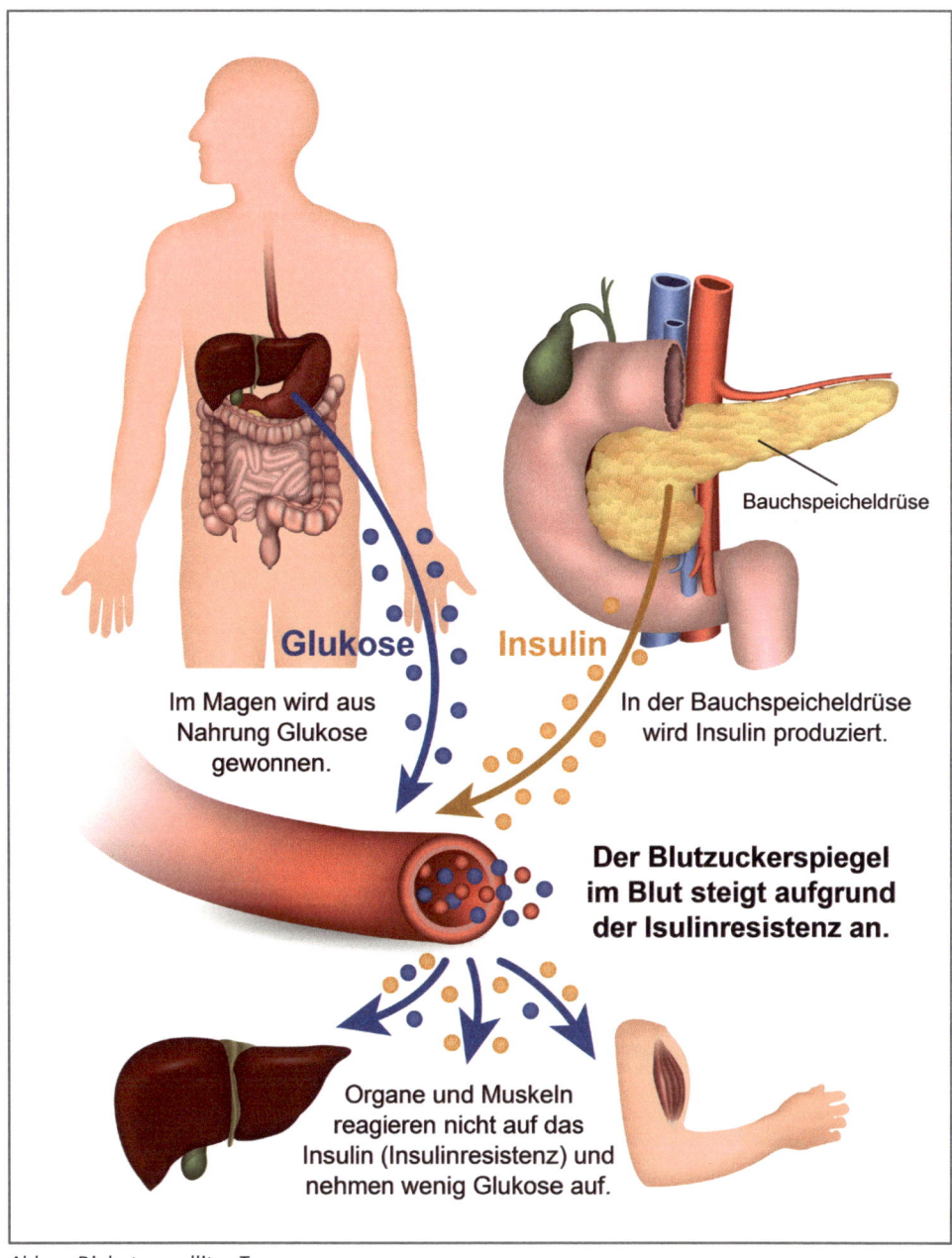

Abb. 7: Diabetes mellitus Typ 2

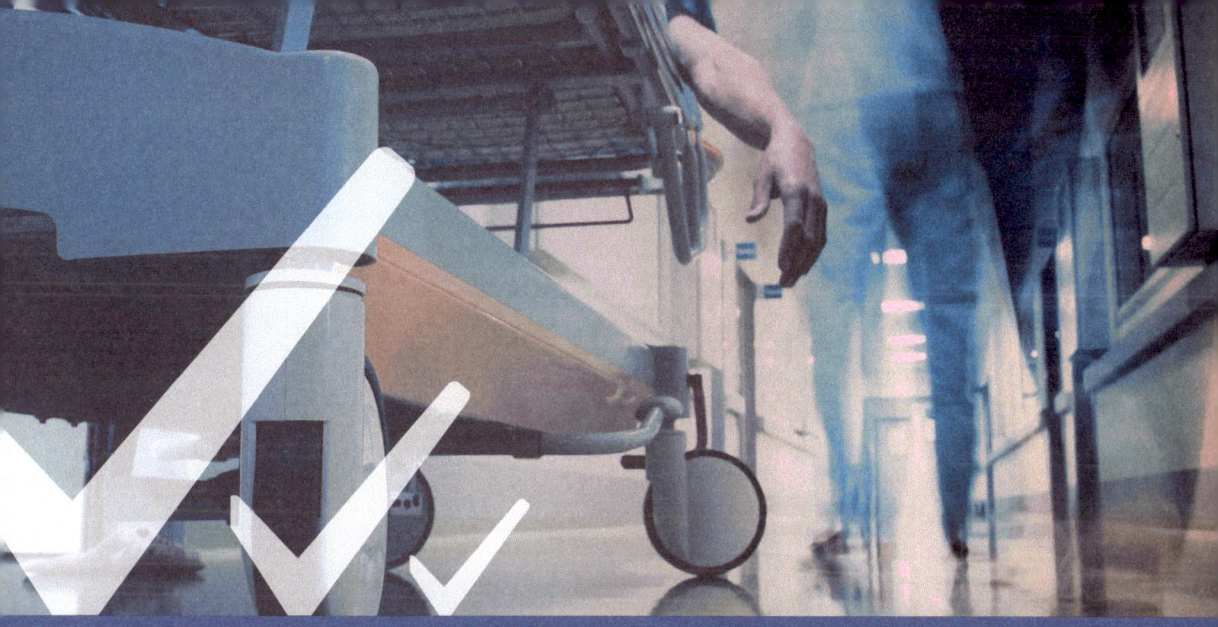

Checkliste: Hypoglykämie

Glukose
Handelsname: G5, G10, G20, G40

Wirkweise
Steigerung der Blutglukosekonzentration
Indikation mit Dosierung
Hypoglykämie
5 – 10 g i.v., wiederholt
Konzentrierte Glukoselösung nicht unverdünnt
applizieren! ⤳ Venenreizung!
Zugang muss sicher liegen!

Nebenwirkungen
Venenreizung
⤳ bei paravenöser Gabe Gewebeschäden möglich

Kontraindikationen
Hyperglykämie

Glucose

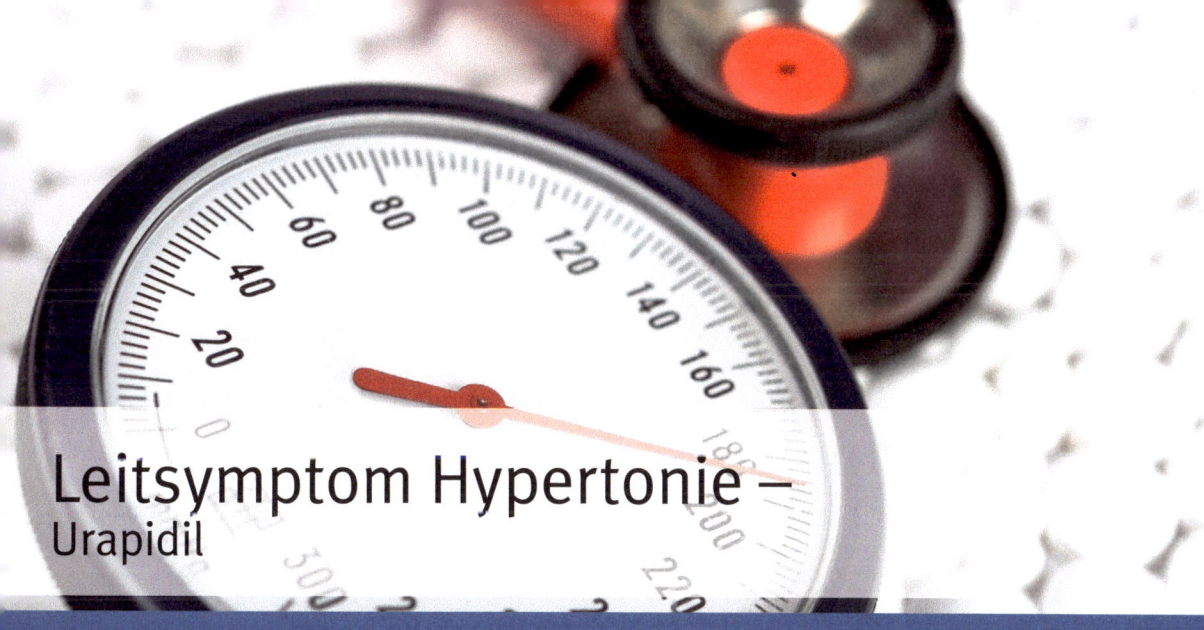

Leitsymptom Hypertonie –
Urapidil

Prof. Dr. H. Hohage
M. Geuen

Leitsymptom Hypertonie –
Urapidil

14.1 Einleitung

Hypertensive Notfälle sind im Rettungsdienst keine Seltenheit. In einer deutschen Erhebung wurde eine Hypertonie bei ca. 37% der im Rettungsdienst behandelten Patienten > 65 Jahren diagnostiziert. In Notaufnahmen findet sich bei 0,4% bis zu 25% des Krankengutes eine schwere Erhöhung des Blutdrucks. Dabei sind Männer häufiger betroffen als Frauen. Im Rettungsdienst dürften ähnliche Größenordnungen bestehen.

Tabelle 1: Klassifikation der Blutdruckwerte in den Leitlinien zur Behandlung der arteriellen Hypertonie der Arbeitsgemeinschaft der Wissenschaftlichen Medizinischen Fachgesellschaften e.V. (AWMF). Diese Einteilung ist identisch mit den entsprechenden Definitionen der Weltgesundheitsorganisation (WHO).

Kategorie	systolisch (mmHg)	diastolisch (mmHg)
Optimaler Blutdruck	< 120	< 80
Normaler Blutdruck	120–129	80–84
Hoch-normaler Blutdruck	130–139	85–89
Milde Hypertonie (Grad 1)	140–159	90–99
Mittlere Hypertonie (Grad 2)	160–179	100–109
Schwere Hypertonie (Grad 3)	> 180	> 110
Isolierte systolische Hypertonie	> 140	< 90

Aufgrund der Symptomatik sowie der therapeutischen Konsequenzen werden zwei unterschiedliche Krankheitsbilder unterschieden; die hypertensive Entgleisung (Hypertensive Urgency) und der hypertensive Notfall (Hypertensive Emergency). Eine hypertensive Entgleisung besteht bei einem akut auffälligen Blutdruckanstieg. Oft liegen sehr hohe Blutdruckwerte vor (> 200 mmHg systolisch oder > 110 mmHg diastolisch). Abgesehen von den hohen Blutdruckwerten sind die Patienten aber weitestgehend beschwerdefrei. Eine Blutdrucksenkung innerhalb einiger Stunden ist daher ausreichend, was auch erklärt, wieso hier durchaus auch eine orale Therapie möglich ist.

Von der hypertensiven Entgleisung abzugrenzen ist der hypertensive Notfall. Auch hier liegen sehr hohe Blutdruckwerte vor, zusätzlich besteht eine lebensbedrohliche Organschädigung mit Symptomen, die auf eine Schädigung eines Zielorgans hinweisen. Verdächtig auf eine Zielorganschädigung sind Patienten, die über Kopfschmerzen, Sehstörungen, Erbrechen, Krampfanfall, Dyspnoe oder Angina pectoris berichten. Hier drohen lebensbedrohliche Konsequenzen und ein überlegtes und schnelles Handeln ist erforderlich.

Leider ist die Unterscheidung zwischen hypertensiver Entgleisung und hypertensivem Notfall allein aufgrund der Klinik nicht immer leicht, da sich die Symptomatik ähnelt (Tabelle 2).
Im Zweifelsfall sollte man jedoch besser von einem Worst-Case-Szenario ausgehen und den Patienten wie einen hypertensiven Notfall behandeln.

Tabelle 2: Symptomatik bei Hypertensiver Entgleisung und Hypertensivem Notfall.

Hypertensive Entgleisung	Prozent	Hypertensiver Notfall	Prozent
Kopfschmerzen	22%	Thorakale Schmerzen	27%
Benommenheit, Agitation	20%	Dyspnoe	22%
Nasenbluten	17%	Neurologische Ausfälle	21%
Thorakale Schmerzen	9%	Diverse (Übelkeit, Erbrechen, Schwindel, Kopfschmerzen)	12%
Dyspnoe	9%	Benommenheit	10%
Neurologische Ausfälle	7%	Parästhesien	8%

Interessant ist jetzt noch, welche Endorganschäden liegen denn nun tatsächlich vor? Hier konnte eine aktuelle italienische Studie Licht in das Dunkel bringen. Über ein Jahr wurden Daten von 333.407 Patienten (älter als 18 Jahre) erhoben, die in 10 italienischen Notaufnahmen behandelt wurden. Beinahe 1/3 der Patienten litt an einem Lungenödem (30,9%), 22,0% hatten einen Insult, 17,9% einen Myokardinfarkt, 7,9% eine Aortendissektion, 5,9% ein akutes Nierenversagen und 4,9% eine hypertensive Enzephalopathie. Mit ähnlichen Endorganschäden werden Sie auch im Rettungsdienst rechnen müssen, das heißt Lungenödem, Myokardinfarkt und Hirninsult.

In vielen Fällen lassen sich die Ursachen für hypertensive Notfälle im Rettungsdienst nicht leicht ermitteln. Einige mögliche Ursachen sollten aber dennoch in Betracht gezogen werden. Hypertensive Notfälle finden sich gehäuft bei Patienten, die an parenchymatösen Nierenerkrankungen leiden. Unter dem schwer auszusprechenden Begriff verstecken sich Erkrankungen, bei denen das Nierengewebe geschädigt ist, z.B. die Glomerulonephritiden (Entzündungen der Nierenkörperchen), Pyelonephritiden (Nierenbeckenentzündungen) oder auch die sogenannte Analgetikanephritis, eine Nierenschädigung, die durch langjährigen Schmerzmittelgebrauch entstehen kann. Die einfache Frage „Haben Sie eine Nierenerkrankung" dürfte schon weiterhelfen.

Etwas schwieriger wird es bei den nächsten beiden Ursachen, nämlich den renovaskulären Erkrankungen sowie den endokrinen Hochdruckformen. Bei den renovaskulären (Gefäß-)Erkrankungen liegt eine Einengung einer oder, viel seltener, beider Nierenschlagadern vor. Die Folge: die Nieren bekommen weniger Blut. Nun ist der Mensch mit einer Reihe von Sensoren ausgestattet, die Fehlfunktionen bestimmen können. Einen derartigen Sensor gibt es auch für die Nierendurchblutung. Stellt dieser Sensor eine zu geringe Durchblutung fest, wird ein Hormonsystem (**R**enin-**A**ngiotensin-**A**ldosteron, RAA) aktiviert, das den Blutdruck erhöht und so auch die Nierendurchblutung verbessert. Angiotensin kontrahiert die Gefäße, Aldosteron steigert die Rückresorption von Natriumionen und Wasser aus dem Urin (kennen Sie noch die Medikamente, die genau das verhindern?), wodurch das Blutvolumen steigt und der Blutdruck erhöht wird. Was für die Niere gut ist muss leider nicht auch für die anderen Organe wie Herz und Gehirn gut sein, und so ist trotzdem eine Blutdrucksenkung erforderlich. Einige gut informierte Patienten werden vielleicht auch die Frage nach einer Nierenarterienstenose beantworten können.

Bei endokrinen Hochdruckformen als Ursache des hypertensiven Notfalls kommen Hormone ins Spiel, die Sie sicherlich kennen. Wenn man aufmerksam liest, hat man Aldosteron schon vorher kennengelernt. Aldosteron wird in der Nebennierenrinde gebildet. Gutartige und bösartige Tumoren der Nebenniere können Aldosteron im Übermaß produzieren und unabhängig von einer Nierenarterienstenose werden auch jetzt Natriumionen und Wasser rückresorbiert, der Blutdruck steigt.

Die zweite Hormongruppe kennen Sie auch: Adrenalin und Noradrenalin. Beide Substanzen kommen in physiologischen Konzentrationen im Menschen vor und sind für die Herz-Kreislaufregulation erforderlich. Bildungsort ist auch hier die Nebenniere, diesmal aber das Nebennierenmark, und auch hier gibt es gut- (ca. 90%) und bösartige (ca. 10%) Tumoren, die diese Hormone im Übermaß produzieren.
Machen wir an dieser Stelle einen kleinen Ausflug in die Pharmakologie von Adrenalin und Noradrenalin. Bei beiden Substanzen handelt es sich um Sympathomimetika, also Substanzen, die das sympathische Nervensystem stimulieren. Das hat, wie wir schon mehrfach gehört haben, verschiedene Rezeptoren, die an unterschiedlichen Geweben lokalisiert sind und deren Stimulation mehrere Effekte auslöst. Stimulation der α-Rezeptoren an Gefäßen verengt deren Durchmesser, der Blutdruck steigt. Werden hingegen ß1-Rezeptoren erregt, dann erhöht sich die Herzfrequenz und die Kontraktionskraft des Herzens nimmt zu. Die Folge: Der Blutdruck steigt. Interessant ist nun, dass diese Hormonausschüttung häufig nicht kontinuierlich passiert, sondern dass bestimmte Situationen (körperliche Belastung, Körperdrehungen, Bücken) zu einer plötzlichen Hormonausschüttung mit krisenhaftem Blutdruckanstieg führen. Wie sehen aber Patienten mit einem hohen Blutdruck aus? Nun, üblicherweise haben sie eine gesunde, rötliche Gesichtsfarbe. Nicht aber die Patienten, die an einem Adrenalin oder Noradrenalin produzierendem Tumor, einem sogenannten Phäochromozytom leider. Sie sind weiß wie ein Betttuch! Kurze Zeit nach dem Anfall können Sie schon wieder einen völlig normalen Blutdruck haben. Hier macht es Sinn, Angehörige oder Freunde nach dem Aussehen zu fragen und den Patienten stationär zu behandeln.

Die nächste Ursache von hypertensiven Notfällen lässt sich relativ leicht in einem Gespräch klären. Hier gilt es, Medikamente (Ciclosporin, MAO-Hemmer), die Beendigung einer Therapie mit Clonidin, aber auch Drogen (Kokain, Amphetamine) zu erfragen.

Auch während einer Schwangerschaft, die sich zumindest in fortgeschrittenen Stadien dem geübten Auge schnell erschließt, kann es im Rahmen einer Präklampsie / Eklampsie (Komplikation der Schwangerschaft, die mit Hochdruck, Ödemen, erhöhten Leberwerten, hämolytischer Anämie und Abfall der Thrombozyten einhergeht) zu einer hypertensiven Krise kommen. Auch paraneoplastisch bedingte hypertensiven Krisen sind beschrieben. Sehr häufig (ca. 1/3

Urapidil

der Fälle) ist die Ursache einer hypertensiven Krise aber eine Verschlechterung einer essentiellen Hypertonie.

Wie soll ein hypertensiver Notfall behandelt werden? Rufen wir uns noch einmal ins Gedächtnis, dass ein hypertensiver Notfall bei der Kombination sehr hoher Blutdruckwerte mit Symptomen einer Zielorganschädigung gegeben ist. Handelt es sich „nur" um sehr hohe Blutdruckwerte, dann liegt eine hypertensive Dringlichkeit vor. Bei einem hypertensiven Notfall dagegen ist sofortiges überlegtes Handeln indiziert. Als Erstes sollte geklärt werden, ob nicht ein zerebrovaskuläres Ereignis vorliegt. In diesen Fällen sinkt der Blutdruck oft spontan ab und eine weitere Blutdrucksenkung würde die Situation möglicherweise verschlechtern. Therapeutische Maßnahmen sollten ergriffen werden, wenn

- der Blutdruck länger als 2-3 Tage auf Werte > 200/100 mmHg bzw. bei zwei Messungen auf > 220/120 mmHg (neurologische AdCoc Konsensgruppe) erhöht ist

oder

- blutdruckbedingte kardiale Komplikationen vorliegen.

Achtung: Der Blutdruck soll nur sehr langsam und um nicht mehr als 10-20% des Ausgangswertes und nicht unter 180/90 mmHg gesenkt werden. Der Grund für dieses Vorgehen liegt darin begründet, dass sich nach einem Schlaganfall die Durchblutung durch eine intensive Blutdrucksenkung noch weiter reduziert und das neurologische Ergebnis weiter verschlechtert würde. Achten Sie also sehr sorgfältig auf Symptome, die Ausdruck eines zerebrovaskulären Ereignisses sein können, z.B. Lähmungen, Kraftminderung an einer Extremität, Sprachstörungen und anderes.

In den anderen Fällen ist eine sofortige medikamentöse Therapie erforderlich. In der Regel ist eine Senkung des Blutdrucks um 30-60 mmHg in der ersten Stunde ausreichend, binnen der nächsten beiden Tage sollte dann ein Blutdruck von 160-180/<110 mmHg angestrebt werden. Das ist aber nicht mehr Aufgabe des Rettungsdienstes. Besondere Vorsicht ist auch bei älteren Patienten geboten. Aufgrund der vielfach bestehenden langjährigen Hypertonie ist die Autoregulationskurve der Hirndurchblutung zu höheren Blutdruckwerten verschoben. Wird nun der Blutdruck in einen Bereich gesenkt, der außerhalb der Autoregulationsgrenzen liegt, dann sinkt die zerebrale Perfusion auf kritische Bereiche ab.

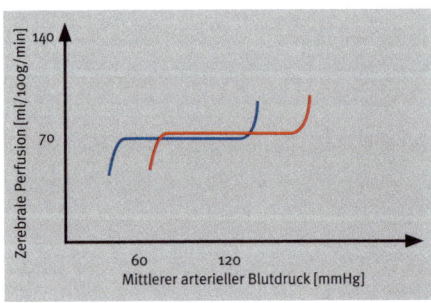

Abb. 1: Bereich der Autoregulation der zerebralen Perfusion bei Normotonikern (blau) und Hypertonikern (rot).

Für den Rettungsdienst ist es wichtig, eine hypertensive Krise mit möglichst einem Medikament behandeln zu können. Die Differentialtherapie kann später im Krankenhaus erfolgen. Ein ideales Notfallmedikament sollte demnach folgende Voraussetzungen erfüllen:

- Schnelle und steuerbare Blutdrucksenkung
- Einsetzbar bei vielen Indikationen
- Möglichst wenig Nebenwirkungen oder gar schädliche Wirkungen bei nicht gesicherter Diagnose
- Keine Sedierung
- Wenig Einfluss auf die zerebrale Autoregulation
- Keine Erhöhung des Hirndrucks
- Keine Reflextachykardie

Sie haben es sich vermutlich schon gedacht, so ein Medikament gibt es nicht. Leider helfen uns die aktuellen Leitlinien nicht wirklich weiter. Die deutsche Leitlinie wird zur Zeit überarbeitet, und auch die aktuellen internationalen Leitlinien machen zu dieser Problematik keine wirklich brauchbare Aussage.

Vielleicht lohnt sich an dieser Stelle ein Blick auf die in Tabelle 3 genannten Substanzen. Was fällt dort auf? Nun, die Substanzen Urapidil und Nitroglycerin werden dort häufiger unter „Günstig" genannt, Nifedipin kommt eher schlecht weg.

Tabelle 3: Medikamentöse Differentialtherapie bei hypertensiven Krisen.

Grunderkrankung	Günstig	Ungünstig
Akutes Linksherzversagen	Nitroglyzerin, Furosemid	Nifedipin, Dihydralazin
Aortendissektion	ß-Blocker, Urapidil	Nifedipin, Dihydralazin
Akutes Koronarsyndrom	Nitrate, ß-Blocker, Diuretika, ACE-Hemmer	Kalziumantagonisten
Eklampsie	Urapidil, Dihydralazin (nicht in der Frühschwangerschaft)	ACE-Hemmer
Hypertensive Enzephalopathie	Urapidil, Nitroglycerin	Clonidin
Niereninsuffizienz	Kalziumantagonisten vom „Nifedipin"-Typ, Furosemid	
Phäochromozytom	Urapidil	ß-Blocker, sofern sie nicht gemeinsam mit einem α-Blocker (z.B. Prazosin, Urapidil) gegeben werden
Drogenabusus	Urapidil	
Zerebrovaskuläres Ereignis	Urapidil	Clonidin

In der Tat, letztendlich können fast alle Konstellationen mit drei Substanzen therapiert werden:

- Nitrendipin
- Nitroglyzerin
- Urapidil

Furosemid bietet sich ggf. noch bei den Patienten an, die bei einer akuten Linksherzinsuffizienz unter Dyspnoe leiden. Auch Urapidil ist eine interessante Alternative. Im Vergleich zu Nitroglycerin scheint die Blutdrucksenkung bei hypertensiven Patienten und einer akuten Linksherzinsuffizienz effektiver zu sein. Zudem normalisieren sich auch die respiratorischen Parameter schneller. Weitere differentialtherapeutische Aspekte brauchen im Rettungsdienst nicht unbedingt berücksichtigt werden.

Abbildung 2 zeigt einen möglichen Algorithmus zur Therapie von hypertensiven Entgleisungen. An entscheidender Stelle steht die Frage, ob Symptome einer Zielorganschädigung vorliegen oder nicht, wird doch hier die Weiche in Richtung Hypertensive Dringlichkeit oder Hypertensiver Notfall gestellt.

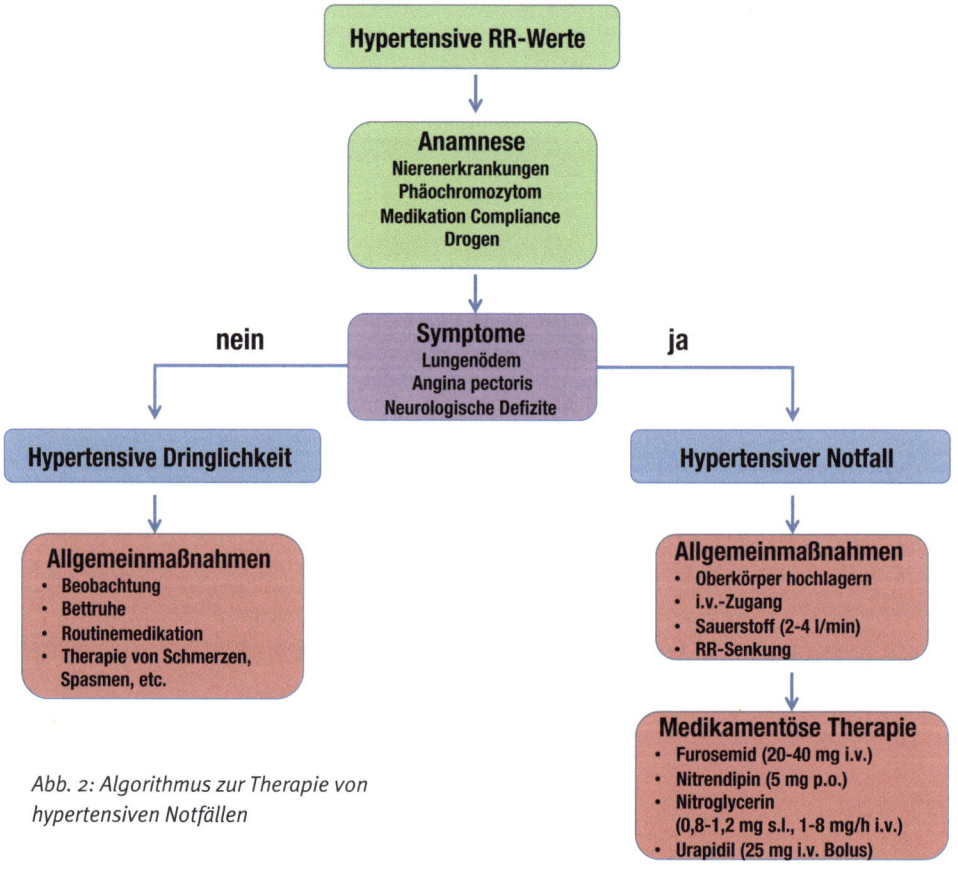

Abb. 2: Algorithmus zur Therapie von hypertensiven Notfällen

14.2 Pharmakologie

14.2.1 Nitrendipin (Bayotensin®)

Nitrendipin gehört zur Gruppe der Kalziumantagonisten. Besser wäre der Ausdruck Kalzium-Kanal-Blocker, da sie den Einstrom von Kalzium-Ionen in Muskelzellen (Herz- und glatte Gefäßmuskulatur) blockieren. Drei unterschiedliche Typen an Kalzium-Kanal-Blockern werden unterschieden, der sogenannte Verapamil-Typ, der Diltiazem-Typ und der Nifedipin-Typ, zu dem auch Nitrendipin zählt. Die Angriffspunkte des Verapamil-Typs liegen am Herzen, der Nifedipin-Typ ist hauptsächlich gefäßwirksam und der Diltiazem-Typ nimmt eine Zwischenstellung ein.

Nitrendipin wird nach oraler Gabe rasch und nahezu vollständig resorbiert (Resorptionsquote 77%). Die maximalen Plasmaspiegel werden 30-45 Minuten nach Gabe gemessen. Im Vergleich zur Tablette sind die maximalen Plasmaspiegel deutlich höher (3,6 vs. 11,6 mg/l) und die maximalen Spiegel werden auch beträchtlich eher (32 min vs. 120 min) erreicht. Nitrendipin wird zu 96-98% an Plasmaeiweiße gebunden. Das erklärt, wieso die Substanz nicht dialysiert werden kann. Aufgrund des hohen Verteilungsvolumens von 5-9l/kg KG sind auch Hämoperfusion und Plasmapherese bei Vergiftungen nicht Erfolg versprechend.

Nitrendipin wird nahezu vollständig metabolisiert. Bei oraler Gabe besteht ein ausgeprägter First-pass-Effekt. Weniger als 0,1% werden als unveränderter Wirkstoff ausgeschieden. Die Metabolite sind nicht blutdrucksenkend. Etwa 77% der gegebenen Dosis werden über die Nieren ausgeschieden, der Rest über den Stuhl. Die durchschnittliche Eliminationshalbwertszeit beträgt 10,4 h. Nitrendipin geht in die Muttermilch über.

14.2.2 Urapidil (Ebrantil®)

Urapidil wird nach intravenöser Injektion zunächst mit einer Halbwertszeit von 35 Minuten im Organismus verteilt. Daran schließt sich die Elimination mit einer Halbwertszeit von ca. 2,7 h an. Das Verteilungsvolumen ist bedeutend niedriger als bei Nitrendipin und beträgt 0,8 l/kg KG. Auch die Plasmaeiweißbindung ist mit 80% vergleichsweise gering. Urapidil passiert die Blut-Hirnschranke und ist plazentagängig. Bei der vorwiegend in der Leber stattfindenden Metabolisierung entsteht neben dem unwirksamen Hauptmetaboliten auch in geringerem Umfang ein blutdrucksenkender Metabolit. Etwa 50-70% von Urapidil und seinen Metaboliten wird renal ausgeschieden, davon ca. 15% als wirksames Urapidil.

14.2.3 Nitroglycerin (Nitrolingual®)

Nitroglycerin wird nach oraler Gabe fast vollständig resorbiert, unterliegt aber einem extrem hohen hepatischen First-pass-Metabolismus sowie einer Spontanhydrolyse im Blut. Maximale Spiegel werden nach einer sublingualen Gabe (0,4 mg) nach ca. 5 Minuten erreicht (Bereich 2-10 min). Die Bioverfügbarkeit liegt um 10-20%. Aus diesem Grund macht es auch Sinn, Nitroglycerin sublingual zu geben, wodurch zu mindestens die hepatische First-pass- Metabolisierung vermieden wird. Dadurch lässt sich die Bioverfügbarkeit immerhin auf 39% steigern. Auch die Anwendung als Pflaster verspricht eine deutlich bessere Bioverfügbarkeit (55%) als die orale Gabe.

Nitroglycerin wird zu ca. 60% an Plasmaeiweiße gebunden. Die Wirkung von Nitroglycerin ist gut steuerbar, was auf die kurze Halbwertszeit (2,5-4,4 min bei s.l. Gabe, 2-2,5 min bei i.v. Gabe) zurückzuführen ist.

Nitroglycerin wird in der Leber, unter anderem aber auch in Erythrozyten abgebaut. Die Metaboliten werden über die Nieren ausgeschieden.

14.3 Wirkungen

14.3.1 Kalziumantagonisten

Kalziumantagonisten führen zu einer generalisierten Vasodilatation an Arterien und Arteriolen (Widerstandsgefäße), wodurch Nachlast und Blutdruck sinken. Das venöse System wird durch diese Substanzgruppe hingegen nicht erweitert. Eine Gefäßerweiterung wird in allen Gefäßbetten (also z.B. Gefäße der Muskulatur, des Magen-Darm-Trakts, der Nieren) beobachtet, wobei beträchtliche Unterschiede zwischen den einzelnen Kalziumantagonisten bestehen. Beobachtet wird auch eine Dilatation der Koronararterien, weshalb Kalziumantagonisten auch zur Therapie von Koronarspasmen (z.B. nach Kokain-Konsum) eingesetzt werden können. Kalziumantagonisten vom Nifedipin-Typ führen über die Blutdrucksenkung häufig auch zu einer Reflextachykardie, in deren Folge die Durchblutung des Herzens schlechter werden kann.

14.3.2 Urapidil (Ebrantil®)

Urapidil senkt durch Verminderung des peripheren Widerstandes den diastolischen und systolischen Blutdruck. Im Gegensatz zu Nitrendipin steigt die Herzfrequenz nicht an, was auf der zentralnervösen Wirkkomponente (Agonismus an Serotonin-Typ 1A-Rezeptoren) von Urapidil beruhen dürfte. Die Hauptwirkung beruht auf einer Blockade von peripheren α1-Rezeptoren, die – Sie werden es langsam nicht mehr hören können – z.B. durch Noradrenalin stimuliert werden.

Die Effektivität von Urapidil ist sehr gut, ca. 89-96% der Patienten sprechen auf die Therapie an. Zwei weitere Effekte machen Urapidil beinahe zu einem idealen Notfallmedikament: Urapidil erhöht nicht den Hirndruck und hat keinen Einfluss auf die kardiale oder zerebrale Autoregulation.

14.3.3 Nitroglycerin (Nitrolingual®)

Nitroglycerin wird seit vielen Jahren für die Therapie von Angina pectoris-Anfällen genutzt. Obwohl wesentlicher Bestandteil von Dynamit, ist es in der Medizin eingesetzt nicht explosiv. Auch wenn die Wirkungen von Nitroglycerin am Menschen seit ca. 100 Jahren erforscht werden, sind die genauen Wirkungsmechanismen bis heute unbekannt. Als gesichert gilt, dass die Freisetzung von NO (Stickstoffmonoxid) eine entscheidende Rolle spielt. NO wiederum aktiviert eine Enzymkette, an deren Ende eine gesteigerte Produktion von cGMP (zyklisches Guanosinmonophosphat) steht, das zu einer Entspannung der glatten Muskulatur führt. Wird Nitroglycerin in Dosen gegeben, die den Blutdruck senken, werden häufig autonome Reflexe aktiviert, die z.B. zu einem Herzfrequenzanstieg führen können.

Wird Nitroglycerin über einen längeren Zeitraum gegeben, lässt die Wirkung nach. Freie Radikale, die durch die Nitrattherapie entstehen, werden als mögliche Ursache hierfür diskutiert. Alle Abschnitte des Gefäßsystems, von den großen Arterien bis zu den großen Venen, werden durch Nitrate erweitert. Das Ausmaß der Erweiterung ist allerdings unterschiedlich. Venen scheinen schon auf geringe Konzentrationen zu reagieren, Arterien benötigen etwas höhere Dosen. Auch die epikardialen Koronararterien sind sensibel, eine Dilatation kann aber durch konzentrische arteriosklerotische Plaques verhindert werden. Widerstandsgefäße zeigen eine relativ schwache Reaktion auf Nitroglycerin.

Urapidil

Das primäre Ergebnis einer Therapie mit Nitroglycerin ist eine beträchtliche Erweiterung der Venen, was zu einer Zunahme der venösen Kapazität („venöses Pooling"), einem verminderten Rückstrom zum Herzen und somit zum Absinken der Ventrikelvolumina und der Füllungsdrücke (verringertes Preload) führt. Da nicht nur die großen Venen, sondern auch die großen Arterien dilatiert werden, sinken sowohl der systemische („afterload-Senkung") als auch der pulmonale Gefäßwiderstand. Bei Herzgesunden sinkt auch das Herzzeitvolumen ab. Aufgrund der erhöhten venösen Kapazität ist eine orthostatische Hypotonie (Blutdruckabfall beim Hinsetzen oder Hinstellen) möglich, auch eine Synkope kann dadurch provoziert werden. Wenn Sie die obigen Ausführungen aufmerksam gelesen haben, müssten Sie sich fragen, wieso man Nitroglycerin bei Angina pectoris geben kann! Eigentlich müsste das doch ziemlich gefährlich sein, schließlich fällt der Blutdruck ab, und die Koronararterien können sich eventuell gar nicht erweitern. Dennoch macht „Nitro" bei Angina pectoris Sinn. Durch das venöse Pooling verkleinert sich der Durchmesser des Ventrikels und auch die Wandspannung (die Kraft, mit der der Muskel pumpen muss) nimmt ab, wodurch der Sauerstoffbedarf sinkt. Ein zweiter Effekt kommt hinzu. Sind die Füllungsdrücke im Herzen hoch, dann werden die kleinen Gefäße, die subendokardiale Muskelschichten (Muskelschichten, die nahe den Herzhöhlen liegen) versorgen, durch den hohen Druck „abgequetscht". Die Preload-Senkung verbessert damit nicht nur die Durchblutung dieser besonders gefährdeten Muskelschichten, sondern häufig auch Wandbewegung und Schlagvolumen.

14.4   Indikationen

Nitrendipin akut ist zugelassen zur Therapie des hypertensiven Notfalls.
Urapidil i.v. ist zugelassen zur Therapie hypertensiver Notfälle, von schweren und schwersten Formen der Hochdruckkrankheit sowie therapieresistentem Hochdruck.
Nitroglycerin Infusionslösung ist zugelassen zur Therapie der schweren Angina pectoris, bei akutem Myokardinfarkt, akuter Linksherzinsuffizienz, hypertensiven Krisen mit kardialer Dekompensation sowie zur kontrollierten Hypotension. Für Präparate zur sublingualen Anwendung besteht keine Zulassung für die Therapie der hypertensiven Krise, wobei der Grund hierfür nicht erklärbar ist.

14.5   Kontraindikationen

Nitrendipin darf nicht angewendet werden bei einer Überempfindlichkeit gegen den Wirkstoff oder einen Inhaltsstoff der Lösung. Weiterhin ist Nitrendipin kontraindiziert bei:
- Herz-Kreislauf-Schock (eine hypertensive Krise ist ja eher das Gegenteil)
- Instabiler Angina pectoris
- Akutem Myokardinfarkt
- Dekompensierter Herzinsuffizienz (geht meistens auch mit einer Hypotonie einher)
- Höhergradiger Aortenstenose (auch die ist regelhaft nicht mit einer Hypertonie vergesellschaftet)
- Schwangerschaft und Stillzeit
- Säuglinge und Kinder < 2 Jahren

Die Kontraindikationen Angina pectoris, Myokardinfarkt und Herzinsuffizienz ergeben sich aus der Reflextachykardie mit einer möglichen Verschlechterung der myokardialen Durchblutung. In Tierversuchen war die Substanz teratogen. Ätherische Öle, so auch das in Nitrendipin akut enthaltene Pfefferminzöl, können bei Säuglingen und Kleinkindern zu Muskelkrämpfen im Rachen führen, woraus sich die Kontraindikation bei Kindern < 2 Jahren ergibt.

Urapidil

Die Kontraindikationen von Urapidil sind übersichtlicher. Auch hier ist eine Allergie gegen den Wirkstoff oder einen der Inhaltsstoffe eine Gegenanzeige, des Weiteren aber nur eine Aortenisthmusstenose sowie ein arteriovenöser Shunt.

> Bei einer Aortenisthmusstenose liegt eine Einengung der Brustschlagader entweder zwischen den Gefäßabgängen für den rechten und linken Arm oder nach dem Abgang der Gefäße des linken Arms vor. Sie kann ausgeschlossen werden, wenn der Blutdruck an Armen und Beinen gleich hoch.

Besondere Vorsicht bei der Gabe von **Urapidil** ist bei herzinsuffizienten Patienten, älteren Patienten, sowie Patienten mit Leber- oder Nierenfunktionsstörung geboten.

Auch **Nitroglycerin** (Glyceroltrinitrat) darf selbstverständlich nicht bei einer Überempfindlichkeit gegen den Wirkstoff, andere Nitroverbindungen oder einen anderen Inhaltsstoff des Präparates eingesetzt werden. Andere Gegenanzeigen, wie akutes Kreislaufversagen, eine ausgeprägte Hypotonie (systolischer Blutdruck < 90 mmHg) sowie ein kardiogener Schock, erklären sich durch die blutdrucksenkende Wirkung von Nitroglycerin. Bei einem toxischen Lungenödem ist Nitroglycerin gleichfalls kontraindiziert, da hier durch Gabe des Medikaments keine Besserung zu erwarten ist. Eine andere Kontraindikation könnte für den Rettungsdienst schon relevant sein: Erkrankungen, die mit einem erhöhten intrakraniellen Druck einhergehen. Wieso ist dieser Punkt so wichtig? Schädelhirntraumata aber auch intrazerebrale Blutungen können sich durchaus als hypertensive Krise präsentieren. Beide Ursachen gehen oft mit einem erhöhten intrazerebralen Druck einher. Die Gabe von Glyceroltrinitrat zur Senkung des arteriellen Blutdrucks würde durch die Steigerung des intrazerebralen Drucks die Durchblutungssituation bei diesen Beispielen weiter verschlechtern.

Eine letzte Kontraindikation sollte nicht vergessen werden, und die steht unter dem Schlagwort „Viagra®"! Bei Viagra® handelt es sich um einen sogenannten Phosphodiesterase-Hemmstoff, eine Substanz, die sowohl zur Therapie der erektilen Dysfunktion als auch der pulmonalen Hypertonie eingesetzt wird. Wird Glyceroltrinitrat bei Patienten verabreicht, die gleichzeitig Viagra oder verwandte Substanzen einnehmen, dann kann eine überschießende Blutdrucksenkung die Folge sein. Nitrolingual zur Infusion ist bei diesen auch dann kontraindiziert, wenn sie pectanginöse Beschwerden entwickeln.

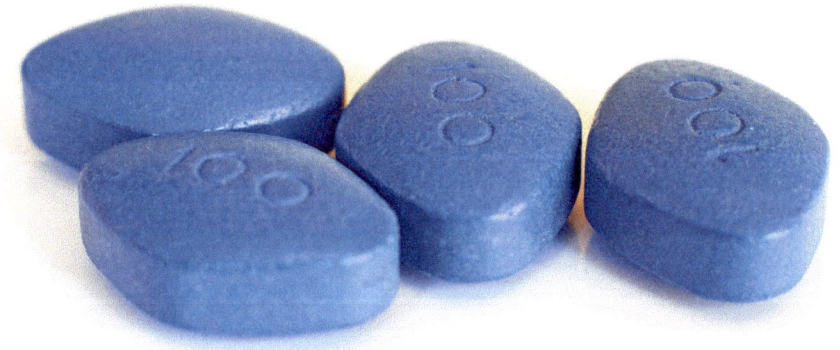

Abb. 3: Viagra® (Sildenafil)

Eine kleine Anmerkung am Rande. Die durch Nitroglycerin bewirkte Erhöhung der cGMP-Konzentration reduziert auch die Plättchenaggregation, weshalb ein zusätzlicher Nutzen bei Angina pectoris gegeben ist.

14.6 Nebenwirkungen

Die meisten Nebenwirkungen von **Nitrendipin** sind auf die Hauptwirkung, nämlich die Gefäßerweiterung zurückzuführen. Dies zeigt sich bei den kurzwirksamen Kalziumantagonisten in Form von Kopfschmerzen und einem Flush, einer plötzlichen Gesichtsrötung. Bei längerem Gebrauch wird regelmäßig ein Knöchelödem beobachtet. Einige Patienten berichten auch über Palpitationen, ein Schwächegefühl und Angstzustände. Zu den schwerwiegendsten Nebenwirkungen zählen die arterielle Hypotonie, Angina pectoris-Anfälle und allergische Reaktionen.

Bei Anwendung von **Urapidil** wird häufig (1-10%) über Schwindel, Kopfschmerzen und Übelkeit berichtet. Gelegentlich (0,1-1%) werden auch Herzklopfen, Tachykardie, Bradykardie, eine Angina pectoris-Symptomatik sowie Atemnot und Müdigkeit beobachtet. Ca. 4% aller Patienten können eine ausgeprägte Hypotonie entwickeln, wobei das Risiko mit steigender Dosis sowie einer bereits bestehenden Vormedikation zunimmt.

Die häufigste Nebenwirkung von **Nitroglycerin** ist Kopfschmerzen. Die Blutdrucksenkung kann, besonders in Kombination mit den weiter unten genannten Substanzen, durchaus auch mal überschießend sein. Unter der Therapie mit Nitroglycerin kann es zu einer relativen Umverteilung der Lungendurchblutung kommen. Hypoventilierte Abschnitte, die nichts oder nur wenig zum Gasaustausch beitragen, werden dann verstärkt durchblutet. Eine vorübergehende Hypoxämie als Folge kann bei Patienten mit koronarer Herzerkrankung einen Angina pectoris-Anfall auslösen.

14.7 Wechselwirkungen

Nitrendipin wird über das CYP 3A4-System verstoffwechselt, was wir schon an verschiedenen Stellen kennengelernt haben. Somit ist eine Menge an Wechselwirkungen vorprogrammiert. Grundsätzlich gilt es an dieser Stelle zwei unterschiedliche Substanzgruppen zu unterscheiden:

a) Medikamente, die das CYP 3A4-System hemmen und
b) Medikamente, die das CYP 3A4-System induzieren (stimulieren).

Wird das CYP 3A4-System durch ein Medikament gehemmt, dann gilt dies auch für alle anderen Medikamente, die über dieses Enzym verstoffwechselt werden. Die Folge: Medikamente werden langsamer abgebaut, die Wirkung ist stärker und/oder dauert länger an. Das Gegenteil ist der Fall, wenn Medikamente das Enzymsystem induzieren. In diesem Fall werden alle über dieses Enzym verstoffwechselten Medikamente schneller abgebaut, die Wirkung ist abgeschwächt und/oder kürzer.

Tabelle 4 fasst nun die Medikamente zusammen, die das CYP 3A4-System hemmen oder induzieren und somit die Nitrendipin Wirkung verstärken oder abschwächen.

Urapidil

Tabelle 4: Ausgewählte Substanzgruppen und Pharmaka, die zu einer Hemmung oder Induktion des CYP 3A4-Systems führen können.

Substanzgruppe	Hemmung des CYP 3A4-Systems	Induktion des CYP 3A4-Systems
	Wirkungsverstärkung und/oder längere Wirkdauer durch	Wirkungsabschwächung und/oder kürzere Wirkdauer durch
Makrolid-Antibiotika	Clarithromyzin, Erythromyzin	
Anti-HIV-Proteoase-Hemmer	Ritonavor	
Antimykotika	Fluconazol, Itraconazol, Ketoconazol	
Antidepressiva	Nefazodon, Fluoxetin	
Antiepileptika	Valproinsäure	
Antihistaminika	Cimetidin, Ranitidin	
Lebensmittel	Grapefruitsaft	
Antiepileptika		Phenytoin, Phenobarbital, Carbamazepin

Umgekehrt kann natürlich auch Nitrendipin die Wirkungen anderer Medikamente beeinflussen. Dies versteht sich von selbst, wenn Nitrendipin mit anderen Blutdrucksenkern kombiniert wird. Dazu zählen:

- ACE-Hemmer
- Alpha-Methyldopa
- Alpha-Rezeptoren-Blocker
- Angiotensin-Rezeptor-Antagonisten
- ß-Blocker
- andere Kalziumantagonisten

Eine stärkere Blutdrucksenkung kann aber auch bei Medikamenten auftreten, die auf den ersten Blick gar keine Blutdrucksenker sind. Hier sind zu nennen:

- Medikamente zur Behandlung der Prostatahyperplasie (z.B. Tamsulosin, Alfuzosin),
- Medikamente zur Behandlung der erektilen Dysfunktion (z.B. Sildenafil (Viagra®), Tadalafil (Cialis®), Vardenafil (Levitra®).

Der Grund für die Wirkverstärkung wird klar, wenn wir uns ein wenig mit der Geschichte und Pharmakologie dieser Substanzen beschäftigen. Die oben genannten Medikamente zur Therapie der Prostatahypertrophie wurden aus den Alpha-Rezeptor-Blockern heraus entwickelt, sie sind es im Grunde genommen immer noch und die blutdrucksenkenden Eigenschaften konnte man ihnen einfach nicht „abgewöhnen".

Auch das Wechselwirkungsspektrum von **Urapidil** ist erfreulich übersichtlich. In erster Linie kommen nur Medikamente in Frage, die gleichfalls blutdrucksenkend sind. Die gleichzeitige Gabe von Cimetidin (H2-Antihistaminikum) erhöht die Serumspiegel um ca. 15%. Für die akute Anwendung bei der hypertensiven Krise spielt das aber keine Rolle!

Eine wichtige Wechselwirkung mit **Nitroglycerin**, nämlich die mit (z.B. Sildenafil (Viagra®), Tadalafil (Cialis®) oder Vardenafil (Levitra®), wurde weiter oben bereits besprochen. Wechselwirkungen im Sinne einer Wirkungsverstärkung ergeben sich weiterhin mit allen Substanzen, die gleichfalls Blutdrucksenker sind. Eine verstärkte Wirkung von Nitroglycerin wird auch bei Kombination mit Psychopharmaka beobachtet. Da im Rettungsdienst aber eine permanente Überwachung des Patienten gegeben ist, spielen diese Wechselwirkungen eine untergeordnete Rolle. Von Bedeutung kann aber durchaus sein, dass bei gleichzeitiger Anwendung von Nitroglycerin und Heparin die Heparin-Wirkung abgeschwächt sein kann.

14.8 Dosierung

Zur Therapie eines hypertensiven Notfalls erhalten Erwachsene 1 Phiole (5mg) **Nitrendipin**. Sollte nach 30-60 Minuten keine ausreichende Blutdrucksenkung eingetreten sein, können weitere 5 mg gegeben werden. Der Inhalt der Phiole wird in den Mund hinaus ausgedrückt und sofort verschluckt. Die Einnahme mit Grapefruitsaft ist aufgrund von Wechselwirkungen mit den metabolisierenden Enzymen nicht gestattet!

Ebrantil i.v. wird üblicherweise als Injektion und anschließender intravenöser Infusion verabreicht. Bewährt hat sich dabei folgendes Schema (Abb. 4): Als Injektion werden 25 mg Urapidil unter laufender Blutdruckkontrolle langsam verabreicht. In Abhängigkeit von der erzielten Blutdrucksenkung können weitere 25 mg injiziert werden. Ein blutdrucksenkender Effekt stellt sich bei diesem Schema üblicherweise nach 5 Minuten ein. Sinkt auch dann der Blutdruck nicht ab, werden 50 mg appliziert. Die erreichte Blutdrucksenkung wird dann durch eine Infusion aufrechterhalten.
Zur Anwendung in einem Perfusor werden 20 ml Injektionslösung (100 mg Urapidil) in einer Perfusorspritze aufgezogen und mit physiologischer Kochsalzlösung oder 5 oder 10% Glucose Lösung auf ein Volumen von 50 ml verdünnt.
Die initiale Dosis beträgt 2 mg/min (1ml/min), maximal 6 mg in 1-2 Minuten. Die mittlere Erhaltungsdosis liegt bei 9 mg/h.
Die intravenöse Therapie mit Nitroglycerin wird im Allgemeinen mit einer Dosis von 0,5-1,0 mg/h begonnen, die weitere Dosis richtet sich dann nach dem Bedarf des Patienten. Typische Dosierungen zur Therapie einer hypertensiven Krise oder einer Linksherzinsuffizienz mit Lungenödem sind 2-8 mg/h. Patienten mit einer schweren Leber- oder Niereninsuffizienz benötigen erfahrungsgemäß geringere Dosen. Nitroglycerin kann unverdünnt oder verdünnt mit physiologischer Kochsalzlösung, Glucose 5% oder Glucose 10% gegeben werden.
Sublingual werden initial 0,8 mg empfohlen, weitere 0,4-1,2 mg können nach 10 Minuten gegeben werden. Aber Vorsicht. Bitte machen Sie sich bewusst, dass der Effekt auf den Blutdruck erst nach 3-5 Minuten eintritt, die Blutdrucksenkung dann aber durchaus 30-40 mmHg systolisch und um 30 mmHg diastolisch betragen kann.

Urapidil

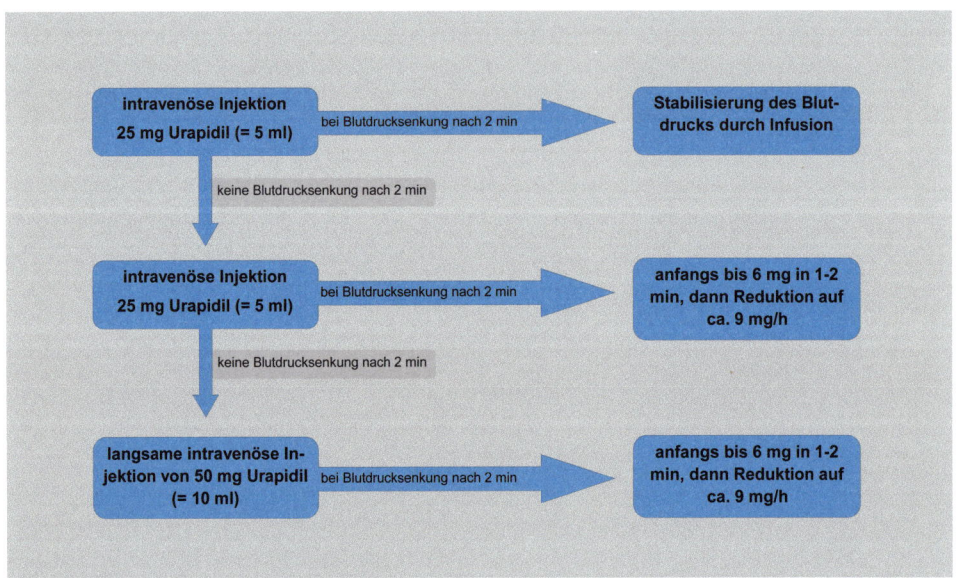

Abb. 4: Dosierungsschema für Urapidil

Tabelle 5 fasst mögliche Dosierungen von Medikamenten zur Therapie der hypertensiven Krise zusammen.

Wirkstoff-gruppe	Wirkstoff	Dosierung	Wirkungs-eintritt	Wirkdauer	Besonder-heiten
Alpha-blocker	Urapidil	25 mg i.v. als Bolus, 5-30 mg/h	2-10 min	6 h	Keine Tachykardie, keine Sedierung, keine Hirndruck-steigerung
ß-Blocker	Esmolol	500 mg/kg/KG für 1 min, danach 50-200 mg/kg/KG/min	1-2 min	10-20 min	
Diuretika	Furosemid	20-250 mg langsam i.v., nicht schneller als 4 mg/min, danach 50-100 mg/h	15 min		
Kalzium-antagonis-ten	Nitrendipin	5 mg p.o.	5-10 min	2-6 h	
Nitrate	Glycerol-trinitrat	0,8-1,2 mg s.l. (2-3 Hübe), 1-8 mg/h i.v.	1-3 min	5-10 min	

Urapidil

14.9 Besondere Hinweise

Nitrendipin ist in hohem Maße lichtempfindlich, weshalb die Phiole erst unmittelbar vor der Anwendung der Blister-Packung entnommen werden soll. Nach Entnahme aus der Blister-Packung beträgt die Haltbarkeit bei Tageslicht ca. 2h.

Ebrantil sollte nicht mit alkalischen Injektions- oder Infusionslösungen gemischt werden, da es ansonsten zu Trübungen oder Ausflockungen kommen kann. Die Lösung ist 2 Jahre haltbar und sollte nicht über 30° C aufbewahrt werden. Die chemische und physikalische Stabilität der Infusionslösung beträgt bei 15-25° C ca. 50 Stunden.

Nitroglycerin zur Infusion soll nicht über PVC-Schläuche infundiert werden, da hierunter ein beträchtlicher Wirkverlust beobachtet wird. Nach einer Verdünnung unter kontrollierten und aseptischen Bedingungen mit physiologischer Kochsalzlösung, Glucoselösung oder Ringer-Lactatlösung ist die gebrauchsfertige Infusion 48 h haltbar. Die chemische und physikalische Stabilität wurde bei 22° C für 48 h nachgewiesen. Erfolgt eine Verdünnung nicht unter den o.a. Bedingungen soll die fertige Infusionslösung nicht länger als 24 Stunden bei 2-8° C aufbewahrt werden.

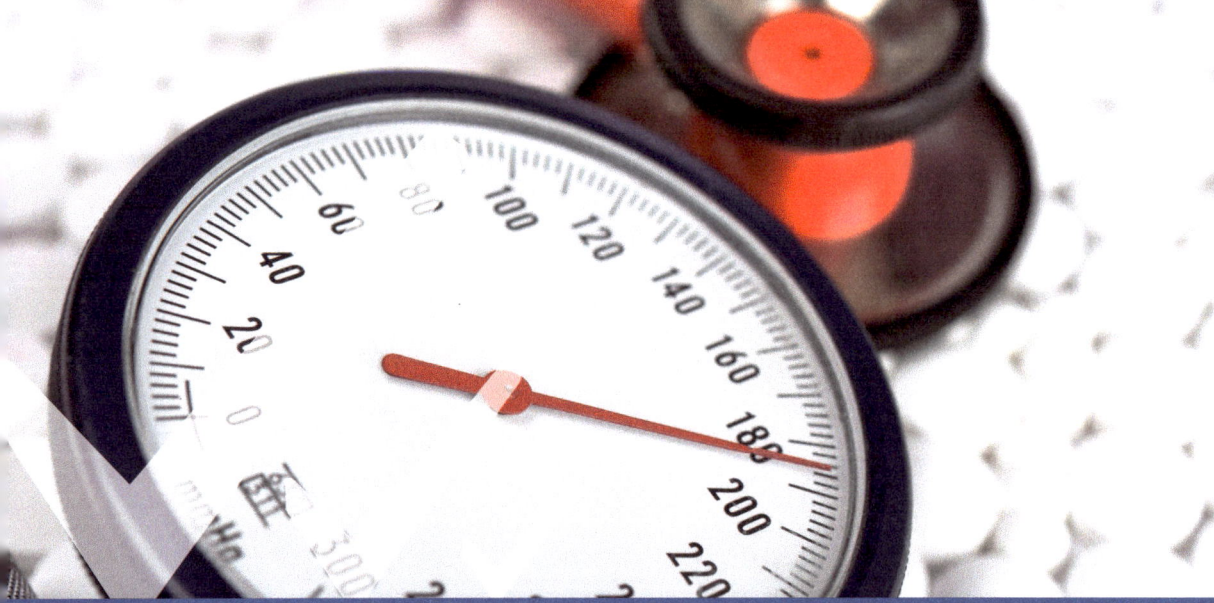

Checkliste: Hypertonie

Nitrendipin
Antihypertensivum
Handelsname: Bayotensin akut®

Wirkweise
Ca-Antagonist (blockiert den Ca-Einstrom in die Kardiomyozyten, die glatte Muskulatur und in das Erregungsbildungs-/leitungssystem)
Negativ inotrop ⤑⟶ reduzierter O_2-Verbrauch am Herz
Dilatation der glatten Muskulatur und der Gefäße ⤑⟶ Nachlastsenkung
Dihydropyridin

Indikation mit Dosierung
Hypertensive Entgleisung p. o.: 5 mg

Nebenwirkungen
+ Unterschenkelödeme
+ Kopfschmerzen
+ Flush
+ gelegentlich Schwindel, Müdigkeit und Hypästhesien
+ selten Tachykardie, Palpitation
+ Übelkeit, Völlegefühl, Durchfall
+ vermehrter Harndrang

Kontraindikationen
+ kardiogener Schock, ACS, Myokardinfarkt (innerhalb der ersten 4 Wochen)
+ Kinder (keine ausreichenden Erfahrungen)

Urapidil

Urapidil
Antihypertensivum
Handelsname: Ebrantil®

Wirkweise
α-1-Adrenozeptorantagonist
······⟩·····⟩ Vasodilatation, Reduzierung des Gefäßwiderstandes

Indikation mit Dosierung
Hypertensive(r) Entgleisung / Notfall i. v.: 25 mg wiederholt

Nebenwirkungen
+ Müdigkeit, Schwindel
+ Kopfschmerzen
+ Übelkeit
+ Hyperhidrose (übermäßige Schweißproduktion)
+ Hypotonie
+ Herzrhythmusstörungen
Eine Reflextachykardie wird verhindert,
da es auch an Serotoninrezeptoren wirksam ist.

Kontraindikationen
+ Schwangerschaft / Stillzeit

Urapidil

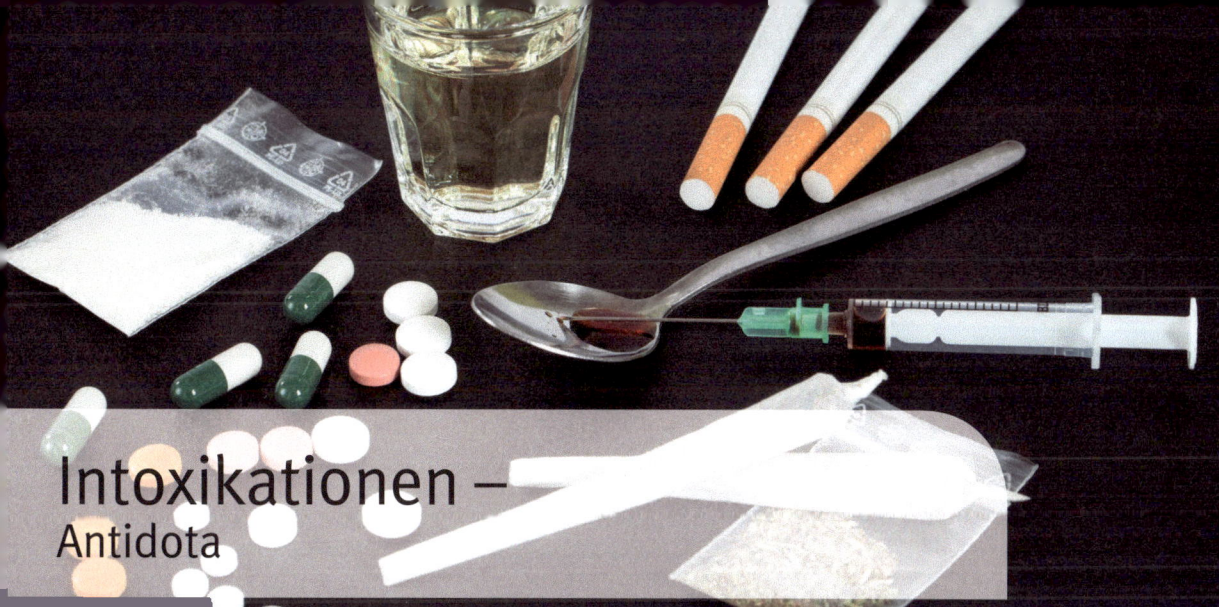

Intoxikationen –
Antidota

Prof. Dr. H. Hohage

Intoxikationen –
Antidota

15.1   Fallbeispiel

Sie werden in der Nacht zu einem Bauernhof gerufen. Eine 82-jährige Patientin ist nicht erweckbar. Die Angehörigen vermuten einen Schlaganfall. Beim Eintreffen ist die Patientin komatös. Sie atmet sehr flach und reagiert nur schwach auf Schmerzreize. Die Herzfrequenz ist nicht erhöht, kein Fieber. Bei der Auskultation der Lunge hören Sie ein vesikuläres Atemgeräusch. Die Herztöne sind rein, keine Nebengeräusche, keine Rhythmusstörungen. Bei der Untersuchung fallen Ihnen geschwollene Kniegelenke, ein Rundrücken und starke Verformungen an den Fingern auf. Die Patientin hat zudem stehende Hautfalten. Der Blutdruck liegt bei 95/55 mmHg an beiden Armen. Der Blutzucker ist 60 mg/dl. Wagen Sie an dieser Stelle mal einen Blick in die Augen! Die Pupillen sind maximal verengt, sie sind „stecknadelkopfgroß“. Sie vermuten zu Recht eine Intoxikation mit einem Opiat. Die Angehörigen berichten auf Nachfrage, dass die Patientin immer starke Schmerzen habe und hochdosierte Schmerzmittel („irgendetwas mit M...., ein sehr kurzer Name“) bekomme. Bislang sei es der Dame auch sehr gut damit gegangen. Sie habe sich selbst versorgt und auch eigenständig gekocht. Aber seitdem der Enkel einen Magen-Darm-Infekt aus dem Kindergarten eingeschleppt und die Großmutter angesteckt habe, sei sie von Tag zu Tag schlapper geworden. Heute Abend sei sie eingeschlafen und seitdem nicht erweckbar. Sie haken natürlich nach und fragen nach weiteren Erkrankungen. Senioren, da fallen Ihnen natürlich sofort Diabetes mellitus, Hypertonie, Herzinsuffizienz und eine KHK ein. Tatsächlich, die Patientin leidet an allen vier Erkrankungen. Das macht Sie natürlich neugierig und Sie erfragen die Medikamente. Die Schwiegertochter bringt eine Schachtel mit all den Medikamenten, die ihre Schwiegermutter zur Zeit einnimmt.

- Ramipril (ein ACE-Hemmer zur Behandlung der Hypertonie und der Herzinsuffizienz)
- Esidrix (Diuretikum zur Behandlung der Hypertonie und der Herzinsuffizienz)
- Amlodipin (Kalziumantagonist zur Behandlung der Hypertonie)
- Euglucon (orales Antidiabetikum)
- Ibuprofen (vom Orthopäden bei Knieschmerzen bekommen)
- MST (Morphinsulfat, vom Hausarzt wegen der Rückenschmerzen bekommen)

Der Fall lässt Sie nicht los. Wieso ist die Patientin nicht erweckbar? Der niedrige BZ dürfte es nicht sein, bei 60 mg/dl Blutzucker sollte man eigentlich bei Bewusstsein sein. Beide Pupillen sind gleich groß. Die Patientin hat auch keine Zuckungen. Liegt es vielleicht am Morphinsulfat? Aber wieso? Bis vor einigen Tagen ging es der Patientin damit doch sehr gut. Die Dosis wurde nicht verändert, versichert die Schwiegertochter. In diesem Augenblick haben Sie eine zündende Idee: Sie erinnern sich an das eher trockene Thema der „Pharmakokinetik“ während ihrer Ausbildung, insbesondere an die Ausführungen zur renalen und hepatischen Elimination eines Pharmakons: Morphin, wird das nicht renal eliminiert? Sie fragen die Angehörigen, ob die Patientin regelmäßig Wasser lassen müsse. „Nein, Oma war nach dem Durchfall und Erbrechen seit zwei Tagen nicht mehr auf der Toilette. Wie auch, sie wollte weder essen noch trinken, weil ihr immer so kodderig sei" berichten die Angehörigen. Ihr Gedanke gewinnt immer mehr Konturen. Die Patientin ist exsikkiert, der Blutdruck ist niedrig, sie wurde zudem mit einem Diuretikum behandelt und bekommt einen ACE-Hemmer. Der kann bei einer Exsikkose die Nierendurchblutung verschlechtern und richtig, Ibuprofen ist ja auch nephrotoxisch. Die Patientin hat vermutlich ein Nierenversagen, Morphin wird nicht mehr über die Nieren ausgeschieden, es hat sich angereichert. Klar, Übelkeit ist ja auch eine Nebenwirkung von Opiaten und deshalb möchte die Patientin weder essen noch trinken.

Tatsächlich, die Patientin hat eine Morphinintoxikation. Mit einem ähnlichen Präparat wäre das nicht passiert: Hydromorphon. Das wird nicht über die Nieren eliminiert, sondern hepatisch abgebaut (eine Leberinsuffizienz ist erfreulicherweise nicht so häufig). Sie aber greifen nun in Ihr Ampullarium, spritzen Nalaxon. Der Erfolg lässt nicht lange auf sich warten: die Patientin schlägt die Augen auf. Die Bewunderung der Angehörigen dürfte Ihnen sicher sein.

Ich gebe zu, diesen Fall habe ich erfunden. Aber so oder so ähnlich spielt es sich tagtäglich tatsächlich ab. Beschäftigen wir uns daher mit dem Thema Intoxikationen. Immerhin sind Vergiftungen in Deutschland die dritthäufigste Todesursache von Jugendlichen und jungen Erwachsenen. Etwa ein bis zwei Prozent der stationären Behandlungen und 5-10% aller Notarzteinsätze sind auf Vergiftungen zurückzuführen. Erfreulicherweise ist die Mortalität von Intoxikationen sehr gering und beträgt weniger als ein Prozent. Alkohol ist nach wie vor der Spitzenreiter, gefolgt von Medikamenten, die für etwa 37% aller Intoxikationen verantwortlich sind.

Um welche Medikamente es sich dabei handelt, darüber gibt die Abbildung 1 Auskunft.

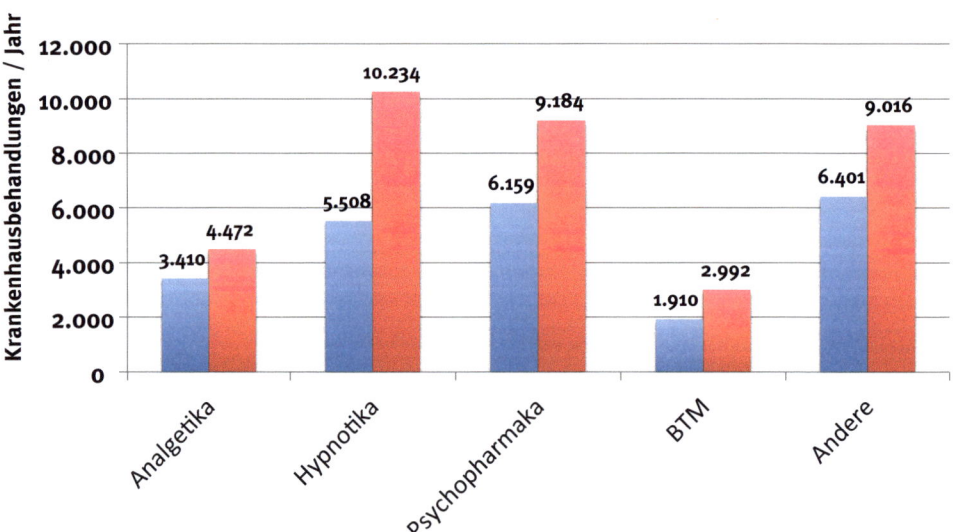

Abb. 1: Krankenhausbehandlung aufgrund von Intoxikationen in den Jahren 2014 (blau) und 2011 (rot). Unter Analgetika sind Vergiftungen durch nichtopioidhaltige Analgetika, Antipyretika und Antirheumatika zusammengefasst, Hypnotika fasst Vergiftungen durch Antiepileptika, Sedativa, Hypnotika und Antiparkinsonmittel zusammen, Psychopharmaka bezeichnet sowohl sämtliche Wirkstoffgruppen der Antidepressiva als auch der Neuroleptika. Unter „Andere" sind Appetitzügler, Mineralkortikoide, Diuretika und Analeptika zusammengefasst.

Bei Betrachtung des Säulendiagramms werden zwei Dinge deutlich. Zum einen sind Vergiftungen deutlich weniger geworden, die Zahlen haben sich zum Teil halbiert. Zum anderen müssen aber allein aufgrund von Intoxikationen mit diesen fünf Medikamentengruppen beinahe 25.000 Patienten pro Jahr stationär behandelt werden, das sind ca. 70 Patienten pro Tag. Die Wahrscheinlichkeit ist also gar nicht so gering, dass auch Sie mit dieser Problematik konfrontiert werden.

Vergiftungen präsentieren sich regelmäßig in Form von sieben verschiedenen Vergiftungssymptomen).

Narkotisches Syndrom. Symptome dieses Syndroms sind Koma, Hyperventilation und Hypotonie. Verursacht wird das narkotische Syndrom durch Opioide, Narkotika, Alkohol und Sedativa. Hauptgefahr ist die Aspiration, weshalb bei der Untersuchung auf Rasselgeräusche bei der Auskultation der Lunge geachtet werden muss.

Sympathomimetisches Syndrom. Hierzu zählen Hypertonie und Tachykardien, hinzu kommen Fieber und Krämpfe. Ausgelöst werden kann dieses Syndrom durch Kokain, Amphetamine, Theophyllin und Koffein.

Cholinerges Syndrom. Dieses zeichnet sich durch eine Miosis, Bradykardie, Erbrechen, Urinabgang, Defäkation, Muskelfaszikulationen und Lähmungen aus. Ausgelöst wird dieses Syndrom durch Alkylphosphate, das bekannteste ist sicherlich E 605. In Deutschland sind Vergiftungen mit E 605 sehr selten geworden, in Asien wird E 605 aber immer noch in großem Stil in Baumwollplantagen verwendet.

Anticholinerges Syndrom. Leitsymptome sind hier trockene, gerötete Haut, Fieber, Mydriasis, aber auch Tachykardie, Delir, Exsikkose und Krämpfe. Woher kommt das Fieber? Durch Blockade von Acetylcholinrezeptoren wird die Schweißproduktion unterdrückt. Die Patienten präsentieren sich mit einem eindrucksvollen Bild: feuerrot, glühendheiß, strohtrocken und meist verwirrt.
Als Auslöser kommen eine Reihe von Substanzen in Frage: Trizyklische Antidepressiva, Fliegenpilz, die Tollkirsche (*Atropa belladonna*), Stechapfel, Atropin, Skopolamin und Neuroleptika.

Hyperkinetisch-dyskinetisches Syndrom (*malignes neuroleptisches Syndrom*). Die wesentlichen Verursacher haben Sie gerade kennengelernt, die Neuroleptika. Sie greifen bekanntermaßen in den Dopamin-Stoffwechsel ein. Kennen Sie den Schauspieler Michael J. Fox? Er leidet an einem Parkinson-Syndrom und das wird durch einen Dopaminmangel hervorgerufen. Bei den Nebenwirkungen von Neuroleptika handelt es sich um extrapyramidal-motorische Symptome, die durch Blockade von Dopaminrezeptoren hervorgerufen werden. Sie können Sprachstörungen, Verkrampfungen, Tremor, mimische Starre, Blickkrämpfe, aber auch einen Ophistotonus (Rückwärtsbewegung des Kopfes und Streckung der Rumpf- und Extremitätenmuskulatur) beobachten, also genau die Dinge, die man regelmäßig bei einem Parkinsonpatienten sieht.

Antidota

Serotonin-Syndrom. Dieses Syndrom ist durch die Trias aus neuromuskulärer Hyperaktivität (Tremor, Hyperreflexie, Myoklonus, Rigidität), psychischen Auffälligkeiten (Agitation, Desorientiertheit, Halluzinationen, Krampanfälle) und autonomer Hyperaktivität (Fieber, Schwitzen, Mydriasis, Erbrechen, Tachykardie, Diarrhoe) gekennzeichnet. Betroffen sind Patienten, die aufgrund einer Depression mit einer Kombination aus MAO-Hemmern (das hat nichts mit dem ehemaligen chinesischen Parteivorsitzenden Mao Zedong zu tun, sondern steht für **M**ono-**A**mino-**O**xidase-Hemmer) und SSRI (**S**elektive **S**erotonin-**R**euptake-**I**nhibitoren) behandelt werden. Gerade die SSRI werden aufgrund ihres vergleichsweise geringen Nebenwirkungsprofils aktuell sehr häufig eingesetzt. Ein bekannter Vertreter ist das Cipramil.

Halluzinogenes Syndrom. Die Patienten sind unter Umständen delirant und halluzinieren. Wahrnehmungsstörungen und Depersonalisation können auftreten. Bei der Untersuchung kann man einen Nystagmus beobachten. Die Haut ist warm, Blutdruck und Puls sind häufig erhöht. Verursacht wird dieses Syndrom durch Cannaboide, MSD, Mescalin und Psylocybe.

Im Pyramidenprozess werden lediglich zwei Antidota genannt, die durch Notfallsanitäter verabreicht werden dürfen, Naloxon und Atropin. Es schadet aber nicht, darüber hinaus weitere Substanzen zu kennen.

Grundsätzlich können Antidota in supportive und lebensrettende Substanzen eingeteilt werden. Zu den supportiven Antidota zählt Physostigmin (Anticholium®), das bei Vergiftungen mit Anticholinergika, Phenothiazinen (eine Gruppe von Neuroleptika), trizyklischen Antidepressiva und nicht depolarisierenden Muskelrelaxantien verabreicht werden kann. Biperiden (Akineton®) wird zur Therapie von Intoxikationen mit Neuroleptika eingesetzt; Flumazenil (Anexate®) und Naloxon (Narcanti®) bei Intoxikationen mit Benzodiazepinen und Opiaten / Opioiden, aber auch N-Acetylcystein (ACC) bei einer Vergiftung mit Paracetamol. Präklinisch gegeben schwächen sie die Giftwirkung ab, aufgrund der doch kurzen Einsatzzeiten bis zum Eintreffen in einer Klinik ist die Gabe zur Lebenserhaltung nicht immer zwingend notwendig.

Davon abzugrenzen sind die lebensrettenden Antidota. Ohne eine sofortige Gabe ist das Überleben der Patienten gefährdet. Ethanol ist ein Vertreter dieser Gruppe. Er wird bei Vergiftungen mit Methanol oder Ethylenglykol verwendet. Ethylenglykol wurde vor einigen Jahren gerne zum „Verbessern" von Wein verwendet, Stichwort: „Glykol-Wein-Skandal", die Substanz findet aber auch als Frostschutzmittel und Wärmemedium in Sonnenkollektoranlagen Anwendung. Glukose (Überdosierung von Insulin oder oralen Antidiabetika) zählt strenggenommen auch zu den Antidota, genauso wie Sauerstoff (Kohlenmonoxid- oder Kohlendioxidvergiftung) und Thionin (Methylenblau) bei Vergiftungen mit Nitriten und Nitraten.
Jetzt wird es langsam wirklich gefährlich: wir kommen zur Vergiftung mit Blausäure und Zyaniden. Mögen Sie Bittermandeln oder essen Sie manchmal Pfirsich oder Zwetschgenkerne? Dann haben Sie Blausäure zu sich genommen, aber offensichtlich in doch geringen Mengen (sonst könnten Sie ja diesen Beitrag nicht mehr lesen). Erwachsene müssen schon 60-80 Mandeln essen, aber bei Kindern können bereits 5-10 Mandeln tödlich sein. Das Antidot bei einer Cyanid- oder Blausäure-Intoxikation ist 4-Dimethylaminophenol, besser bekannt unter dem Kürzel 4-DMAP. Es wandelt das zweiwertige Eisen im Hämoglobin in dreiwertiges Eisen um, führt also zur Bildung von Methämoglobin. Methämoglobin bindet unter Bildung von

Antidota

Cyanmethämoglobin die Cyanid-Ionen. Zusätzlich wird Natriumthiosulfat gegeben, das die Umwandlung von Cyanid in das ungiftigere Thiocyanat fördert. Die Gabe von 4-DMAP kann allerdings unter Umständen zu weiteren Problemen führen: bei der Cyanid-Rauchgas-Intoxikation, bei der auch große Mengen an Kohlenmonoxid inhaliert werden. Aufgrund der Bildung von Methämoglobin, das ja für den Sauerstofftransport nicht zur Verfügung steht, werden die Symptome der Kohlenmonoxidvergiftung verschlimmert. Viel unkomplizierter ist da die Gabe von Hydroxocobalamin (Cyanokit) 5g innerhalb von 25-30 Minuten, so dass 4-DMAP nur noch das Medikament der zweiten Wahl ist.

Atropin und Obidoxim sind die Antidota bei Vergiftungen mit Phosphorsäureestern (Organophosphaten). Einer der geläufigsten Vertreter ist das Nitrostigmin, Parathion, besser bekannt unter dem Namen E 605. Die Wirkung beruht auf einer Hemmung der Acetylcholinesterase, der Substanz, die den Transmitter Acetylcholin inaktiviert. Als Konsequenz steigt die Acetylcholinkonzentration an den Synapsen beträchtlich an. Acetylcholin ist der Botenstoff an Synapsen des Zentralnervensystems, im parasympathischen Nervensystem, an den sympathischen Ganglien und der motorischen Endplatte. Bei so vielen Wirkorten sind die Symptome einer Vergiftung natürlich sehr vielfältig. Als Zeichen der Wirkung an Muscarinrezeptoren des parasympathischen Nervensystems finden sich Übelkeit, Erbrechen, Diarrhoe, Schweißausbruch, Miosis, vermehrter Speichelfluss, Bronchokonstriktion und Bradykardie. Nikotinrezeptoren, an denen Acetylcholin gleichsam wirkt, finden sich an der Muskulatur. Muskelschwäche und fibrilläre Zuckungen sind die Folge. Zudem gibt es auch noch zentralnervöse Störungen in Form von Angstgefühl, Krämpfen und Atemlähmung. Der Tod tritt durch eine Atemlähmung oder durch ein Lungenödem ein. Die Zulassung von E 605 endete Anfang 2002, sodass Vergiftungen mit dieser Substanz selten geworden sind. Aber es gibt noch andere Substanzen aus dieser Wirkstoffklasse, von daher sollten sie mit den Basismaßnahmen vertraut sein. Atropin ist hier das Medikament der ersten Stunde. Es ist ein Parasympatholytikum und ein kompetitiver Antagonist an Acetylcholinrezeptoren. Die Wirkung beruht darauf, dass es an den gleichen Rezeptor wie Acetylcholin bindet, aber keine Wirkung entfaltet. Der Rezeptor, der durch Atropin blockiert ist, kann nicht mehr durch Acetylcholin aktiviert werden.

Man kann das wunderbar mit einem Steckschloss vergleichen. Nach Injektion von Atropin wird in einem zweiten Schritt durch Gabe von Obidoxim die Acetylcholinesterase wieder reaktiviert. Dies sollte aufgrund des umfangreichen Nebenwirkungsprofils nur unter stationär intensivmedizinischen Bedingungen erfolgen.

Antidota

Tabelle 1: *Verschiedene Antidota und deren Einsatzgebiete.*

Antidot	Einsatzgebiet
Cyanokit®	Blausäureintoxikation (Cyanidintoxikation)
Atropin®	Alkylphosphatintoxikation (z.B. E 605), außerdem zur Therapie bradykarder Herzrhythmusstörungen!
Narcanti®	Opiatintoxikation (z.B. Heroin)
4-DMAP (4-Dimethylaminophenol)	Blausäureintoxikation, Achtung: zur Therapie einer solchen Intoxikation existieren wie Sie am Anfang der Tabelle sehen mehrere Antidota
Toluidinblau®	Antidot zur Therapie einer Überdosierung einer Antidottherapie mit 4-DMAP (also ein Antidot vom Antidot)
Anexate®	Benzodiazepinintoxikation
Natriumthiosulfat	Blausäurevergiftung (wenn diese mit 4-DMAP therapiert wurde)
Akineton®	Nikotinintoxikation, außerdem Verwendung zur Behandlung des Morbus Parkinson
Ethanol (Trinkalkohol wie etwa Vodka)	Methanolintoxikation (Vorkommen in Frostschutzmittel aber auch unsachgemäß gebrannter Schnaps). Gegen Ethanol hingegen besteht (leider) kein Antidot.
Sab Simplex®	Intoxikation mit Reinigungsmitteln (Schaumbildner)
Fluimucil® (entspricht dem Hustenlöser NAC, also Acetylcystein)	Paracetamolintoxikation

15.2 Naloxon (Narcanti®)

Naloxon wird als Antidot bei einer Opiat- oder Opioid-Intoxikation eingesetzt. Die zeigt sich in der klassischen Trias Bewusstlosigkeit, Atemdepression und Miosis sowie einer Zyanose, kalter Haut und einer Hypothermie. Die Dosis letalis beim nicht opioid-abhängigen Erwachsenen liegt bei 0,1g (parenteraler Applikation) und 0,3 bis 1,5 g (perorale Applikation). Damit müssen immerhin 10 Tabletten MST 30 eingenommen werden, um auf eine Dosis von 0,3 g zu kommen, was eigentlich nur bei einer Selbsttötungsabsicht passieren sollte. Viel gefährlicher sind andere Konstellationen, die in der Tabelle 2 dargestellt sind.

Tabelle 2 macht deutlich, dass eine viel größere Gefahr bei der Therapie mit Opioiden in einer Überdosierung bei nicht erkannter Leber- oder Niereninsuffizienz liegt. Neuere Untersuchungen in Deutschland gehen davon aus, dass ca. 2,3 % der Bevölkerung unter 80 Jahren eine eGFR < 60 ml/min haben, somit einer Niereninsuffizienz im Stadium II zuzuordnen sind. Rechnet man zu diesem Prozentsatz noch die Patienten über 80 Jahren hinzu, dürften in Deutschland mehr als 2.000.000 Menschen unter einer Niereninsuffizienz leiden. In den USA geht man sogar von einer Prävalenz einer eingeschränkten Nierenfunktion von etwa 8% aus. Leider weiß nur jeder vierte Niereninsuffiziente, dass er an einer Nierenerkrankung leidet. Da eine Therapie mit Opioiden gerade in der älteren, multimorbiden Bevölkerung häufiger ist, müssen Sie durchaus mit einer Intoxikation durch Opioide rechnen.

Antidota

Tabelle 2: Pharmakokinetische Parameter wichtiger Opioide. (Cl Clearance, AUC Fläche unter der Kurve, Cmax maximale Plasmakonzentration, t1/2 Halbwertszeit).

Substanz	Halbwertszeit (h)	Problem bei Leberinsuffizienz	Problem bei Niereninsuffizienz
Morphin	1,5-4,5	Cl ↓ ,t1/2 ↑	M-6-G kumuliert
Morphin-6-Glucuronid (M-g-G)	1-2		M-6-G kumuliert
Pethidin	3-7	Cl ↓ , t1/2 ↑	Norpethidin kumuliert
Codein	3	Morphin	Siehe Morphin
Dihydrocodein	4		Cmax ↑ , AUC ↑
Oxycodon	2,5-4,5	Cl ↓ , t1/2 ↑	Metabolite ↑
Tramadol	5-6	t1/2 ↑	t1/2 ↑
Tilidin	3-5	Nortilidin ↓	
Methadon	20-60	t1/2 ↑ , AUC unverändert	t1/2 ↑ , AUC ↑
Buprenorphin	4-7(-23)		Kinetik unverändert
Pentazocin	2-5(-10)	Cl ↓ , t1/2 ↑	Kinetik unverändert
Hydromorphon	3	Cl ↓ , t1/2 ↑	Metabolite ↑

15.2.1 Wirkungen

Naloxon ist ein kompetitiver Antagonist an Opioidrezeptoren und ein chemischer „Verwandter" von Morphin. Es hat eine sehr hohe Affinität zu den Opioidrezeptoren, wodurch sowohl Opioide als auch partielle Antagonisten wie Pentazocin aus den Rezeptorbindungsstellen verdrängt werden. Die sedierenden Effekte von Hypnotika kann Naloxon nicht antagonisieren. Eigene schmerzstillende, sedierende oder atemdepressive Wirkungen sind faktisch nicht vorhanden.

Naloxon wird, parenteral gegeben, rasch verteilt. Da es sehr lipophil ist, überwindet es sehr schnell die Blut-Hirn-Schranke. Das Verteilungsvolumen liegt im Steady State bei 2l/kg, die Plasmaproteinbindung zwischen 32 und 45%. Nach intravenöser Gabe ist die Wirkung üblicherweise innerhalb von zwei Minuten sichtbar und hält für einen Zeitraum von 1-4 Stunden an. Naloxon wird in der Leber, hauptsächlich durch Bindung an Glucuronsäure metabolisiert und über die Nieren ausgeschieden. Die Halbwertszeit nach parenteraler Gabe liegt zwischen 1-1,5 Stunden.

15.2.2 Darreichungsform

Naloxon ist als Ampulle mit 1 ml Injektionslösung (0,4 mg/ml) im Handel.

15.2.3 Indikationen

In der Fachinformation werden folgende Indikationen für die Gabe von Naloxon genannt: Vollständige oder teilweise Aufhebung zentralnervöser Dämpfungszustände, insbesondere der Atemdepression, die durch natürliche und synthetische Opioide verursacht wurden.

Diagnose bei Verdacht auf akute Opioidüberdosierung oder -intoxikation, vollständige oder teilweise Aufhebung der Atemdepression und anderer zentralnervöser Dämpfungszustände beim Neugeborenen, wenn die Mutter Opioide erhalten hat.

15.2.4 Dosierung

Naloxon kann intravenös und intramuskulär injiziert, aber auch als intravenöse Infusion verabreicht werden. Für den Rettungsdienst ist interessant, dass auch eine intraossäre, nasale oder bukkale Applikation möglich ist. Gerade bei Drogenabhängigen mit ihren häufig sehr schlechten Zugangsverhältnissen können die alternativen Zugangswege einen Zeitgewinn verschaffen, wobei die intranasale Gabe einen verzögerten Wirkeintritt im Vergleich zum intramuskulären Applikationsweg hat. Beachten Sie aber, dass hierfür in Deutschland keine Zulassung besteht.

Tabelle 3 gibt die Dosierungen für die unterschiedlichen Indikationen und Altersgruppen wieder.

Tabelle 3: Dosierung von Naloxon bei verschiedenen Indikationen und Altersgruppen.

Indikation	Erwachsene	Kinder
Therapie eines Dämpfungszustandes oder einer Atemdepression	0,1-0,2 mg, entspricht 1,5-3 µg/kg (ggf. weitere Gaben in 2 Minuten Intervallen)	0,01-0,02 mg/kg (ggf. weitere Gaben in Abständen von 2-3 Minuten
Diagnose bei V.a. Überdosierung	0,4-2 mg i.v. (ggf. Wiederholung nach 2-3 Minuten) 0,4-2 mg i.m.	0,01 mg/kg (ggf eine weitere Injektion von 0,1 mg/kg

Die europäischen Leitlinien weichen ein wenig von den Dosierungsempfehlungen der Fachinformation ab. Sie empfehlen eine initiale Dosis von 0,4-2 mg bei der i.v.-, i.o.-, i.m.- oder s.c.-Anwendung, die alle 2-3 Minuten wiederholt werden kann. Gegebenenfalls sind weitere Gaben alle 20-30 Minuten erforderlich. Die intranasale Dosis beträgt 1 mg pro Nasenloch und kann alle 5 Minuten wiederholt werden. In Abhängigkeit von der Schwere der Intoxikation können Gesamtdosen von bis zu 10 mg erreicht werden.

Achten Sie bitte in Tabelle 2 auf die Halbwertszeiten der verschiedenen Opioide. Einige Substanzen (Methadon, Buprenorphin, Pethidin) haben eine längere Halbwertszeit als Naloxon. Bei Methadon hält die Wirkung aufgrund der langen Halbwertszeit bis zu 72h an. Das erklärt, warum ein Patient nach einer Naloxongabe engmaschig überwacht werden muss und ggf. weitere Naloxon-Injektionen benötigt.

15.2.5 Kontraindikationen

Naloxon ist lediglich kontraindiziert bei einer bekannten Überempfindlichkeit gegen den Wirkstoff oder einen der sonstigen Bestandteile des Arzneimittels (Wasser, Kochsalz und Salzsäure). Von einer Wasserallergie oder Überempfindlichkeit gegen Kochsalz oder Salzsäure habe ich allerdings noch nie etwas gehört. Schließlich bestehen wir zu einem beträchtlichen Prozentsatz aus Wasser; Kochsalz ist ein wesentlicher Bestandteil des Blutes und im Magen findet sich Salzsäure.

15.2.6 Nebenwirkungen

Das Nebenwirkungsspektrum von Naloxon ist erfreulich klein. Am häufigsten werden Schwindel und Kopfschmerzen, eine Tachykardie, Hypotonie oder Hypertonie, Schmerzen sowie Übelkeit und Erbrechen beobachtet. Seltener sind da schon Tremor, Schwitzen, Krampfanfälle, Nervosität, Arrhythmien und eine Bradykardie.

Beachtet werden sollte, dass Naloxon bei Morphinabhängigen die Symptome der körperlichen Abhängigkeit verstärken kann.

Wundern Sie sich nicht, wenn ein Patient nach Gabe von Naloxon über starke Schmerzen klagt. Die Schmerzstillung wird nämlich auch antagonisiert.

15.2.7 Wechselwirkungen

Naloxon hat kaum Wechselwirkungen mit anderen Medikamenten. Die Wichtigste besteht mit Opiaten und Opioiden in Form eines Entzugssyndroms, welches bei Patienten mit einer Opiat-/Opioid-Dauertherapie u.a. in Form einer Hypertonie, Herzrhythmusstörungen oder gar Herzstillstand auftreten kann. Dies gilt auch für Neugeborene von Müttern, die hohe Opioid-Dosen während der Schwangerschaft erhalten haben. Auch Lungenödeme wurden beschrieben. Diese Informationen sollen Sie jetzt aber nicht abhalten, bei V.a. eine Opioid-Überdosierung Naloxon als Antidot zu geben.

Bei Mehrfachintoxikationen mit Opioiden, Sedativa oder Alkohol scheint der Wirkungseintritt von Naloxon verzögert zu sein.

Eine durch Buprenorphin hervorgerufene Atemdepression wird durch Naloxon häufig nur unzureichend antagonisiert. Der Grund hierfür liegt in der sehr festen Bindung und langsamen Abspaltung von Buprenorphin vom μ-Opiatrezeptor.

15.2.8 Besonderheiten

Naloxon-Ampullen sind vor Licht geschützt bei Temperaturen unter 25° C aufzubewahren. Sie sind drei Jahre haltbar. Verdünnte Lösungen sind für einen Zeitraum von 24h chemisch und physikalisch bei Temperaturen < 25° C stabil.

Antidota

15.3 Flumazenil (Anexate®)

Flumazenil ist ein kompetitiver Benzodiazepin-Rezeptor-Antagonist.

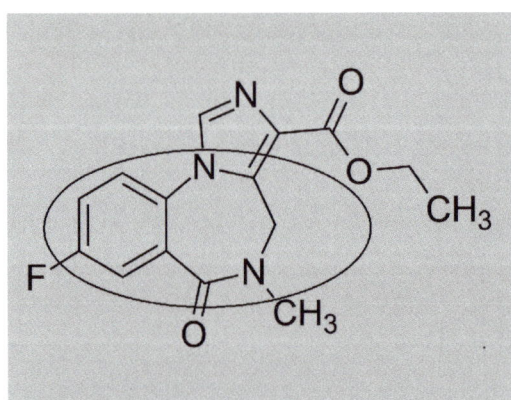

Abb. 2a: Flumazenil

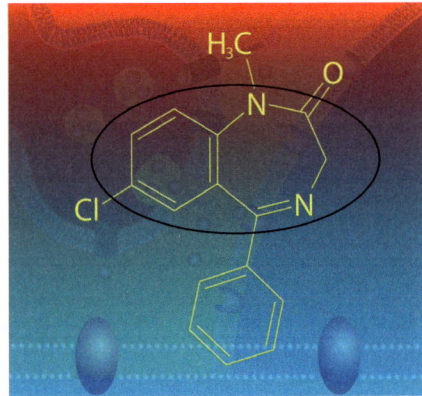

Abb. 2b: Diazepam

Wie Sie den beiden obenstehenden Abbildungen (2a und 2b) entnehmen können, haben Flumazenil und Benzodiazepine (Diazepam) große chemische Ähnlichkeiten. Aber eben nur Ähnlichkeiten. Entscheidende Elemente scheinen zu fehlen, und deshalb ist Flumazenil kein Wirkstoff, sondern ein Antagonist zu Benzodiazepinen.

Es kann die sedativen Effekte von Benzodiazepinen und auch neueren Substanzen wie Zoplicon aufheben, aber nicht unbedingt die Atemdepression. Wirkungen anderer sedierender Wirkstoffgruppen wie Barbiturate werden durch Flumazenil nicht antagonisiert.
Die Symptome einer Benzodiazepinvergiftung sind nicht unbedingt spezifisch: Bewusstseinsverlust, Atemdepression und Hypotonie. Da liegt es nahe, einfach das entsprechende Antidot zu testen. Eine Therapie mit Flumazenil sollte jedoch bei einigen Patientengruppen kritisch erfolgen. Hier sind an erster Stelle Patienten mit einer bekannten Epilepsie zu nennen, die nach Gabe von Flumazenil einen Krampfanfall entwickeln können. Gefährdet sind auch Patienten, die unter einer Benzodiazepin-Abhängigkeit leiden oder gleichzeitig Medikamente eingenommen haben, die Krampfanfälle begünstigen. Hierzu zählen u.a. die trizyklischen Antidepressiva. Mögliche Folgen sind epileptische Anfälle, Arrhythmien, Blutdruckabfall oder eine Entzugssymptomatik. In den aktuellen ERC-Leitlinien von 2015 wird der routinemäßige Einsatz von Flumazenil bei komatösen Patienten nicht empfohlen.
Flumazenil muss, damit es die zentralnervösen Effekte von Benzodiazepinen antagonisieren kann, in das ZNS gelangen. Das setzt eine gewisse Lipophilie voraus, um die Blut-Hirn-Schranke zu überwinden. Stichwort: Verteilungsvolumen; stellen Sie sich vor, sie spritzen 5g des Medikaments X in ein Gefäß mit 5 Liter Inhalt. Nach einiger Zeit wird sich das Medikament X völlig gleichmäßig im Gefäß verteilt haben. Jetzt nehmen Sie eine Probe von 5 ml aus dem Gefäß und lassen die Konzentration des Medikaments bestimmen. Was kommt da raus? Genau 1mg/ml. Stimmt das? Ja! Wir haben 5g (5000mg) in 5 Litern (5000 ml) aufgelöst, die Konzentration beträgt folglich 5000mg/5000ml oder 1mg/ml. Dieses Beispiel ist völlig logisch.

Bei der Medikamentengabe in einen menschlichen Körper kann etwas ganz anderes heraiskommen. Wir spritzen wieder 5g eines Medikamentes X, diesmal aber in die Vene einer Versuchsperson. Wir warten eine kurze Zeit ab, bis sich das Medikament gleichmäßig in der Blutbahn verteilt hat und nehmen eine Probe von 5 ml und schicken sie zur Konzentrationsbestimmung ins Labor. Diesmal beträgt die Konzentration nur 0,1 mg/ml. Rechnen wir ein bisschen weiter. Wir haben dem Patienten 5 g (5000 mg) gespritzt. Wenn die Konzentration jetzt nur 0,1 mg/ml ist, dann müssen sich die 5 g nicht in 5 Litern, sondern in 50 Litern aufgelöst haben. Wie kommt das? Unser Medikament X ist sehr fettliebend. Das hat zur Folge, dass es sich besonders gerne in Fettgewebe oder dem Gehirn anreichert und aus der Blutbahn verschwindet. Da wir aber eine Probe aus dem Blut und nicht aus dem Fettgewebe genommen haben, scheint das Verteilungsvolumen unglaublich groß zu sein.

Genauso verhält es sich mit Flumazenil. Es ist lipophil (sonst käme es nicht so gut in das ZNS) und deshalb beträgt das Verteilungsvolumen ca. 1l/kg KG, bei einem 70kg schweren Patienten also 70 Liter.

Die Umverteilung von Flumazenil aus dem Blut in das ZNS beginnt unmittelbar nach der Injektion. Nimmt man jetzt fortlaufend Blutproben, nimmt die Konzentration alle 5-15 Minuten um die Hälfte ab (aufgrund der Umverteilung ins Fettgewebe und das ZNS).

Zwischen Fettgewebe und Blutbahn wird zudem beständig etwas Flumazenil ausgetauscht.

Nur der in der Blutbahn befindliche Wirkstoff wird in der Leber metabolisiert (die Metabolite sind nicht wirksam) und über die Nieren ausgeschieden. Innerhalb von 72h ist die gesamte injizierte Menge ausgeschieden (90-95% über die Nieren, 5-10% im Stuhl). Daraus ergibt sich eine Eliminationshalbwertszeit von ca. 40-80 Minuten. Bei Patienten mit Leberinsuffizienz ist die Halbwertszeit im Vergleich zu Gesunden um 70-210% verlängert.

15.3.1 Zubereitungsformen
Ampulle mit 5 ml (0,5mg/5ml)
Ampulle mit 10 ml (1 mg/10 ml)

Die Konzentration ist folglich in beiden Zubereitungsformen gleich (0,1 mg/ml).

15.3.2 Indikationen
Flumazenil ist bei Erwachsenen und Kindern für die vollständige oder teilweise Aufhebung der zentral dämpfenden Wirkung von Benzodiazepinen zugelassen (21). Beispiele sind die Aufhebung der hypnosedativen Wirkung im Rahmen einer Allgemeinanästhesie oder der sedierenden Wirkung bei kurzzeitigen diagnostischen oder therapeutischen Maßnahmen, aber auch zur Aufhebung der zentralen Wirkung von Benzodiazepinen mit dem Ziel der Wiederherstellung der spontanen Atmung.

Für den Rettungsdienst am bedeutsamsten ist aber die letzte Indikation, die Diagnose und Behandlung von Intoxikationen und Überdosierungen mit ausschließlich oder überwiegend Benzodiazepinen.

Bei Kindern darf Flumazenil nur zur Aufhebung der Sedierung bei erhaltenem Bewusstsein verwendet werden.

Antidota

15.3.3 Dosierung

Tabelle 4 fasst die empfohlene Dosierungen für Flumazenil zusammen:

Tabelle 4: Dosierung von Flumazenil bei verschiedenen Altersgruppen.

Altersklasse	Dosis	Wiederholungsdosis	Gesamtdosis	Infusion
Erwachsene	0,3 mg	0,1 mg nach 1 Minute (ggf. weitere Gaben in Abständen von 1 Minute	2 mg	0,1-0,4 mg/h
Kinder (1-17 Jahre)	0,01 mg/kg (max. 0,2 mg)	0,01 mg/kg (maximal 0,2 mg) nach 45 Sekunden (ggf. 0,01 mg/kg in Abständen von 1 Minute)	0,05 mg/kg (1mg)	
Kinder (< 1 Jahr)	Keine Daten verfügbar			

Flumazenil soll über einen Zeitraum von 15 Sekunden intravenös appliziert werden. Eine Infusion ist alle 6 Stunden zu unterbrechen, um die Patienten auf eine erneute Sedierung zu überprüfen. Bei Patienten mit einer Leberfunktionsstörung kann sich die Wirkdauer verlängern, bei Niereninsuffizienz ist keine Dosisanpassung erforderlich. Entwickelt sich eine Entzugssymptomatik, können 5 mg Diazepam oder 5 mg Midazolam langsam injiziert werden.

15.3.4 Gegenanzeigen

Flumazenil ist nur bei einer Allergie, bei einem Status epilepticus und bei einer Benzodiazepin-Therapie zur intrazerebralen Druckregulierung kontraindiziert.

15.3.5 Nebenwirkungen

Flumazenil ist im Allgemeinen gut verträglich. Machen wir uns aber an dieser Stelle kurz die Wirkungen von Benzodiazepinen bewusst. Sie sind angstlösend, beruhigend, muskelentspannend, krampflösend und schlafanstoßend. Heben wir diese Effekte durch einen Antagonisten auf, dann erklären sich die Nebenwirkungen fast von selbst. Zu den häufigsten zählen:

- Allergien
- Emotionale Labilität
- Schwindel, Agitiertheit, Tremor, Mundtrockenheit, Sprachstörungen und Parästhesien
- Doppelbilder
- Hypotonie
- Übelkeit und Erbrechen
- Schwitzen

Es gibt einige Konstellationen, bei denen gehäuft mit dem Auftreten von Nebenwirkungen zu rechnen ist. Hierzu zählen Patienten, die mit hohen Dosen oder über einen längeren Zeitraum mit Benzodiazepinen behandelt worden sind. Eine rasche Injektion oder höhere Dosen von Flumazenil (1 mg) können Entzugserscheinungen (Palpitationen, Erregung, Angst, Verwirrung) provozieren.

Bei Patienten, die in der Vorgeschichte unter Panikattacken gelitten haben, kann durch Flumazenil eine Panikstörung ausgelöst werden.

Antidota

15.3.6 Wechselwirkungen

Nennenswerte Wechselwirkungen sind nicht bekannt. Flumazenil beeinflusst weder die Pharmakokinetik wichtiger Benzodiazepine (Midazolam, Flunitrazepam, Lormetazepam), noch wird die Pharmakokinetik von Flumazenil durch Benzodiazepine beeinflusst.

Vorsicht ist in den Fällen angezeigt, in denen neben Benzodiazepinen weitere psychotrope Arzneimittel eingenommen worden sind. Deren Effekte können nach Aufheben der Benzodiazepin-Wirkung verstärkt werden.

15.3.7 Besonderheiten

Die Lösungen sind 3 Jahre haltbar. Sie sollen bei Temperaturen unter 25° C gelagert werden. Verdünnungen sind chemisch und physikalisch bei Temperaturen $< 25°$ C für 24 Stunden stabil. Zur Verdünnung sind lediglich 0,9% NaCl-Lösung, 5% Glucose-Lösung oder die Kombination aus 0,45% NaCl-Lösung und 2,5% Glucose-Lösung geeignet.

15.3.8 Praxishinweise

Bei Intoxikationen kann die Identifikation des Giftstoffs für weitere rettungsdienstliche Maßnahmen sehr wichtig sein. Versuchen Sie deshalb von Verwandten, Anwesenden oder auch im Rahmen der Erstuntersuchung (Geruch, Nadeleinstiche, Pupillenreaktion) Hinweise auf die Art des Giftstoffs zu gewinnen. Es macht Sinn, Proben von z.B. Erbrochenem zu asservieren (angenehm ist das nicht gerade). Dabei gilt aber immer: der Eigenschutz geht vor! Die Europäischen Leitlinien empfehlen ganz klar, eine niedrige Schwelle für die eigene Sicherheit anzulegen.

Je weniger Giftstoff in den Körper gelangt, desto besser ist es! Oder etwa nicht? Grundsätzlich ist die erste Aussage natürlich korrekt. Untersuchungen der letzten Jahre haben aber zu einer differenzierteren Betrachtungsweise geführt.

Die Aufnahme eines Giftstoffs über die Haut sollte nach Möglichkeit reduziert werden. Dazu gehört die Entfernung der Kleidung und ein ausgiebiges Spülen der Haut mit Wasser.

Im Gegensatz dazu zählt die Magenspülung aufgrund der nicht unbeträchtlichen Komplikationen (Pneumonie, Magen- und Ösophagusperforation) nicht mehr zu den routinemäßigen Verfahren. Doch damit nicht genug. Haben Sie sich schon mal Gedanken gemacht, wann eine Tablette wirkt? In vielen Fällen ist das doch schon nach 20-30 Minuten der Fall. Dazu passt, dass die Magenentleerungszeit bei gesunden Erwachsenen im Mittel bei ca. 25 Minuten liegt. Dann befinden sich schon große Teile der geschluckten Substanz im Dünndarm und die Magenspülung macht nicht mehr viel Sinn.

Sinnvoll ist dagegen die Gabe von Aktivkohle, vor allem dann, wenn die Gabe innerhalb von einer Stunde nach Aufnahme des Giftstoffs erfolgt.

Unter speziellen Umständen (beschichtete Medikamente, Retard-Präparate) kann auch eine Magen-Darm-Spülung sinnvoll sein, für den Rettungsdienst kommt dies aber definitiv nicht in Frage.

Brechwurzel-Sirup und Laxantien wurden früher auch sehr gerne bei Intoxikationen gegeben, aber auch diese Maßnahmen haben sich nicht als sinnvoll erwiesen.

Nach Übergabe des Patienten in die stationäre Versorgung können weitere Maßnahmen eingeleitet werden. Dazu gehören auch die Hämodialyse und die Hämoperfusion zur Giftentfernung. Es macht somit unter Umständen Sinn, ein Krankenhaus mit Dialysemöglichkeit anzufahren.

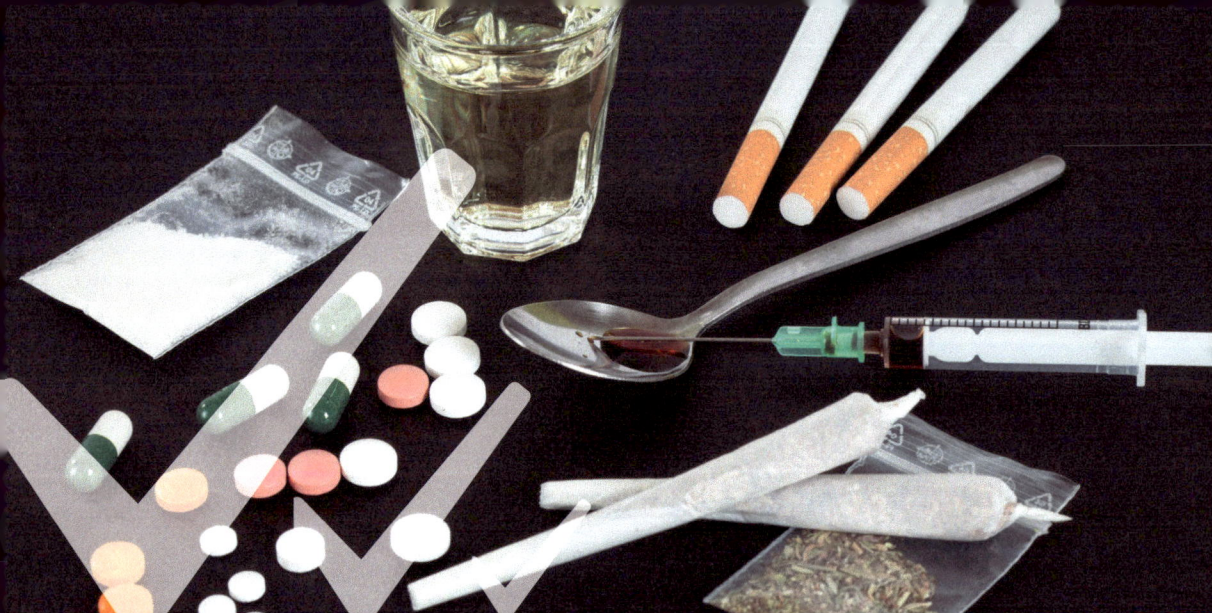

Antidota

Checkliste: Intoxikationen

Naloxonhydrochlorid
Antidot Opiatintoxikationen
Handelsname: Narcanti®

Wirkweise
Opioid-Rezeptor-Antagonist
Kompetitiver Antagonist an allen Opioid-Rezeptoren

Indikation mit Dosierung
Opiatintoxikation
i.v.: 0,4 mg
Opiatintoxikation
i.m.: 0,8 mg
Opiatintoxikation
intranasal: 2,0 mg

Nebenwirkungen
+ Zur Vermeidung eines „Rebound-Effektes" (kürzere HWZ als Opiate) sollte Naloxon ggf.
  wiederholt appliziert werden! Patienten mit Opiatintoxikation müssen überwacht
  werden!
+ fraktionierte langsame Gabe, bis ausreichende Spontanatmung
  (v.a. bei Heroinintoxikation Gefahr der psychomotorischen Reaktion)
+ kann Hypertonie auslösen

Kontraindikationen
+ im Notfall keine

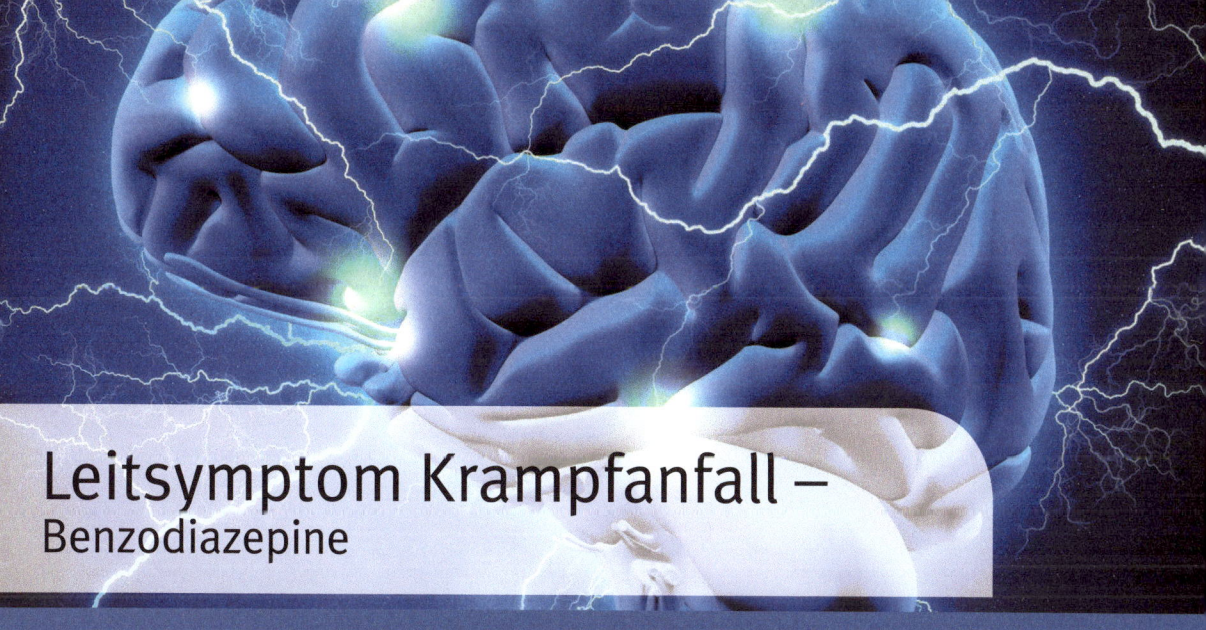

Leitsymptom Krampfanfall –
Benzodiazepine

Prof. Dr. Helge Hohage
M. Geuen
S. Plagemann

Leitsymptom Krampfanfall –
Benzodiazepine

16.1 Einleitung

Epilepsien gehören zu den chronischen Erkrankungen des zentralen Nervensystems (ZNS), die den Neurologen besonders häufig beschäftigen. Die Prävalenz von Epilepsien weltweit beträgt ca. 0,5-1%, d.h. von 100-200 Menschen leidet einer an Epilepsie. In Deutschland ist daher mit 400.000-800.000 Epilepsiekranken zu rechnen. Die Neuerkrankungsrate liegt bei 46/100.000 Menschen pro Jahr und das Risiko, im Leben eine Epilepsie zu entwickeln, bei ca. 5%. In Anbetracht dieser Zahlen verwundert es nicht, dass auch im Rettungsdienst die Epilepsie bzw. der Status epilepticus zu den häufigeren Erkrankungen zählen. In Deutschland muss von mindestens 16.000 Fällen eines Status epilepticus pro Jahr ausgegangen werden.

Viele Untersuchungen weisen darauf hin, dass eine möglichst frühzeitige Therapie des Status epilepticus günstige Effekte hat. Umgekehrt scheint die Dauer eines Status das Ansprechen auf Antikonvulsiva zu verschlechtern. Die Mitarbeiter im Rettungsdienst sollten folglich mit den wichtigsten Medikamenten vertraut sein.

Benzodiazepine stellen in der Primärversorgung das Mittel der Wahl dar. Dies gilt insbesondere für Lorazepam, aber auch andere Benzodiazepine können durchaus verwendet werden.

16.2 Pharmakologie

Benzodiazepine, zu denen u.a. Clonazepam, Diazepam, Lorazepam und Midazolam zählen, wurden Anfang der 1960er Jahre in den Laboratorien von Hoffmann-LaRoche in der Schweiz entwickelt. Ihre Entstehung ist eher einer missglückten chemischen Reaktion zu verdanken. Eigentlich sollte eine ganz andere Verbindung entstehen. Die pharmakologischen Eigenschaften der Benzodiazepine (sedativ, anxiolytisch, zentral muskelrelaxierend, narkotisch) wurden dann durch das Routine-Screening entdeckt. Benzodiazepine gehörten bald zu den am häufigsten verschriebenen Medikamenten überhaupt.

16.3 Wirkungen

Die grundlegende chemische Struktur aller Benzodiazepine ist weitestgehend gleich. Dies bedingt auch, dass ihre grundsätzlichen pharmakologischen Eigenschaften wie angst-, erregungs- und spannungslösend, schlafanstoßend, muskelrelaxierend und antiepileptisch allen Substanzen gemein ist, wenngleich einige Substanzen wohl spezifische Eigenschaften aufweisen. So soll zum Beispiel Clonazepam eine ausgeprägtere antiepileptische Potenz bei geringerer sedativer Wirkung haben.

16.4 Wirkungsmechanismus

Benzodiazepine wirken über die Bindung an $GABA_A$-Rezeptoren, die im zentralen Nervensystem lokalisiert sind. GABA steht dabei für **G**amma-**A**mino-**B**utter-Säure (**A**cid). Kommt Ihnen dieser Ausdruck irgendwie bekannt vor? Eine ähnlich klingende Substanz (nämlich: Gamma-Hydroxy-Buttersäure) ist der Inhaltsstoff von so genannten K.O.-Tropfen. Diese bewirken, zum Beispiel in ein alkoholisches Getränk gegeben, nach kurzer Zeit einen tiefen Schlaf. Ge-

Benzodiazepine

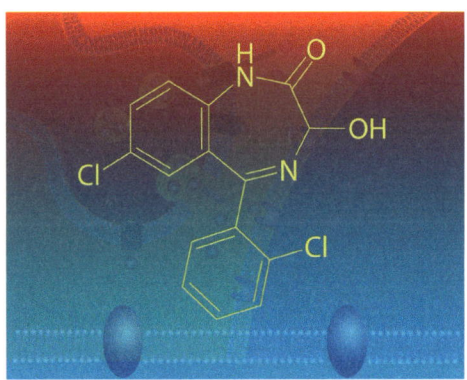

Abb. 1: Lorazepam

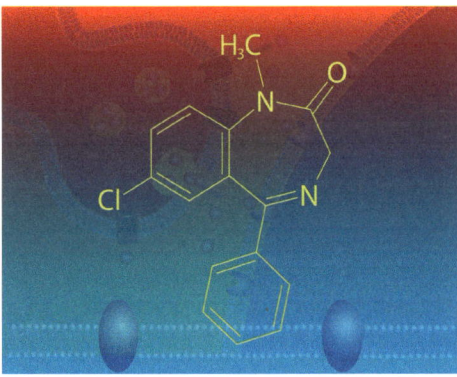

Abb. 2: Diazepam

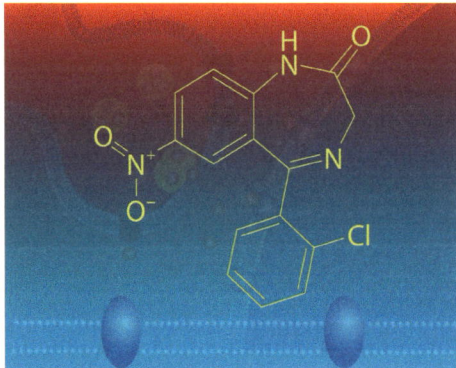

Abb. 3: Clonazepam

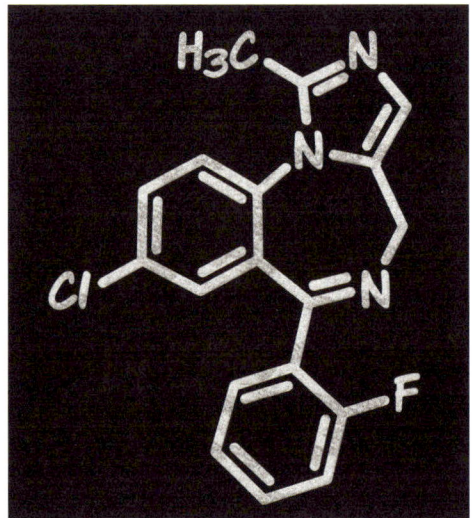

Abb. 4: Midazolam

nau das gleiche soll ja auch therapeutisch erreicht werden, wenn Benzodiazepine als Schlafmittel eingenommen werden. Wie kommt aber die Wirkung der Benzodiazepine zustande?

Im Zentralnervensystem existieren Substanzen, die auf Nervenzellen aktivierend wirken. Glutamat ist ein solcher aktivierender Transmitter. Gamma-Amino-Buttersäure (GABA) ist dagegen der maßgebliche hemmende Transmitter. GABA gibt es nur im Gehirn, in anderen Geweben lässt es sich nicht nachweisen.

Einige Erkrankungen entstehen nun dadurch, dass ein Ungleichgewicht zwischen aktivierenden und hemmenden Botenstoffen existiert. Dies ist auch bei der Epilepsie der Fall. Der Effekt vieler Antiepileptika beruht nun darauf, die Wirkungen von hemmenden Botenstoffen zu verstärken. Genau diese Wirkung tritt ein, wenn Benzodiazepine an die $GABA_A$-Rezeptoren binden.

Was ist ein Rezeptor? Rezeptoren sind die Stellen in menschlichen Geweben, an denen körpereigene oder auch körperfremde Substanzen wie Medikamente „andocken" können. Kommt die Verbindung zwischen Rezeptor und Medikament oder einer körpereigenen Substanz zustande, wird eine Reaktion ausgelöst. Dies ist am besten mit dem Beispiel eines Schlüssels und eines Schlosses zu vergleichen. Wie ein Schlüssel auch nur in ein ganz spezielles Schloss passt, so können Medikamente oder körpereigene Substanzen auch nur an einen ganz speziellen Rezeptor binden. Im Falle der Benzodiazepine ist dies der GABA$_A$-Rezeptor. Interessant ist dabei, dass die Benzodiazepine nicht an die gleiche Stelle wie die körpereigene Substanz GABA, sondern an einem anderen Ort an den Rezeptor binden. Durch die Bindung der Benzodiazepine an den Rezeptor ändert sich dessen Struktur, was das Andocken der körpereigenen Substanz GABA erleichtert (Abb. 1). Als Folge der Bindung von GABA an seinen Rezeptor öffnen sich zelluläre Chloridkanäle; der Einstrom von Chloridionen in die Nervenzelle wird begünstigt. Die nun erhöhte Chloridkonzentration in der Zelle bewirkt eine Hyperpolarisation (die Zellen werden negativer geladen), wodurch die Nervenzelle weniger erregbar wird.

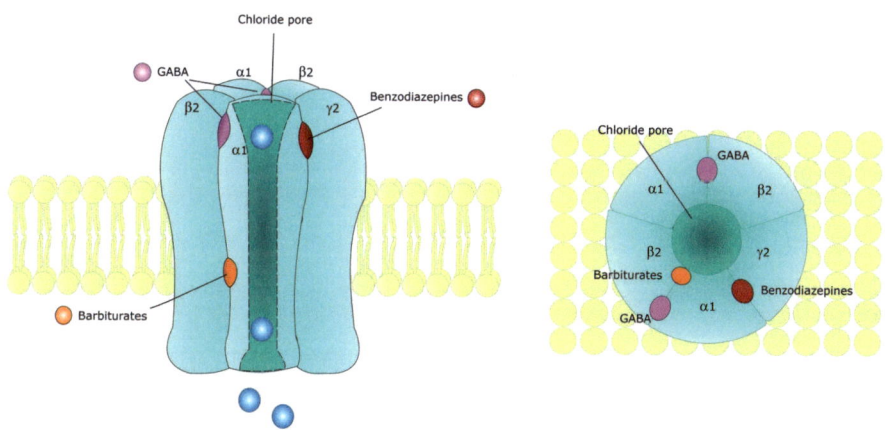

Abb. 5: Schematische Darstellung des GABA-Rezeptors. Dieser verfügt neben einer Bindungsstelle für GABA über eine weitere Bindungsstelle für Benzodiazepine. Ist die Benzodiazepin-Bindungsstelle nicht besetzt, liegt die GABA-Bindungsstelle in einer ungünstigen Form vor. Durch Bindung des Benzodiazepin ändert sich die Form der GABA-Bindungsstelle.
GABA kann leichter „andocken".

Benzodiazepine

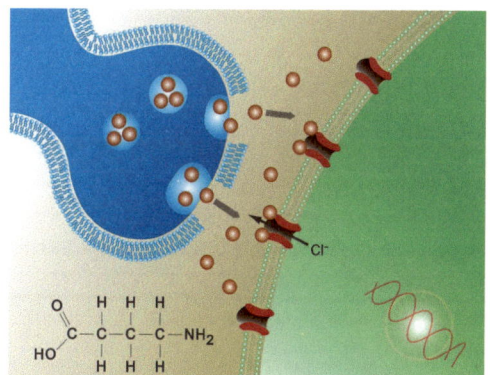

Abb. 6: Rezeptorbindung

Benzodiazepine

16.5 Indikationen

Beachtet werden müssen die unterschiedlichen Zulassungen der Benzodiazepine. So ist Midazolam (Dormicum®) nur zur Analgosedierung sowie zur Narkose und Sedierung auf der Intensivstation bei Erwachsenen und Kindern zugelassen. Eine Zulassung zur Behandlung der Epilepsie ist nicht vorhanden, bei anästhesiologischer Indikation kann es als Injektion, Infusion oder rektal gegeben werden. Midazolam wird aber auch noch in Form einer Lösung zur Anwendung in der Mundhöhle (bukkal) in Form von Buccolam® angeboten. Dieses Präparat besitzt die Zulassung zur Behandlung der Epilepsie bei Säuglingen, Kleinkindern, Kindern und Jugendlichen, nicht aber von Erwachsenen. Diazepam hingegen ist zugelassen zur Prämedikation vor operativen oder diagnostischen Eingriffen und zur postoperativen Medikation, zur akuten klinischen Intervention bei Angst-, Erregungs-, Spannungs- und Unruhezuständen, beim Status epilepticus und bei Zuständen mit erhöhtem Muskeltonus sowie zur Therapie des Tetanus. Lorazepam verfügt über eine Zulassung zur Therapie von Angst-, Spannungs- und Erregungszuständen sowie des Status epilepticus. Clonazepam ist nur zur intravenösen oder intramuskulären Therapie des Status epilepticus bei allen Epilepsieformen zugelassen.

16.6 Kontraindikationen

Benzodiazepine dürfen nicht angewendet werden bei einer Überempfindlichkeit gegen den Wirkstoff oder sonstige in der Medikation enthaltene Bestandteile.
Diazepam und Clonazepam sind kontraindiziert bei einer Abhängigkeitsanamnese, akuter Alkohol-, Schlafmittel-, Schmerzmittel- sowie Psychopharmakaintoxikation, Myasthenia gravis, schwerer Atem- und Leberinsuffizienz. Für Diazepam werden als weitere Kontraindikationen noch das Schlafapnoe-Syndrom und Frühgeborene (Valium enthält Benzylalkohol) genannt. Für Midazolam werden neben der Allergie schwere Ateminsuffizienz, akute Atemdepression, Schlafapnoe-Syndrom, stark eingeschränkte Leberfunktion und Myasthenia gravis genannt, Lorazepam ist bei Schock- und Kollapszuständen kontraindiziert. Aufgrund des Gehaltes an Benzylalkohol darf auch Clonazepam (Rivotril®) bei Früh- und Neugeborenen nicht verwendet werden. Da ein Status epilepticus eine lebensbedrohliche Erkrankung darstellt, relativieren sich die oben genannten Kontraindikationen.

16.7 Nebenwirkungen

Die akute Toxizität von Benzodiazepinen ist im Vergleich zu anderen hypnotisch wirksamen Substanzen wie den Barbituraten gering. Allen Vertretern dieser Substanzgruppe ist aber gemein, dass sie
- Verwirrtheit,
- Depression,
- Schläfrigkeit,
- Müdigkeit,
- Mattigkeit,
- Muskelschwäche,
- Ataxie (Sturzgefahr),
- Schwindelgefühl und
- Übelkeit und Erbrechen

hervorrufen können. Der allergrößte Teil der Nebenwirkungen verwundert allerdings nicht, entsprechen sie doch der Hauptwirkung als Schlafmittel.

Interessant ist, dass auch sogenannte paradoxe Reaktionen wie Erregungszustände, Euphorie, Reizbarkeit, aggressives Verhalten, Wutanfälle, aber auch Halluzinationen und Psychosen unter einer Therapie mit dieser Substanzgruppe auftreten können. Auch dies dürfte bei der Therapie eines akuten Status epilepticus keine Rolle spielen. Beachtet werden sollten aber mögliche Kreislaufreaktionen in Form einer Bradykardie und einer möglichen Hypotonie. Atemdepressionen werden gehäuft bei Patienten mit Atemwegsobstruktion oder Hirnschädigung sowie bei der gleichzeitigen Einnahme von anderen zentral wirksamen Substanzen beobachtet. Aus diesem Grunde sollte die Möglichkeit zur sofortigen Einleitung einer Beatmung gegeben sein.

16.8 Wechselwirkungen

Benzodiazepine gehören zu den Substanzen, die intensiv in der Leber verstoffwechselt werden. Eine besondere Bedeutung kommt den Cytochrom-P 450-Isoenzymen zu. Diazepam wird durch die Isoenzyme CYP 3A und CYP 2C19 verstoffwechselt. Dies hat zur Folge, dass die gleichzeitige Gabe von zum Beispiel Omeprazol, einem Medikament zur Behandlung von Magengeschwüren, oder auch eine gleichzeitige Therapie mit Nifedipin oder Verapamil zu einer vertieften und verlängerten Sedierung führt.

Auf der anderen Seite kommt es bei all den Medikamenten zu einer Wirkungsverstärkung, die gleichfalls sedierende, respiratorische oder hämodynamische Wirkungen zeigen. Hier wären zu nennen:

- Sedativa,
- Hypnotika,
- Narkoanalgetika,
- Anästhetika,
- Neuroleptika,
- Antiepileptika,
- Anxiolytika,
- sedierende Antihistaminika sowie
- Antidepressiva.

Die Wirkungsverstärkung gilt insbesondere auch für gleichzeitigen Alkoholgenuss. Erwähnt werden sollte an dieser Stelle, dass in seltenen Fällen der Metabolismus von Phenytoin, einem anderen Antiepileptikum, durch Diazepam gehemmt und damit dessen Wirkung verstärkt werden kann. Umgekehrt können die Antiepileptika Phenobarbital und Phenytoin die Verstoffwechselung von Diazepam beschleunigen und damit dessen Wirkung abschwächen. Da Diazepam aber eine sehr lange Halbwertszeit hat, sollte sich dieses Phänomen klinisch nicht bemerkbar machen.

Möglichen Wechselwirkungen zwischen den einzelnen Antiepileptika soll an dieser Stelle besondere Aufmerksamkeit gewidmet werden, müssen wir doch davon ausgehen, dass viele Patienten schon mit anderen Substanzen vorbehandelt sind. Wie oben bereits angemerkt, muss bei allen zentral wirksamen Substanzen davon ausgegangen werden, dass es aufgrund des gemeinsamen Wirkortes, nämlich dem ZNS, zu einer verstärkten Wirkung im Sinne einer

Benzodiazepine

tieferen Sedierung kommt. Bei den Antiepileptika sind aber noch weitere Wechselwirkungen möglich, die in ihrer Verstoffwechselung begründet sind. Wie kommt es dazu? Viele Arzneimittel müssen, bevor sie über die Nieren aus dem Körper ausgeschieden werden, erst einmal in eine gut wasserlösliche Form gebracht werden. Dies gilt in besonderem Maße für alle Medikamente, die im ZNS wirken, so auch die Antiepileptika. Sie sind allesamt fettliebend (lipophil).

In der Leber gibt es nun spezielle Eiweiße (Enzyme), die für die Umwandlung der lipophilen in hydrophile (wasserliebende) Substanzen zuständig sind. Diese Umwandlung kann auf verschiedene Art und Weise geschehen: Die fettliebenden Substanzen können zum Beispiel oxidiert, reduziert oder in wasserlöslichere Produkte gespalten werden. Diese Prozesse bezeichnet man als Phase-I-Reaktionen.

Die oxidativen Reaktionen werden ganz maßgeblich von einem Enzymsystem bewerkstelligt, von dem Sie vor wenigen Augenblicken schon etwas gelesen haben: dem Cytochrom (CYP)-P450-System. Bei diesem Enzymsystem handelt es sich um eine große „Sippe" mit verschiedenen Familien, die wiederum für die Verstoffwechselung unterschiedlicher Pharmaka zuständig sind. Tabelle 1 nennt die wichtigsten Familienmitglieder und einige durch sie metabolisierte Medikamente. Sie werden schnell sehen, dass sich in dieser Tabelle viele Medikamente finden, die als Antiepileptika genutzt werden. Wechselwirkungen sind immer dann gut möglich, wenn sich Medikamente in derselben Spalte finden. Das gilt auch dann, wenn diese Pharmaka völlig unterschiedlichen Substanzgruppen angehören.

Doch damit ist leider noch nicht alles erklärt. Ein weiteres Phänomen kann an einem ganz praktischen Beispiel erläutert werden. Vielen von uns ist sicherlich aufgefallen, dass manche Mitmenschen bedeutend mehr Alkohol vertragen können als man selbst. „Die sind im Gegensatz zu mir halt gut im Training" wird gerne argumentiert, und damit liegen wir gar nicht so falsch. Wird der Körper über einen längeren Zeitraum mit Fremdstoffen (wie Alkohol oder auch Medikamenten) konfrontiert, kann dieser in einem gewissen Maß den Abbau der Fremdstoffe beschleunigen. So ist es beim Alkohol; und so ist es auch bei einer ganzen Reihe von Medikamenten. Sie sind in der Lage, das Cytochrom-P450-System zu stimulieren. Zu diesen sogenannten Induktoren zählen u.a. Barbiturate, Primadon, Phenytoin und Carbamazepin, alles Substanzen, die in der Therapie der Epilepsie verwendet werden. Tabelle 2 fasst zusammen, welche Wirkungen aufgrund der allen Substanzen gemeinen zentralnervösen Wirkung, aber auch aufgrund eines veränderten Metabolismus, entstehen können. Beruhigend ist, dass gerade bei den neueren Substanzen, die in der unteren Tabellenhälfte stehen, erfreulich wenige Wechselwirkungen zu verzeichnen sind.

Tabelle 1: Substrate des Cytochrom-P 450-Systems.

CYP3A4	CYP2D6	CYP2C9	CYP2C19
Antihistaminika (z.B. Astemizol, Chlorpheniramin, Terfenadin)	Antiarrhythmika (z.B. Flecainid, Propaphenon)	NSAR und Coxibe (z.B. Diclofenac, Ibuprofen, Celecoxib, Meloxicam)	Protonenpumpenblocker (Lansoprazol, Omeprazol, Pantoprazol, Rabeprazol)
Steroide (z.B. Hydrocortison, Estradiol, Progesteron, Testosteron)	Antidepressiva (z.B. Amitriptylin, Clomipramin, Fluoxetin, Venlafaxin)	Orale Antidiabetika (z.B. Glibenclamid, Tolbutamid, Glipizid, Glimepirid, Rosiglitaxon)	Antiepileptika (z.B. Diazepam, Phenobarbital, Phenytoin)
Benzodiazepine (z.B. Diazepam, Midazolam)	Antipsychotika (z.B. Haloperidol, Perphenazin, Risperidon)	Angiotensin-II-Blocker (Losartan, Irbesartan)	Antidepressiva (z.B. Amitriptylin, Citalopram, Clomipramin)
ZNS-wirksame Medikamente (z.B. Carbamazepin, Haloperidol, Risperidon, Zolpidem)	Betarezeptoren-blocker (z.B. Carvedilol, Metoprolol, Nebivolol, Propranolol)	Verschiedene (z.B. Amitriptylin, Fluvastatin, Tamoxifen, Valproinsäure, Warfarin)	Malariamedikamente (Proguanil)
Immunsuppressiva (z.B. Tacrolimus, Ciclosporin)	Opioide (z.B. Codein, Oxycodon, Dextromethorphan, Tramadol)	------	Verschiedene (z.B. Cyclophosphamid, Indometacin, Nelfinavir, Progesteron, Propranolol, Moclobemid)
Calciumkanalblocker (z.B. Amlodipin, Diltiazem, Felodipin, Lercanidipin, Nifedipin, Nitrendipin, Verapamil)	Verschiedene (z.B. Chlorpromazin, Metoclopramid, Ondansetron, Tamoxifen)	------	------
Makrolidantibiotika (Clarithromycin, Erythromycin)	------	------	------
Statine (z.B. Simvastatin, Lovastatin, Atorvastatin)	------	------	------

Benzodiazepine

*Tabelle 2: Effekte einer vorbestehenden antiepileptischen Therapie auf die Wirkstärke von Benzodiazepinen. Erklärung: * = verstärkte Wirkung aufgrund der zentralnervösen Wirkung; # = veränderte Wirkung aufgrund Beeinflussung des Metabolismus; k.W. = keine Wechselwirkungen*

	Clonazepam	Diazepam	Lorazepam	Midazolam
Benzodiazepine	Verstärkte Sedierung*	Verstärkte Sedierung*	Verstärkte Sedierung*	Verstärkte Sedierung*
Carbamazepin	Beschleunigter Metabolismus#	Verstärkte Sedierung* Beschleunigter Metabolismus#	Abgeschwächte Wirkung	Beschleunigter Metabolismus#
Phenobarbital und Primadon	Verstärkte Sedierung* Beschleunigter Metabolismus#	Verstärkte Sedierung*, Beschleunigter Metabolismus#	Verstärkte Sedierung*	Verstärkte Sedierung* Beschleunigter Metabolismus#
Phenytoin	Beschleunigter Metabolismus#	Verstärkte Sedierung* Beschleunigter Metabolismus#	Dosisreduktion 50%	Beschleunigter Metabolismus#
Valproinsäure	Beschleunigter Metabolismus#, Ausbildung eines Petit-Mal-Status möglich.	Verstärkte Sedierung*, Verdrängung von Diazepam aus der Eiweißbindung, Hemmung des Metabolismus von Diazepam.	Verstärkte Sedierung*	Verstärkte Sedierung*
Gabapentin	k.W.	k.W.	k.W.	k.W.
Lamotrigin	k.W.	k.W.	k.W.	k.W.
Levetirazepam	k.W.	k.W.	k.W.	k.W.
Pregabalin	Verstärkte Sedierung*	Verstärkte Sedierung*	Verstärkte Sedierung*	Verstärkte Sedierung*
Topiramat	k.W.	Verzögerter Metabolismus#	k.W.	k.W.

16.9 Präparate

Clonazepam (Rivotril®) steht als 1 mg/ml-Konzentrat zur Herstellung einer Injektionslösung zur Verfügung und kann intravenös und intramuskulär appliziert werden. Clonazepam wird mit Aqua als Lösungsmittel zubereitet. Die intramuskuläre Gabe soll nur in Ausnahmefällen erfolgen. Die intraarterielle Gabe ist aufgrund der Gefahr einer Nekrosenbildung zu vermeiden. Die intravenöse Gabe sollte zur Vermeidung einer Thrombophlebitis in eine Vene mit ausreichend großem Durchmesser erfolgen.

Diazepam ist für verschiedene Applikationsformen erhältlich. Die Injektionslösung enthält 10 mg Diazepam / 2 ml Lösung. Sie kann intravenös oder intramuskulär gegeben werden. Auch hier sind intraarterielle Injektionen zu vermeiden. Des Weiteren gibt es eine Rektaltube mit 5 bzw. 10 mg Diazepam, jeweils in einer 2,5 ml-Lösung.

Lorazepam (Tavor®) ist als Injektionslösung (2 mg/ml) im Handel erhältlich und kann sowohl i.v. als auch tief i.m. appliziert werden. Die i.m.-Gabe kann unverdünnt erfolgen, zur intravenösen Injektion muss Lorazepam im Verhältnis 1:1 mit 0,9% NaCl-Lösung oder Wasser für Injektionszwecke verdünnt werden. Aufgrund möglicher Nekrosen ist eine i.a.-Gabe unbedingt zu vermeiden.

Midazolam ist als Injektionslösung, Infusionslösung oder Lösung zur rektalen Applikation in vier unterschiedlichen Wirkstoffmengen (5 mg/ml, 15 mg/3ml, 50 mg/10 ml und 5mg/5ml verfügbar. Für eine Injektion wird üblicherweise die 5 mg/5 ml-Lösung verwendet. In der Fachinformation wird bei Kindern der rektalen Anwendung der Vorzug vor der intramuskulären Anwendung gegeben, da die letztere sehr schmerzhaft sein kann. Für eine orale Anwendung ist die Injektionslösung gemäß der Fachinformation nicht geeignet. In Form von Buccolam® steht ein Präparat als Applikationsspritze zur Verfügung, das für die Anwendung in der Mundschleimhaut geeignet ist. Die intravenöse Gabe ist strikt zu vermeiden!

16.10 Dosierungen

In der Tabelle 3 sind die Dosisempfehlungen aus den Fachinformationen bzw. aktuellen Leitlinien und Publikationen zusammengefasst.

Tabelle 3: Dosierungsempfehlungen zur Therapie des Status epilepticus.

	Erwachsene	Kinder
Clonazepam	1 mg langsam, wiederholte Gabe möglich, max. 13 mg/Tag, 1-4 mg i.v., 0,015 mg/kg KG i.v., ggf. wiederholte Gabe, maximal 3 mg	0,5 mg langsam
Diazepam	5-10 mg i.v. oder rektal, Wiederholung nach 15 min möglich, max. 30 mg 10-30 mg i.v., 10-20 mg rektal, ggf. wiederholen, max. 30 mg	< 3 Jahre/15 kg: 2-5 mg i.v. oder 5-10 mg i.m. oder 5 mg rektal. > 3 Jahre/15 kg: 5-10 mg langsam i.v. oder 10 mg rektal > 5 Jahre/ 22 kg: 1 mg langsam i.v. alle 2-5 min, maximal 10 mg, oder 10 mg rektal Wiederholung nach 2-4 h möglich. Tagesmaximaldosis 20 mg
Lorazepam	4 mg i.v., Wiederholung nach 10-15 Minuten möglich, 2-6 mg i.v., Initial 0,05 mg/kg KG i.v., bei Persistenz nach 5 min einmal wiederholen (max 0,1 mg/kg KG)	0,05 mg/kg i.V. KG,Wiederholung nach 10-15 Minuten möglich
Midazolam	10 mg i.v. 5-15 mg/70 kg (0,1-0,2 mg/kg KG 10 mg i.m., im refraktären Status 0,2 mg/kg KG als Bolus, Erhaltungstherapie 0,1-0,5 mg/kg KG/h für 24h 5-10 mg bukkal, ggf. einmal wiederholen	0,1 bis 0,2 mg/kg KG, Wiederholung möglich, max 10 mg kumulativ

Benzodiazepine

Midazolam wird trotz fehlender Zulassung auch gerne intranasal gegeben. Die empfohlenen Dosierungen differieren ein wenig. Die Arbeitsgemeinschaft Norddeutscher Notärzte empfiehlt 0,2-0,5 mg/kg intranasal. Eine verbesserte Wirkung wird sicherlich durch ein MAD (Mucosal Atomization Device) erzielt, wie es von den Notärzten in Nordrhein-Westfalen favorisiert wird. Die Midazolam-Dosierung beträgt hier 2,5 mg = 0,5 ml ($<$ 10 kg KG), 5 mg = 1,0 ml (10-20 kg KG) und 10 mg = 2,0 ml ($>$ 20 kg KG). Die maximale Menge pro Nasenloch beträgt 1 ml. Zur Initialtherapie durch Laienhelfer schlägt die Leitlinie der Deutschen Gesellschaft für Neurologie die intranasale oder buccale Gabe von Midazolam (5-10 mg, ggf. wiederholen, max. ca. 20 mg) oder die rektale Applikation von Diazepam (10-20 mg rektal, ggf. wiederholen, max. ca. 30 mg) vor. Immerhin, bei Kindern wurden nach rektaler Gabe von Diazepam bereits nach ca. 2 Minuten Plasmaspiegel im therapeutischen Bereich überschritten, maximale Wirkspiegel wurden nach ca. 10 Minuten gemessen.

Alternativ ist die Gabe von Lorazepam 2-4 mg möglich (ggf. wiederholen, max. ca. 4 mg). Nicht immer gelingt es, einen Krampfanfall mit nur einem Medikament zu terminieren. Die Arbeitsgemeinschaft Norddeutscher Notärzte empfiehlt zur „Krampfdurchbrechung"
Phenobarbital 350 mg/70 kg KG (5-20 mg/kg KG),
Thiopental 375 mg/70 kg KG (3-5 mg/kg KG) und
Propofol 100-200 mg/70 kg KG (1-3 mg/kg KG).

16.11 Pharmakokinetik

Die Benzodiazepine unterscheiden sich grundsätzlich zwar nicht in ihren Wirkungen, wohl aber in den pharmakokinetischen Eigenschaften. So fällt auf, dass nach einer i.m. Gabe maximale Blutspiegel von Clonazepam erst nach 3 Stunden, bei Midazolam aber schon nach 30 Minuten erreicht werden. Dies hat zur Folge, dass nach einer i.m. Gabe die Wirkung bei Midazolam auch viel schneller einsetzt. Die Proteinbindung ist bei allen Präparaten größenordnungsmäßig gleich. Stolpern werden Sie vielleicht über das Verteilungsvolumen. Rechnen Sie die Zahlen von Clonazepam mal auf einen 70 kg schweren Menschen um, dann ergibt das ein Verteilungsvolumen von 105-308 l. Da kann doch etwas nicht stimmen, so viel Volumen hat nicht einmal der dickste Mensch. Oder stimmt das doch? Machen wir uns dazu mal ein paar Gedanken. Das Gehirn ist relativ reich an Fetten und die Benzodiazepine sind: fettliebend. Dies erklärt, wieso diese Substanzen relativ schnell aus dem Blut verschwinden und sich im ZNS anreichern. Entnimmt man also kurze Zeit nach der i.v. Gabe eine Blutprobe zur Bestimmung der Konzentration im Serum, wird man feststellen, dass im Blut nur eine sehr geringe Menge an Wirkstoff vorhanden ist. Der große Rest, der ist im ZNS. Interessante Unterschiede bestehen auch hinsichtlich der Halbwertszeit. Hier ist Diazepam der absolute Spitzenreiter. Komplizierend kommt hinzu, dass seine Metabolite auch noch wirksam sind. Bei dieser Halbwertszeit verwundert es nicht, dass man nach einer Tablette Valium® für einen sehr langen Zeitraum nicht wirklich zurechnungsfähig ist. Dies kann beim Führen von Kraftfahrzeugen eine bedeutsame Rolle spielen. Tabelle 4 fasst die wesentlichen pharmakokinetischen Eigenschaften dieser Substanzen zusammen.

Tabelle 4: Pharmakokinetische Eigenschaften der Benzodiazepine.

Wirkstoff	Maximale Wirk-spiegel nach i.m. Injektion (Minuten)	Protein-bindung (%)	Vertei-lungs-volumen (l/kg)	Biover-fügbarkeit nach i.m. (%)	Halb-wertszeit (Stunden)	aktive Metabo-lite	CYP 3A4
Clonazepam	180	82-86	1,5-4,4	93	30-40	nein	ja
Diazepam	60	95-99	0,95-2	85 (22)	20-100	ja	ja
Lorazepam	60-90	80-93	1,3	96	12-16	nein	nein
Midazolam	30	96-98	0,7-1,2	> 90	1,5-2,5	ja	ja

16.12 Besondere Risikogruppen

Die Pharmakokinetik der Benzodiazepine ist bei einigen Risikogruppen verändert (Tabelle 5). Hier sei insbesondere auf unterschiedliche Altersgruppen, aber auch auf Patienten mit Herz-, Leber- und Niereninsuffizienz hingewiesen. Wenngleich die Auswirkungen einer Leberinsuffizienz und des höheren Lebensalters bei Clonazepam nicht untersucht sind, so muss doch davon ausgegangen werden, dass aufgrund der Verstoffwechselung über das Cytochrom-P450-System sowohl bei Leberinsuffizienz als auch im höheren Lebensalter (> 60 Jahre) von einer verlängerten Wirkdauer auszugehen ist.

Tabelle 5: Veränderungen der Wirkdauer bei bestimmten Risikogruppen.
* Mit Ausnahme der ersten Lebenstage.

	Nieren-insuffizienz	Leber-insuffizienz	Herz-insuffizienz	Senioren	Kinder	Über-gewicht
Clonazepam	nicht verändert	nicht untersucht	?	nicht untersucht		
Diazepam	verlängert	verlängert	verlängert	deutlich verlängert	?	?
Lorazepam	nicht verändert	nicht verändert	nicht untersucht	nicht verändert	nicht verändert*	nicht untersucht
Midazolam	bei Einzel-gabe nicht verändert, nach länge-rer Infusion verlängert	verlängert	verlängert	deutlich verlängert	verkürzt	verlängert

16.13 Besondere Hinweise

Clonazepam (Rivotril®) darf erst nach Verdünnung mit 1 ml Wasser für Injektionszwecke injiziert werden. Diese Lösung soll erst unmittelbar vor der Injektion erstellt werden und enthält dann 1 mg Clonazepam /2 ml Injektionslösung. Sie ist ca. 6 Stunden haltbar. Weiterhin sollen

Benzodiazepine

PVC-haltige Beutel und Infusionsbestecke bei Gabe von Clonazepam vermieden werden. Clonazepam wird von diesen Systemen gebunden, wodurch die Konzentration des Wirkstoffs um bis zu 50% sinken kann. Clonazepam (Rivotril®) soll vor Licht geschützt aufbewahrt werden.

Diazepam darf nicht mit anderen Medikamenten in einer Mischspritze injiziert oder mit anderen Medikamenten gemischt werden.

Lorazepam (Tavor®) muss vor Licht geschützt und im Kühlschrank (+2°C bis +8°C) aufbewahrt werden. Für den Einsatz im Rettungsdienst könnte dies durchaus hinderlich sein.

Midazolam (Dormicum®) darf nicht mit Macrodex 6% in Dextrose oder alkalischen Injektionslösungen verdünnt und soll vor Licht geschützt aufbewahrt werden. Verdünnte Lösungen sind über 24h bei Raumtemperatur stabil. Als Verdünnungslösung kann
- 0,9% Kochsalzlösung,
- 5% Dextroselösung,
- 10% Dextroselösung,
- 5% Levuloselösung,
- Ringerlösung oder
- Hartmannlösung
verwendet werden.

16.14 Kommentar

Auf den vorangehenden Seiten haben Sie viele Informationen zum Einsatz von Benzodiazepinen bei einem Status epilepticus erhalten. Was sollen Sie von diesen Informationen aber mit in den Rettungswagen nehmen?
Die Leitlinie der Deutschen Gesellschaft für Neurologie bezieht da klar Stellung. Für die Initialtherapie des Status epilepticus sind Benzodiazepine die Medikamente der Wahl. Lorazepam sollte bevorzugt werden, da es eine längere intrazerebrale Halbwertszeit hat. Steht Lorazepam nicht zur Verfügung, ist in Form von Clonazepam eine Substanz vorhanden, die eine vergleichbare Pharmakokinetik aufweist (siehe Tabellen 4+5).

Der Einsatz von Midazolam (i.v., i.m., rektal) zur Therapie des Status epilepticus wird aufgrund der fehlenden Zulassung kritisch gesehen. Dabei sprechen die Studien durchaus für den Einsatz dieser Substanz:
- Bukkales Midazolam ist in der Therapie des Status epilepticus bei Erwachsenen rektal gegebenem Diazepam gleichwertig. Das Ergebnis dieser Studie wird durch eine Metaanalyse untermauert. Mehr noch, nicht-intravenös (bukkal, rektal, nasal, intramuskulär) appliziertes Midazolam war Diazepam, das auf jede mögliche Applikationsart gegeben wurde, hinsichtlich der Beendigung eines Status überlegen.
- Bei Kindern ist die intranasale Gabe von Midazolam der intravenösen oder rektalen Gabe von Diazepam ebenbürtig oder sogar überlegen. Auch die Ergebnisse einzelner Studien bei Kindern werden durch eine große Metaanalyse gestützt.
- Midazolam (i.m.) hat sich auch im Vergleich zu intravenös gegebenem Lorazepam als zumindest gleichwertig erwiesen. Diese Studie ist insofern von besonderem Interesse, als die Therapie durch Paramedics durchgeführt wurde.

Benzodiazepine

Was kann aus diesen Studien für eine Konsequenz gezogen werden? Ganz einfach: keine Angst vor Midazolam. Lieber schnell bukkal, nasal oder i.m. gegeben als lange nach einem Zugang gesucht. Juristische Konsequenzen sind nicht zu befürchten, da ist die Studienlage zu eindeutig.

Benzodiazepine

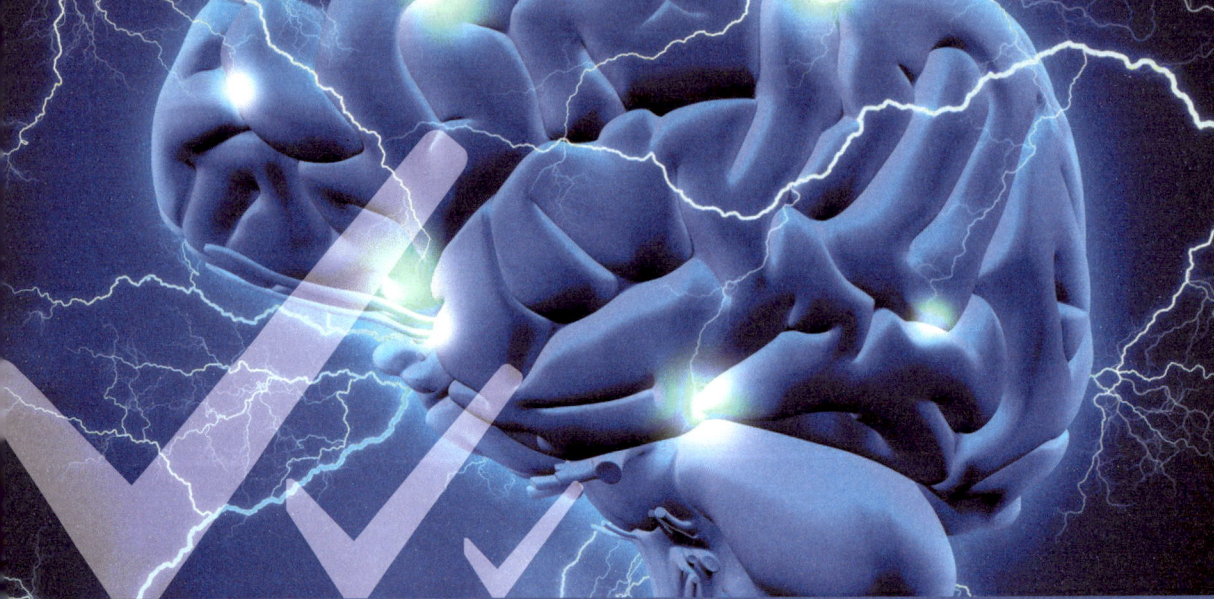

Checkliste: Benzodiazepine

Diazepam
Benzodiazepin
Handelsname: Valium®, Diazepam®, Faustan®

Wirkweise
   ⤳ antikonvulsiv, sedativ, hypnotisch, zentral muskelrelaxierend,
   anxiolytisch, amnestisch
   Wirkt am zentralen limbischen System
   Greift an GABA-Rezeptoren an (Gammaaminobuttersäure)

Indikation mit Dosierung
   ACS mit Agitiertheit: 2,5-5 mg i.v.
   Krampfanfall Erwachsene u. Kind > 15 kg KG: 10 mg i.v. oder rektal, ggf . Wiederholung
   Krampfanfall Kind < 15 kg KG: Rektiole 5 mg wiederholt nach 10 Minuten

Nebenwirkungen
   + RR-Senkung
   + Atemdepression
   + Paradoxe Reaktionen (Erregungszustände)

Kontraindikationen
   + Bekannte Unverträglichkeit
   + Myasthenia gravis
   + Obstruktive Atemwegserkrankungen

Benzodiazepine

Lorazepam

Benzodiazepin
Sedativum
Handelsname: Tavor Expidet®

Wirkweise

GABA-Rezeptor
Benzodiazepin mit sedierender, antikonvulsiver, anxiolytischer, amnestischer
und zentral muskelrelaxierender Wirkung

Indikation mit Dosierung

Erregungszustand und Krampfanfall p.o.: 1,0-2,5 mg Schmelztablette
Krampfanfall i.v.: 4 mg

Nebenwirkungen

+ Benommenheit, Sedierung, Schwindel, Übelkeit, hypotone Phasen

Kontraindikationen

Bekannte Überempfindlichkeit gegenüber Benzodiazepinen
oder einem sonstigen Bestandteil der Arzneimittel!

Midazolam

Benzodiazepin
Handelsname: Dormicum®

Wirkweise

GABA-Rezeptoren
Benzodiazepin mit sedierender, antikonvulsiver, anxiolytischer, amnestischer
und zentral muskelrelaxierender Wirkung

Indikation mit Dosierung

Krampfanfall Erwachsene i.v.: 10 mg wiederholt
Krampfanfall Erwachsene und Kinder > 20 kg KG intranasal/bukkal: 10 mg
Krampfanfall Kind 10-20 kg KG intranasal: 5 mg
Krampfanfall Kind < 10 kg KG intranasal: 2,5 mg
Begleitmedikation Analgosedation i. v.: 1 mg

Nebenwirkungen

+ anterograde Amnesie
+ Atemdepression
+ Herzstillstand (in hohen Dosen)

Benzodiazepine

Kontraindikationen

In folgenden Fällen darf Midazolam nicht eingesetzt werden:
+ Überempfindlichkeit gegen Benzodiazepine
+ Myasthenia gravis
+ Akute Vergiftungen mit Alkohol, Schlafmitteln sowie Neuroleptika, Antidepressiva oder Lithium
+ Akutes Engwinkelglaukom
+ Bei Früh- und Neugeborenen (bis zum 4. Lebensmonat)

Besondere Vorsicht ist geboten bei:
+ Kindern und Jugendlichen (begrenzte klinische Erfahrung)
+ Älteren Patienten
+ Patienten mit:
    + reduziertem Allgemeinzustand
    + Schizophrenie oder endogener Depression
    + Atemstörungen (Asthma bronchiale, COPD) (atemdepressiv und muskelrelaxierend)
    + Leber- oder Nierenfunktionsstörungen
    + Herzinsuffizienz
    + Hypotonie
    + Hypovolämie

Benzodiazepine

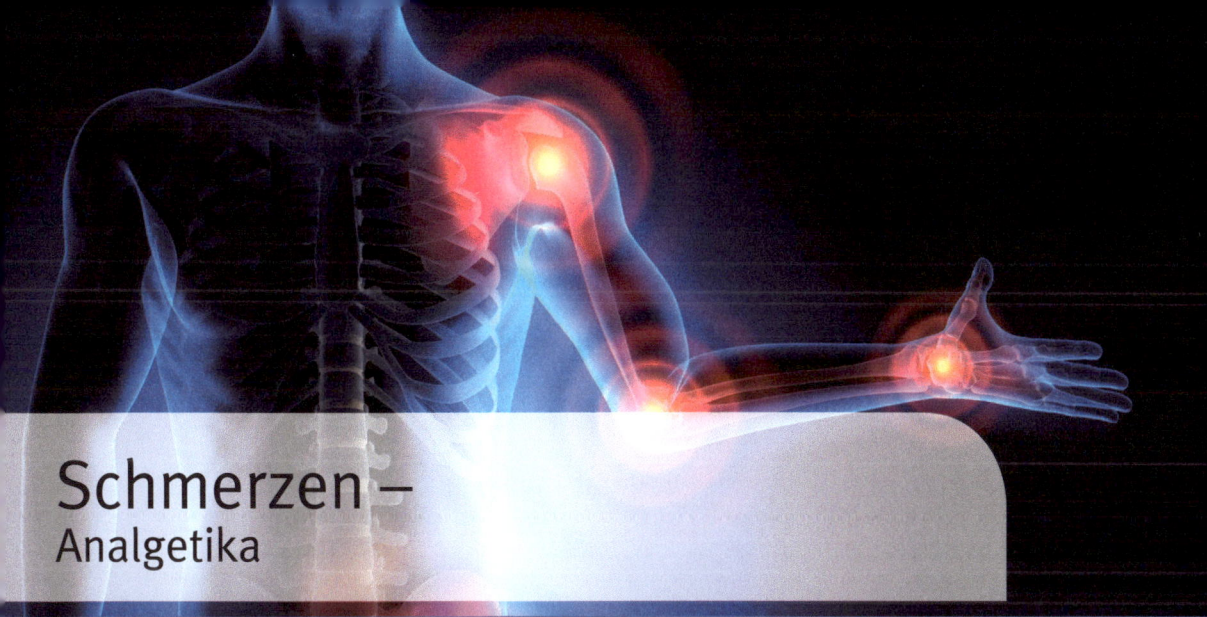

Schmerzen –
Analgetika

Prof. Dr. H. Hohage
Dr. K. Hohage

Schmerzen –
Analgetika

17.1 Einleitung

Schmerzen erlebt fast jeder Mensch in seinem Leben. Innerhalb eines Jahres leiden über 80% der Bevölkerung unter Schmerzen, die Lebenszeitprävalenz von Kopfschmerzen, die sicherlich viele Kranke so erleben, wie es Georg Cruikshank 1819 gezeichnet hat, beträgt mehr als 90%. Zwölf Millionen Menschen in Deutschland haben darüber hinaus chronische Schmerzen. Sind diese Zahlen auch noch so beeindruckend, eine allgemeingültige Definition von Schmerzen ist dennoch schwierig. „Schmerz ist ein unangenehmes Sinnes- und Gefühlerlebnis, das mit einer echten oder potentiellen Gewebeschädigung einhergeht oder als solches beschrieben wird. Schmerz ist immer subjektiv". Diese Beschreibung der International Association for the Study of Pain (IASP) dürfte die Phänomene, die wir als Schmerz erleben, doch recht zutreffend beschreiben.

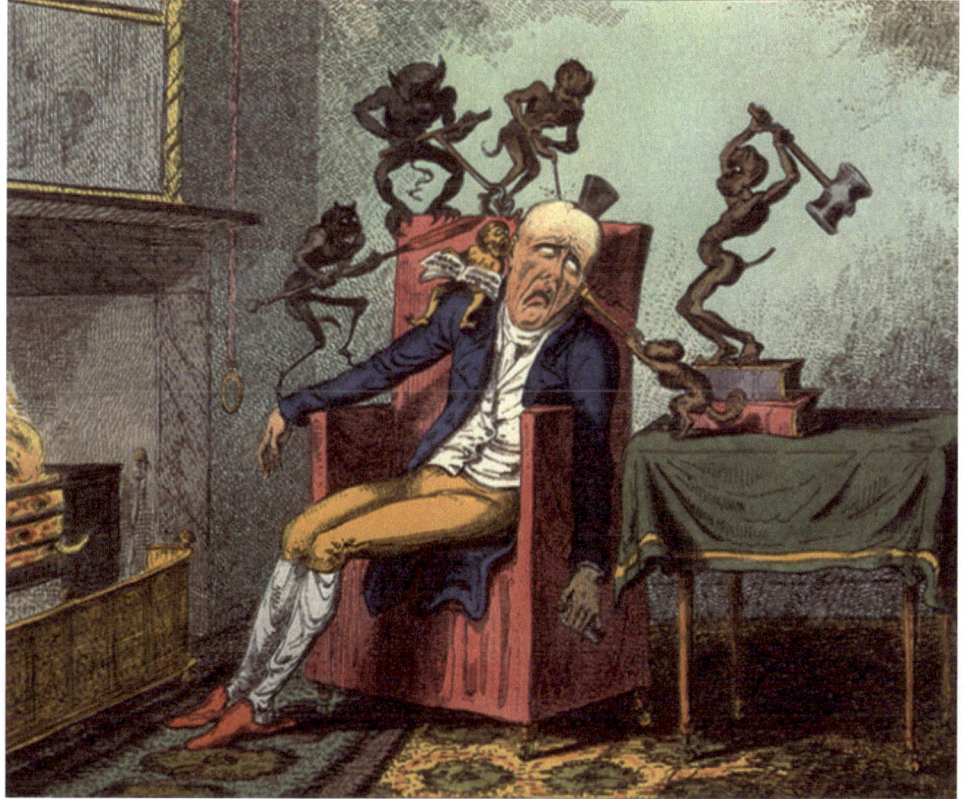

Abb. 1: Kopfschmerzen Georg Cruikshank (1792-1878)

Analgetika

Schmerz ist, wie bereits erwähnt, ein subjektives Erlebnis und die direkte Antwort auf Ereignisse, die mit einem Gewebeschaden, zum Beispiel durch einen Unfall, eine Entzündung oder eine bösartige Erkrankung, einhergehen. Schmerzen können auch unabhängig von einer erkennbaren Ursache auftreten oder bestehen fort, obwohl die Ursache längst beseitigt ist. Beispiele hierfür sind die Trigeminusneuralgie oder der Phantomschmerz. Schmerzen können aber auch als Folge einer Gehirn- oder Nervenschädigung auftreten, wie es zum Beispiel nach einem Hirninsult oder bei einer Herpesinfektion der Fall ist.

Wie entstehen Schmerzen? Eine wesentlicher Mitspieler bei der Entstehung von Schmerzen sind primär afferente sensible Neurone, d.h. von der Peripherie zum Gehirn führende Nervenfasern. Diese Nervenfasern haben sensible Endigungen im peripheren Gewebe (Muskeln, Eingeweide, Haut) und werden durch unterschiedliche Reize (mechanisch, thermisch, chemisch) erregt. Die Schädigung des Gewebes setzt Substanzen wie Bradykinin, Prostaglandine, Adenosintriphosphat (ATP) oder auch Serotonin frei, die schmerzleitende sensible Nervenfasern erregen. In den Nervenfasern wird der Reiz elektrisch weitergeleitet. Sie werden in C-Fasern und A-Delta-Fasern unterschieden. C-Fasern besitzen keine Myelinscheide. Werden sie erregt, empfindet der Patient einen dunklen, diffusen, brennenden Schmerz. Die A-Delta-Fasern hingegen besitzen eine Myelinscheide. Ihre Erregung führt zu einem scharfen, gut lokalisierbaren Schmerz. Beide Fasertypen leiten die Impulse zum Rückenmark, wo nach Freisetzung von ATP, Glutamat oder anderen Transmittern, wie zum Beispiel die Substanz P, in den Synapsen die Schmerzinformation über einen zweiten Nerv über den Thalamus zum somatosensorischen Cortex des Gehirns weitergeleitet wird. Dabei gilt, je stärker der Schmerzreiz ist, desto höher ist auch die Stromspannung, die man an den Synapsen messen kann. Interessant in diesem Zusammenhang ist das Vorkommen an Opioiden und Opioid-Rezeptoren in genau der Region, in der die Umschaltung vom ersten auf den zweiten Nerven erfolgt und der Umstand, dass z.B. Substanz P vom Nerv auch am Ort der Schädigung freigesetzt wird. Im Gehirn erfolgt dann die eigentliche Wahrnehmung des Schmerzes und die Auslösung von ggf. notwendigen Abwehrreaktionen.

Die oben geschilderten Vorgänge schildern im Wesentlichen die Prozesse einer akuten Schmerzentstehung. Für die Beschreibung von chronischen Schmerzen reicht diese Erklärung aber nicht aus, so berichten die Patienten doch häufig über eine Hyperalgesie (ein schwacher Schmerzreiz löst einen starken Schmerz aus), Allodynie (Schmerzauslösung ohne Schmerztrauma) oder auch eine Schmerzentstehung ohne jeglichen Reiz. Und wieso empfinden wir nach einem Schnitt mit einem Messer in den Finger für lange Zeit Schmerzen, obwohl der Schnitt allenfalls eine halbe Sekunde gedauert hat? Hier müssen weitere Mechanismen ins Spiel kommen.
Der Schlüssel liegt in einigen Neurotransmittern, die wir bereits kennengelernt haben. Wie oben bereits geschildert werden einige Neurotransmitter, wie die Substanz P, nicht nur für die Weiterleitung des Schmerzreizes im Rückenmark, sondern auch direkt im Ort der Schädigung freigesetzt. Dort fördern sie die Durchblutung und die Aktivierung von Abwehrzellen, die wiederum für die Entstehung der Entzündung zuständig sind und unterhalten so den Schmerzreiz an den Nervenendigungen. Damit aber nicht genug. Diese Neurotransmitter genannten Substanzen bewirken auch, dass die „Stromspannung" an den Synapsen bei weiteren Reizen immer mehr steigt. Dies bedeutet, dass ein zweites, völlig gleichartiges Schmerztrauma viel

stärker empfunden wird. Leider ist unser Bild von der Schmerzleitung damit immer noch nicht fertig. Der Mensch verfügt nämlich auch über ein System, mit dem er die Schmerzleitung abschwächen kann. Dieser Mechanismus, absteigendes hemmendes System genannt, hat seinen Ursprung im Mittelhirn und erhält Impulse aus der Hirnrinde, dem Hypothalamus und den Mandelkernen. Wird dieses System erregt, wird die Weiterleitung des Schmerzreizes bei der Umschaltung in den Synapsen des Rückenmarkes unterbunden. Können Sie sich noch erinnern, welche Rezeptoren auch in genau dieser Region des Rückenmarks gefunden wurden? Haben Sie an Opioid-Rezeptoren gedacht? Korrekt, und eben diese Opioid-Rezeptoren erklären, wieso Morphin und seine Verwandten schmerzstillend sind. Das Rückenmark ist aber nicht die einzige Stelle, wo man Opioid-Rezeptoren gefunden hat, sie findet man u.a. auch im Hypothalamus und im Mittelhirn.

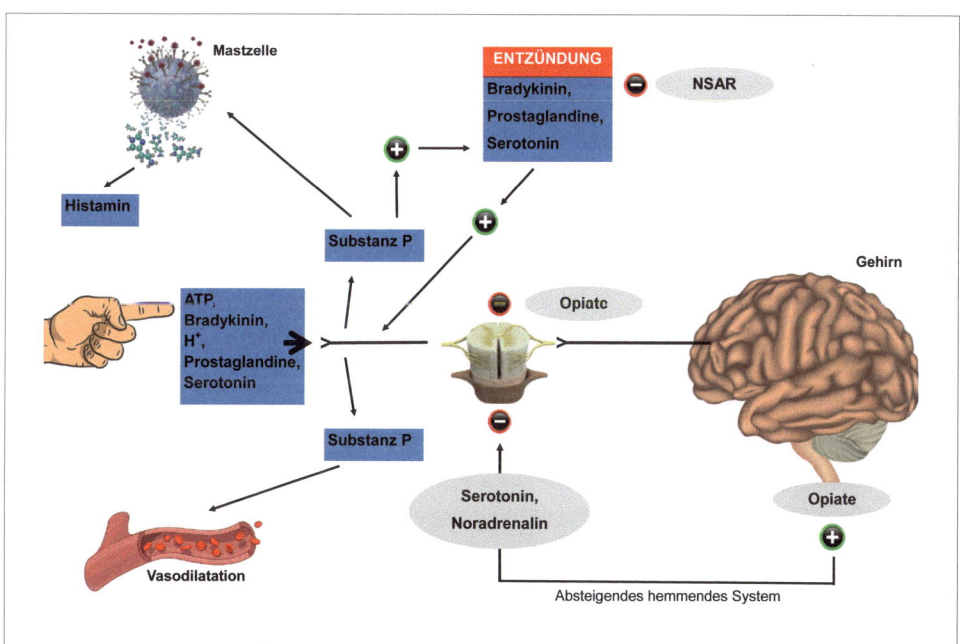

Abb. 2: Schematische Darstellung der an der Schmerzentstehung, Schmerzleitung und Schmerzempfindung beteiligten Prozesse.

Für eine sachgerechte Schmerztherapie ist es wichtig, zum Einen zwischen akuten und chronischen Schmerzen (siehe Tabelle 1), zum Anderen aber auch nach der Schmerzart zu unterscheiden. Bei akuten Schmerzen ist die Ursache gut zu erkennen. Die Therapie ist vergleichsweise einfach zu gestalten. Chronische Schmerzpatienten sind oft nur schwer zu behandeln, da sich neben der eigentlichen Ursache des Schmerzes häufig psychisch bedingte Veränderungen eingestellt haben, die das Schmerzerlebnis maßgeblich beeinflussen. Die Therapie ist deshalb regelmäßig multimodal. Wundern Sie sich also nicht, wenn Patienten ohne eine fassbare Ursache über stärkste Beschwerden klagen, die sich auch unter Einsatz von Opiaten nicht bessern.

Tabelle 1: Unterscheidung zwischen akuten und chronischen Schmerzen.

	Akuter Schmerz (Symptom einer Erkrankung)	**Chronischer Schmerz (Eigenständige Erkrankung)**
Verlauf	Tage bis maximal 1 Woche	Länger als Monate
Ursache	eindeutig erkennbar	verschiedene Ursachen, oft schwer zu erkennen
Funktion	Warnfunktion	
Therapie	Behandlung der Ursache, Analgesie	Behandlung der Symptome
Beispiele	Verletzung, Kolik, Infarktschmerz, Postoperativer Schmerz	Phantomschmerz, Neuralgie, Kopfschmerzen, Rückenschmerzen, seelisch bedingte Schmerzen

Eine ausführliche Schmerzanamnese ist deshalb zwingend erforderlich. Die folgenden Fragen haben sich als sinnvoll herausgestellt. Sie können damit bereits mögliche Ursachen eingrenzen:

- Schmerzlokalisation (wo empfindet der Patient das Maximum des Schmerzes, wohin strahlen die Schmerzen aus, wie weit reichen sie?)
- Schmerzdauer (Dauerschmerz oder intermittierender Schmerz?)
- Schmerzverlauf (plötzlicher oder schleichender Beginn?)
- Schmerzintensität (hier kann man gut eine Schmerzskala verwenden)

- Begleitsymptome
  - Übelkeit, Erbrechen, Lichtscheu bei Migräne
  - Reflexausfälle, sensible Störungen oder Paresen bei Schädigungen der Nervenwurzeln
  - Tränen und eine „laufende Nase" bei Cluster-Kopfschmerzen
  - Abnahme des Vibrationsempfindens und herabgesetzte Oberflächensensibilität bei Polyneuropathien

- Schmerzauslösung, Verhalten bei Schmerzen
  - Haltung
  - Bewegung
  - Tätigkeit

- Qualität des Schmerzes
  - unerträglich, stechend, einschießend bei neuralgischen Schmerzen
- pochend und pulsierend bei Migräne
- brennender, quälender Dauerschmerz bei Nervenläsionen

- kribbelnde Schmerzen bei Polyneuropathien
- auslösbare Schmerzen bei der Post-Zoster-Neuralgie

Bei der Frage nach der Schmerzlokalisation sollten Sie auch an die sogenannten Head´schen Zonen (Abb. 3) denken. Hierbei handelt es sich um Hautareale, die bei Erkrankungen innerer Organe schmerzhaft sein können. Der Grund für dieses Phänomen liegt in der gemeinsamen Versorgung des erkrankten Organs und des entsprechenden Hautareals durch einen Spinalnerv. Das sicherlich bekannteste Beispiel hierfür sind die linksthorakalen Schmerzen bei einem akuten Koronarsyndrom.

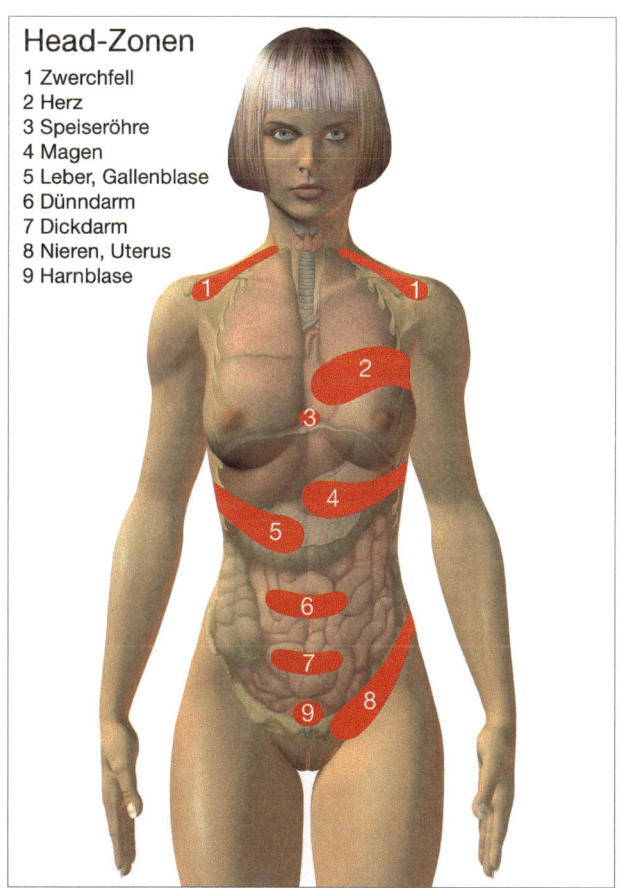

Head-Zonen
1 Zwerchfell
2 Herz
3 Speiseröhre
4 Magen
5 Leber, Gallenblase
6 Dünndarm
7 Dickdarm
8 Nieren, Uterus
9 Harnblase

Abb. 3: Head´sche Zonen. Erkrankungen innerer Organe machen sich als Schmerzen in bestimmten Hautarealen bemerkbar

Besonders hilfreich bei der Beurteilung der Schmerzintensität ist eine Schmerzskala (Abb. 4), die, als Smiley Analogskala, auch bei Kindern ab 4 Jahren verwendet werden kann.

COMPARATIVE PAIN SCALE CHART (Pain Assessment Tool)

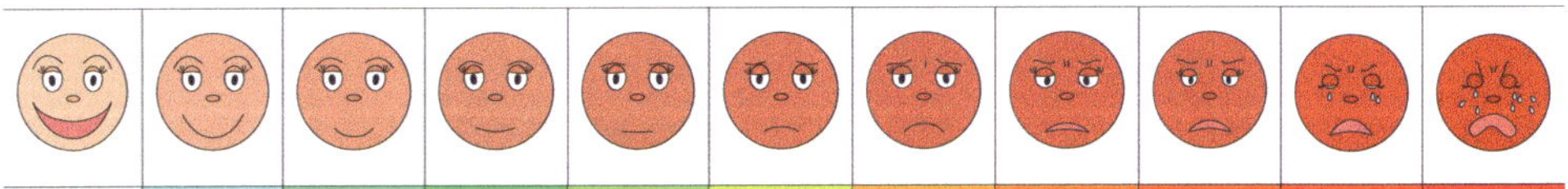

0 Pain Free	1 Very Mild	2 Discomforting	3 Tolerable	4 Distressing	5 Very Distressing	6 Intense	7 Very Intense	8 Utterly Horrible	9 Excruciating Unbearable	10 Unimaginable Unspeakable
No Pain	Minor Pain			Moderate Pain			Severe Pain			
Feeling perfectly normal	Nagging, annoying, but doesn't interfere with most daily living activities. Patient able to adapt to pain psychologically and with medication or devices such as cushions.			Interferes significantly with daily living activities. Requires lifestyle changes but patient remains independent. Patient unable to adapt pain.			Disabling; unable to perform daily living activities. Unable to engage in normal activities. Patient is disabled and unable to function independently.			

Abb. 4: Schmerzskala (Numerische Analogskala und Smiley Analogskala)

Mit diesen Angaben können Sie schon einmal abschätzen, welches Medikament Sie auswählen müssen.

17.2 Pharmakologie der Analgetika

Schmerzmittel wurden über einen langen Zeitraum in zentral wirksame und peripher wirkende Analgetika eingeteilt. Diese Einteilung wurde allerdings verlassen, nachdem sich herausgestellt hatte, dass auch die sogenannten peripher wirksamen Analgetika zentral wirken und umgekehrt. Sinnvoller ist sicherlich eine Einteilung in schwach, mittelstark und starkwirksame Analgetika, von denen Sie im Folgenden einige Vertreter kennenlernen werden.

17.3 Morphin

Morphin ist der Hauptbestandteil von Opium, einem Extrakt aus dem Milchsaft der Früchte des Schlafmohns (*Papaver somniferum*). Morphin zählt zu den Opiaten und wurde 1804 nicht weit von meinem Schreibtisch in Münster entfernt, nämlich in Paderborn, von dem Apotheker Friedrich Wilhelm Sertürner isoliert. Er gab dieser Substanz den Namen Morphium. Jegliche Hoffnung, Früchte des Klatschmohns zur Opiumgewinnung nutzen zu können, muss ich an dieser Stelle zerstören. Klatschmohn enthält zwar eine ganze Menge von durchaus wirksamen Inhaltsstoffen, Morphin oder Abkömmlinge von Morphin zählen aber nicht dazu.

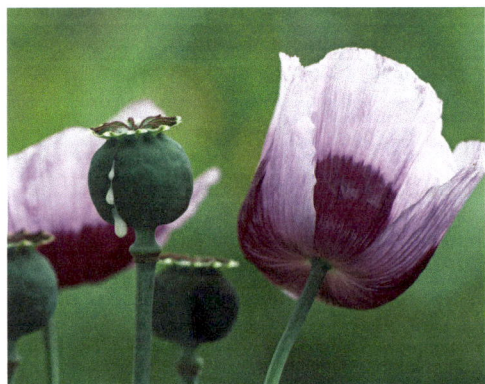

Abb. 5: Mohnpflanze – Schlafmohn (Papaver somniferum)

Analgetika

Die psychischen Wirkungen des Opiums (Euphorie), aber auch die schmerzstillenden, schlafanstoßenden und obstipierenden Eigenschaften sind schon seit vielen hundert Jahren bekannt. In England wurde es im 17. Jahrhundert therapeutisch eingeführt.

Chemisch sehr eng verwandt mit Morphin sind Codein, Oxocodon, Hydromorphon, aber auch Heroin und der Antagonist Naloxon. Sie alle basieren auf ein und demselben Grundgerüst und unterscheiden sich nur gering.

Neben diesen, Opiat genannten, Substanzen gibt es noch die Opioide. Sie zeichnen sich dadurch aus, dass sie morphinähnliche Effekte haben und ihre Wirkung durch einen Antagonisten wie Naloxon blockiert werden kann. Die chemische Struktur kann stark von der des Morphins abweichen und diese Substanzen sind auch kein Bestandteil des Opiums. Beispiele hierfür sind Pethidin, Fentanyl, Methadon, Pentazozin, Buprenorphin und deren Abkömmlinge.

Haben Sie sich auch schon einmal gefragt, wieso die einzelnen Opiate und Opioide zum Teil unterschiedliche Wirkungen, Nebenwirkungen oder auch Wechselwirkungen haben?

Allen oben genannten Substanzen, Opiaten wie auch Opioiden ist gemein, dass die Effekte durch Bindung an einen gemeinsamen Rezeptor, den Opioid-Rezeptor, zustande kommen. Mittlerweile sind sogar vier verschiedene Opioid-Rezeptoren beschrieben, die eine unterschiedliche Gewebeverteilung, aber auch unterschiedliche Funktionen aufweisen. Sogenannte µ-Rezeptoren werden im ZNS, dem Rückenmark, aber auch der Peripherie beschrieben. Ihre Aktivierung bewirkt eine starke Schmerzstillung, ist aber auch für die Atemdepression, Pupillenkonstriktion, Euphorie, Obstipation, Sedierung und die psychische Abhängigkeit verantwortlich. µ-Rezeptoren sind in geringer Zahl im Rückenmark, in der Peripherie aber in höheren Konzentrationen nachweisbar. Auch Ihre Aktivierung führt zu einer Schmerzstillung, ihnen fehlt aber völlig die euphorisierende Wirkung. Im Gegenteil, Dysphorie und Halluzinationen werden nach Gabe von K-Rezeptor-Agonisten beobachtet.

Die abweichenden Effekte dieser zentral wirksamen starken Schmerzmittel sind zum Teil dadurch erklärt, dass sie unterschiedlich stark an einen oder mehrere der vier Opioid-Rezeptoren binden.

Es gibt aber noch einen weiteren Unterschied und, um den besser erklären zu können, müssen wir noch einmal einen kleinen Ausflug in die allgemeine Pharmakologie machen. Dort haben Sie sicherlich schon einmal die Begriffe Agonist und Antagonist gehört. Am besten lassen sich Agonisten, Antagonisten und Rezeptoren mit Schlüsseln und einem Schloss vergleichen. Der Rezeptor ist das Schloss, Agonist und Antagonist sind verschiedene Arten von Schlüsseln. Damit man ein Schloss öffnen kann, muss der Schlüssel

a) zunächst einmal ins Schloss passen und
b) man muss ihn auch drehen können.

Nur wenn beide Bedingungen erfüllt sind, öffnet sich das Schloss. Genau so verhält es sich mit einem Agonisten. Bindet er an einen Rezeptor, dann wird eine entsprechende Wirkung ausgelöst. Und was ist nun der Antagonist? Ihn kann man, um das Beispiel mit Schloss und Schlüssel wieder aufzugreifen, am besten mit einem Steckschloss vergleichen. Wird dieses in das Türschloss gesteckt, dann kann man auch mit dem passenden Schlüssel das Schloss nicht öffnen.

Analgetika

Ganz so einfach, wie ich es gerade geschildert habe, ist es natürlich nicht. Zum einen haben wir nicht nur einen einzigen Rezeptor für Opioide und Opiate, sondern sehr viele. Je mehr dieser Rezeptoren mit einem Wirkstoff besetzt sind, desto stärker ist z.B. die schmerzstillende Wirkung. Auch die Wirkung der Antagonisten lässt sich darüber nicht erklären. Wenn der richtige Schlüssel im Schloss steckt, dann passt da beim besten Willen kein Steckschloss mehr hinein. An dieser Stelle müssen wir berücksichtigen, dass die „Ehe" zwischen Agonist und Rezeptor nicht für die Ewigkeit geschlossen wird, sondern dass es sich hier um einen dynamischen Vorgang handelt: Ein Agonist bindet für eine gewisse Zeit an einen Rezeptor, dann wird er wieder abgespalten, ein anderer Agonist wird gebunden, aber vielleicht „auch mal" ein Antagonist, zum Beispiel dann, wenn der Patient eine Naloxon-Injektion erhalten hat. Jetzt konkurrieren Agonist (z.B. Morphin) und Antagonist (z.B. Naloxon) um die *freien Schlösser*, und wer die Oberhand behält, ist nur eine Frage der Menge. Dies bedeutet, dass eine Morphin-Intoxikation, sei sie auch noch so stark, durch eine entsprechend große Menge eines Antagonisten therapiert werden kann.

Die Opiate machen es uns aber nicht leicht, es kommen noch zwei weitere Spieler hinzu, und die nennen sich *partieller Agonist* und gemischter *Agonist/Antagonist*. Pentazozin (Fortral®) ist ein gemischter Agonist/Antagonist. Er wirkt an den κ-Rezeptoren als Agonist, an den μ-Rezeptoren aber als Antagonist. Die Aktivierung beider Rezeptoren führt, wie wir oben gehört haben, zu einer Schmerzstillung. Und wo steckt jetzt das Problem? Solange Pentazozin allein gegeben wird, gibt es kein Problem. Das entwickelt sich erst dann, wenn bei dem Wechsel oder einer zusätzlichen Therapie das Morphin mit ins Spiel kommt, welches an den durch Pentazozin blockierten μ-Rezeptoren wirkt. Die Konsequenz: ist der Patient mit Pentazozin vorbehandelt, hat zusätzlich gegebenes Morphin keine verbesserte Schmerzstillung zur Folge, allenfalls die Nebenwirkungen nehmen zu.

Bleibt als letzte Definition noch der partielle Agonist. Wenn es einen partiellen Agonisten gibt, dann muss es auch einen vollen (puren) Agonisten geben. Das ist beispielsweise bei Methadon der Fall. Methadon unterscheidet sich von Morphin darin, dass seine Bindung an den Rezeptor eine stärkere Reaktion auslöst, als es bei Morphin der Fall ist. Das alles klingt sehr theoretisch, hat aber dennoch Konsequenzen für das rettungsdienstliche Arbeiten. Stellen Sie sich einen Patienten vor, der mit Methadon hinsichtlich der Schmerzstillung fast optimal eingestellt ist. Ein beflissener Therapeut möchte die Schmerzstillung noch optimieren und sucht sich dazu Morphin als zusätzlichen Wirkstoff aus. Was passiert? Genau wie oben beschrieben konkurrieren jetzt Methadon- und Morphinmoleküle um einen freien Platz am Rezeptor. Die Schmerzstillung, also der Effekt, der durch Methadon ausgelöst wird, ist aber stärker als die durch Morphin erzeugbare Analgesie. Eine Hinzugabe von Morphin hat also zur Folge, dass der Patient unter einer Doppeltherapie mit Methadon und Morphin mehr Schmerzen hat als zuvor.

17.3.1 Wirkungen

Die pharmakologischen Wirkungen von Morphin sind vielfältig. Wesentliche Effekte werden im zentralen Nervensystem ausgelöst.

Analgesie

Morphin ist wirksam bei den meisten akuten und chronischen Schmerzen. Dies betrifft insbesondere Schmerzen durch Entzündungen, Tumoren oder einen Gewebeschaden. Weniger wirksam sind Opioide bei neuropathischen Schmerzen, wie dem Phantomschmerz oder der Trigeminusneuralgie.

Interessanterweise kann bei einer langdauernden Therapie mit Opioiden auch ein gesteigertes Schmerzempfinden (Hyperalgesie) beobachtet werden. Dieses Phänomen kann sich in Form einer reduzierten analgetischen Wirkung bemerkbar machen, darf aber nicht mit einer Toleranzentwicklung verwechselt werden. Der Wechsel auf ein anderes Opioid, zum Beispiel Methadon, aber auch die Ergänzung der Therapie durch Ketamin, Propofol, α_2-Rezeptor-Agonisten und COX-2-Inhibitoren kann die Hyperalgesie reduzieren.

Euphorie

Morphin erzeugt ein ausgeprägtes „Wohlgefühl", welches Teil seiner analgetischen Wirkung ist. Das Ausmaß der Euphorie ist in beträchtlichem Maße abhängig von den Begleitumständen. Fehlen Schmerzen, so ist die Euphorie beträchtlich. Bei Schmerzpatienten hingegen wird nur eine sehr geringe Euphorie beobachtet.

Atemdepression

Das Risiko einer Atemdepression zählt zu den bekannten Nebenwirkungen von Morphin. Jedoch sind auch hier die Begleitumstände zu beachten; ist doch das Ausmaß der Atemdepression bei starken Schmerzen weitaus geringer als angenommen. Verursacht wird die Atemdepression durch eine herabgesetzte Empfindlichkeit des Atemzentrums auf den PCO_2 und eine Hemmung des Atemrhythmus. Andere wichtige Körperfunktionen, wie die Kontrolle des Herz-Kreislaufsystems, werden durch Opioide weitaus geringer beeinflusst, als es zum Beispiel durch Anästhetika der Fall ist.

Antitussive Wirkung

Opioide haben auch eine deutlich antitussive Wirkung, die aber keinen klaren Bezug zu der analgetischen und atemdepressiven Wirkung dieser Substanzen hat. Dies macht man sich zum Beispiel bei der Gabe von Kodein, einem nahen chemischen Verwandten von Morphin, in einer Dosis zunutze, die keine analgetischen Wirkungen hat.

Übelkeit und Erbrechen

Etwa 40% der mit Morphin behandelten Patienten leiden unter Übelkeit und Erbrechen. Diese Nebenwirkung wird in der Area postrema, die in der Medulla oblongata lokalisiert ist, ausgelöst. Nach intravenöser Gabe von Morphin sind Übelkeit und Erbrechen üblicherweise aber nur von kurzer Dauer und verschwinden bei wiederholter Gabe. Bei einigen wenigen Patienten bleibt diese Nebenwirkung allerdings auch bei wiederholter Gabe erhalten und limitiert somit die Compliance.

Miosis

Durch eine Stimulation des Oculomotorius-Kerns bewirken Opioide eine ausgeprägte Verengung der Pupille. Stecknadelkopfgroße Pupillen sind sprichwörtlich und können als wichtiges diagnostisches Kriterium bei Vergiftungen mit Opioiden benutzt werden. Dies ist insofern bedeutsam, als auch nach langjährigem Missbrauch mit Morphin die Pupillenverengung erhalten bleibt.

Analgetika

Analgetika

Gastrointestinale Wirkung

Opioide erhöhen den Tonus und reduzieren die Darmmotilität bei vielen Patienten. Das Resultat ist eine unerwünschte Obstipation, die von den Patienten regelmäßig als sehr unangenehm empfunden wird. Eine Gewöhnung tritt dabei, im Gegensatz zu der Toleranzentwicklung der Atemdepression, nicht ein. Interessant an dieser Stelle ist, dass man sich in früheren Zeiten gerade diese „stopfende" Wirkung von Morphin in der Behandlung der Diarrhoe zunutze gemacht hat.

Neben dieser eher psychischen Belastung kommt aber erschwerend hinzu, dass die verzögerte Motilität im Magen-Darm-Trakt die Resorption anderer Medikamente beträchtlich verzögern kann. Weiterhin steigt durch die Kontraktion der Gallenblase und des Sphinkters der Druck in den Gallenwegen beträchtlicher an, was sogar zu einer transienten Erhöhung der Amylase und Lipase führen kann. Opioide sollten deshalb bei Patienten mit Gallensteinleiden vermieden werden.

Andere Wirkungen

Morphin setzt aus Mastzellen Histamin frei, eine Wirkung, die zum Beispiel bei Pethidin und Fentanyl nicht beobachtet wird. Die Freisetzung von Histamin kann sowohl lokale Wirkungen, wie Juckreiz, aber auch systemische Effekte wie eine Bronchokonstriktion oder eine Hypotonie nach sich ziehen. Gerade bei Asthmatikern können die bronchokonstriktorischen Effekte ernsthafte Konsequenzen haben, weshalb Morphin bei dieser Patientengruppe nicht gegeben werden sollte.

Bei höheren Dosen werden auch Bradykardie und Hypotonie beobachtet, für die Hypotonie spielt wahrscheinlich auch die Histaminfreisetzung eine Rolle.

Toleranzentwicklung und Abhängigkeit

Eine Toleranz, also eine verminderte Wirksamkeit, kann sich bereits nach wenigen Tagen einstellen. Interessanterweise scheint dieses Problem bei Palliativpatienten weniger ausgeprägt zu sein. Ein Wechsel des Medikamentes stellt ein bewährtes Verfahren dar, um den Verlust an analgetischer Wirksamkeit auszugleichen. Die Ursache für die Toleranzentwicklung ist vermutlich in einer herabgesetzten Empfindlichkeit der Opioid-Rezeptoren zu sehen.

Die physische Abhängigkeit ist in erster Linie durch Abstinenzerscheinungen charakterisiert. Abruptes Absetzen von Morphin verursacht Unruhe, Diarrhoe, Gewichtsverlust und eine ganze Reihe auffälliger Verhaltensmuster wie Zittern, aber auch Aggression. Diese Reaktionen verschwinden nach wenigen Tagen, die Aggressionsneigung besteht aber häufig für viele Wochen. Bei vorsichtiger Reduktion der Dosis sind die Entzugserscheinungen deutlich weniger ausgeprägt. Häufig bestehen sie nur in Ruhelosigkeit, einer „laufenden Nase" und einer Gänsehaut.

Weitaus heftiger kann die psychische Abhängigkeit sein, die sich in einer Dosissteigerung und dem Verlangen nach wiederholter Einnahme des Medikamentes äußern und Monate und Jahre andauern kann. Auch hier ist auffällig, dass dieses Phänomen bei einer Schmerzmedikation bedeutend seltener beobachtet wird.

17.3.2 Darreichungsformen

Morphin ist in verschiedenen Darreichungsformen verfügbar. Für die intravenöse Therapie stehen Präparate mit 10 mg, 20 mg, 100 mg und 200 mg zur Verfügung, zur oralen Anwendung sind Retardtabletten mit 10 mg, 30 mg, 60 mg, 100 mg und 200 mg im Handel.
Suppositorien gibt es mit 10 mg, 20 mg und 30 mg Wirkstoff.

17.3.3 Pharmakokinetik

Morphin wird nach oraler Gabe rasch aus dem Magen (gering) und aus dem oberen Dünndarm (vorwiegend) resorbiert. Aufgrund eines ausgeprägten First-Pass-Effektes ist die Bioverfügbarkeit mit 20-40% gering. Der Wirkungseintritt nach oraler Gabe beginnt innerhalb von 30-90 Minuten und hält für 4-6 Stunden an.

Bei intramuskulärer oder subkutaner Gabe ist mit einem Wirkungseintritt innerhalb von 15-30 Minuten zu rechnen, intravenös gegeben beginnt die Wirkung innerhalb weniger Minuten. Unabhängig vom Applikationsweg ist auch bei parenteraler Gabe mit einer Wirkdauer von 4-6 Stunden zu rechnen.

Die Resorption erfolgt nach rektaler Gabe rasch. Vorteilhaft dabei ist, dass der First-Pass-Effekt umgangen wird, die Verfügbarkeit ist somit im Vergleich zur oralen Gabe leicht erhöht. Maximale Plasmakonzentrationen werden nach etwa 30 bis 60 Minuten erreicht. Die Proteinbindung beträgt ca. 20-35%, das Verteilungsvolumen liegt zwischen 1,0 und 4,7 l/kg Körpergewicht, was sich durch hohe Gewebekonzentrationen in Leber, Niere, dem Gastrointestinal-Trakt und den Muskeln erklärt.
Morphin passiert sowohl die Blut-Hirn- als auch die Plazenta-Schranke und geht in die Muttermilch über.
Metabolisiert wird Morphin hauptsächlich in der Leber, zu einem geringen Prozentsatz auch bereits im Darmepithel. Hauptmetabolit ist das Morphin-3-glucuronid, zu einem geringeren Anteil auch das biologisch wirksame Morphin-6-glucuronid. Letzteres ist möglicherweise auch für die verlängerte Schmerzstillung bei niereninsuffizienten Patienten verantwortlich.
Renal werden ca. 80% des Pharmakons ausgeschieden, davon 10% als unverändertes Morphin, der Rest als Metabolite. Die biliäre Ausscheidung liegt bei etwa 10%. Die Eliminationshalbwertszeit schwankt stark und liegt nach parenteraler Gabe zwischen 1,7 und 4,5 Stunden, vereinzelt auch bei bis zu 9 Stunden.

17.3.4 Indikationen

Morphin-Injektionslösung und Retardtabletten sind zugelassen als Analgetikum bei starken und stärksten Schmerzen.

17.3.5 Dosierung

Die Stärke der Schmerzen und die individuelle Empfindlichkeit des Patienten sind entscheidende Faktoren für die Dosis. Hier hilft auch die visuelle Schmerzskala.
Tabelle 2 fasst die für den Rettungsdienst relevanten Anfangsdosierungen zusammen.
Morphin wird in der Leber metabolisiert und über die Nieren ausgeschieden. Aus diesem Grund ist die Dosis bei älteren Patienten sowie bei Patienten mit einer bekannten Leber- oder Niereninsuffizienz ggf. zu reduzieren.

Analgetika

Für Kinder unter 6 Jahren sind Suppositorien aufgrund des hohen Wirkstoffgehaltes nicht geeignet. Gleiches gilt bei Kindern unter 12 Jahren bei den Suppositorien mit einem Wirkstoffgehalt von 20 mg und mehr.

Für die orale Therapie liegen bei Kindern unter 12 Jahren keine ausreichenden Erfahrungen vor. Von einer Therapie mit 100 mg Retard-Tabletten wird abgeraten.

Retard-Tabletten müssen ungeteilt und unzerkaut eingenommen werden, da ansonsten die verzögerte Wirkstoff-Freisetzung nicht mehr gewährleistet ist.

Tabelle 2: Dosierung von Morphin bei verschiedenen Patientengruppen und Applikationswegen.

Applikationsweg	Erwachsene	Kinder
Intravenös	2,5-10 mg langsame Injektion (max. 10 mg/min)	0,05-0,1 mg/ kg KG Maximale Einzeldosis 15 mg (Wiederholung alle 4-6h)
Subkutan, intramuskulär	5-30 mg Wiederholung alle 4-6h	0,05-0,2 mg/ kg KG Wiederholung alle 4-6h
Oral	10-100 mg, 2 x täglich	
Rektal	10-60 mg Tagesmaximaldosis 120-360 mg	10 mg Tagesmaximaldosis 60 mg

17.3.6 Gegenanzeigen

Morphin wird in der Regel nur bei starken und stärksten Schmerzen verwendet. Als absolute Kontraindikationen gelten:

- Allergie gegen Morphin
- Darmverschluss
- Atemdepression
- Schwere chronisch obstruktive Atemwegserkrankung
- Akutes Abdomen

Soll man einem verunfallten Patienten, der stärkste Schmerzen hat, aber leider auch unter einer chronischen Atemwegserkrankung leidet, Morphin vorenthalten? Wenn die Schmerzen wirklich stark sind, natürlich nicht. Im Gegenteil! Durch die starken Schmerzen besteht sogar die Gefahr, dass der Patient eine unnötige Atemarbeit leistet, was das Bild der Obstruktion weiter verschlechtern kann. Eine Schmerztherapie mit Morphin könnte im konkreten Fall sowohl analgetisch wirken als auch die Dyspnoe-Symptomatik des Patienten verbessern. Im klinischen Alltag wird sogar gelegentlich Morphin bei einer schweren Obstruktion gegeben. Die Patienten verspüren die Dyspnoe nicht mehr so ausgeprägt, atmen wieder ruhiger und ökonomischer und dadurch bessert sich die Luftnot. Grundvoraussetzung für diese Maßnahme ist allerdings eine sofortige Intubationsbereitschaft.

Hat ein Patient jedoch einen Darmverschluss, kann durch eine Morphingabe die Symptomatik sogar noch verschlimmert werden. Den Grund hierfür können Sie noch einmal im Abschnitt

Analgetika

„gastrointestinale Wirkungen" nachlesen. Die starke analgetische Wirkung von Morphin kann aber auch schwerwiegende intraabdominelle Komplikationen maskieren. Erheben Sie deshalb unbedingt einen sorgfältigen Untersuchungsbefund, bevor Sie Morphin applizieren.

In einigen speziellen Situationen sollten Sie Morphin auch nur mit Vorsicht einsetzen. Hierzu zählen:

- Abhängigkeit von Opioiden
- Bewusstseinsstörungen
- Krankheitszustände, bei denen eine Störung des Atemzentrums und der Atemfunktion vorliegt oder vermieden werden muss
- Cor pulmonale
- Erhöhter Hirndruck
- Hypotonie bei Hypovolämie
- Prostatahypertrophie mit Restharnbildung
- Koliken der Harnwege
- Gallenwegserkrankungen
- Obstruktive Darmerkrankungen
- Pankreatitis
- Hypothyreose
- Anfallsleiden
- Bestehen einer Schwangerschaft

Die Gründe für eine vorsichtige Therapie bei diesen speziellen Situationen erklären sich aus den Wirkungen von Morphin.

17.3.7 Nebenwirkungen

Sehr häufig (etwa bei jedem zehnten Patienten) müssen Sie mit Stimmungsveränderungen rechnen, die sich sowohl in Form einer Euphorie (häufiger) als auch einer Dysphorie zeigen können.

Zu den häufigen Nebenwirkungen ($> 1/100$, $< 1/10$) zählen:

- Kopfschmerzen und Schwindel
- Dämpfung, aber auch paradoxe Erregung
- Schlaflosigkeit
- Denkstörungen
- Verwirrtheit
- Halluzinationen
- Erbrechen
- Appetitlosigkeit
- Harnverhalt
- Schwitzen
- Juckreiz

17.3.8   Wechselwirkungen

Morphin ist eine sedierende Substanz. Daher erklärt es sich von selbst, dass die gleichzeitige Anwendung von Morphin und anderen zentral dämpfend wirkenden Arzneimitteln wie

- Tranquilizer,
- Anästhetika,
- Hypnotika,
- Sedativa,
- Neuroleptika,
- Barbiturate,
- Antidepressiva,
- Antihistaminika,
- Antiemetika,
- andere Opioide oder
- Alkohol

zu einer Verstärkung der Nebenwirkungen des Morphins (insbesondere Atemdepression, Sedierung und Hypotonie) führen können.

Einige Nebenwirkungen von Morphin (Obstipation, Mundtrockenheit oder Harnverhalt) beruhen auf anticholinergen Effekten. Arzneimittel mit anticholinerger Wirkung

- Psychopharmaka (Neuroleptika, Antidepressiva),
- frei verkäufliche Schlafmittel,
- Antihistaminika,
- Antiemetika sowie
- Arzneimittel bei Morbus Parkinson

können folglich diese Nebenwirkungen von Opioiden verstärken.

Cimetidin hemmt mikrosomale Leberenzyme, reduziert dadurch den Abbau von Morphin mit der Folge erhöhter Plasmakonzentrationen des Schmerzmittels.

17.3.9   Besondere Hinweise

Morphin-Ampullen sind drei Jahre bei Temperaturen < 25°C und lichtgeschützt haltbar. Der Inhalt der Ampullen kann mit 0,9% NaCl-Lösung verdünnt werden. Die Verdünnungen sind chemisch und physikalisch für 48h bei Temperaturen von < 25°C stabil.
Suppositorien können 3 Jahre bei Temperaturen von < 25°C aufbewahrt werden.

17.4   Paracetamol (Ben-u-ron®)

Paracetamol wurde bereits vor mehr als 100 Jahren synthetisiert und ist, neben Acetylsalicylsäure, eines der am häufigsten verkauften sogenannten „Frei verkäuflichen Schmerzmittel". Paracetamol ist der aktive Metabolit von Phenacetin, das vor einigen Jahren aus dem Handel genommen wurde, und weist einen interessanten Unterschied zu den anderen Schmerzmitteln (diese Gruppe sollte besser Nicht Steroidale Anti Rheumatische Medikamente „NSAR"

Analgetika

genannt werden) auf. Es ist zwar auch schmerzstillend und fiebersenkend, die entzündungshemmenden und thrombozytenaggregationshemmenden Eigenschaften fehlen aber. Die schmerzstillende Wirkung soll vergleichbar mit Aspirin sein. Auch führt der Gebrauch von Paracetamol weitaus seltener zu Magengeschwüren und Blutungen. Die Ursachen hierfür sind weitestgehend unbekannt. Wie andere Schmerzmittel auch hemmt Paracetamol die Cyclooxygenase (COX-Inhibitor), wobei eine gewisse Selektivität für die zerebrale Cyclooxygenase besteht. Ferner hemmt Paracetamol den Effekt endogener Pyrogene auf das hypothalamische Temperaturregulationszentrum.

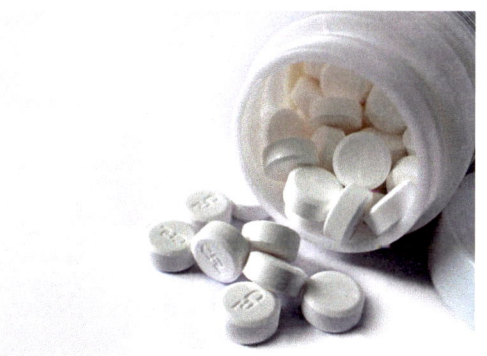

Abb. 7: Paracetamol

Paracetamol ist bei leichten bis mittelstarken Schmerzen wie Kopf-, Muskel- oder auch Regelschmerzen indiziert. Da Paracetamol keine Thrombozytenfunktionsstörung verursacht, ist es auch bei Patienten mit Blutungsneigung geeignet. Im Vergleich zu Aspirin ergeben sich auch Vorteile bei Patienten, die unter Asthma oder Magengeschwüren leiden.

17.4.1 Wirkungen

Nach intravenöser Gabe beginnt die analgetische Wirkung innerhalb von 5-10 Minuten mit einem Wirkmaximum nach ca. einer Stunde. Die Wirkung hält ca. 4 bis 6 Stunden an.
Einen antipyretischen Effekt kann man nach ca. 30 Minuten beobachten. Die Wirkdauer beträgt ca. 6 Stunden.

17.4.2 Darreichungsformen

Paracetamol steht sowohl in Form von Tabletten mit einem Wirkstoffgehalt von 500 mg und 1000 mg, als Suppositorien (75 mg, 125 mg, 250 mg, 500 mg und 1000 mg), als Sirup (40 mg/ml), Granulat mit Cappuccino- (1000 mg) oder Erdbeer-/Vanille-Geschmack (250 mg, 500 mg) und in Form einer Infusionslösung (10 mg/ml in 10 ml-Ampullen sowie 50 ml und 100 ml Flaschen) zur Verfügung. Sie sehen, für jeden Geschmack ist etwas dabei.

17.4.3 Pharmakokinetik

Paracetamol wird nach oraler Gabe rasch und vollständig resorbiert. Maximale Plasmakonzentrationen werden 30 bis 60 Minuten nach der Einnahme erreicht. Auch nach rektaler Gabe ist die Resorption nahezu vollständig (bis zu 100% bei 75 mg Zäpfchen, 68-88% bei höher konzentrierten Zäpfchen), maximale Spiegel werden bei dieser Applikationsart nach 1-2 Stunden (75 mg) bzw. nach 3-4 Stunden (höher konzentrierten Zäpfchen) erreicht.

Paracetamol wird nur zu einem geringen Anteil an Plasmaproteine gebunden (ca. 10%) und ist ZNS-gängig. Das Verteilungsvolumen beträgt ca. 1l/kg. Es wird maßgeblich in der Leber durch eine Bindung an Schwefelsäure und Glucuronsäure metabolisiert. Bei Dosierungen oberhalb

Analgetika

des therapeutischen Bereichs ist allerdings die Konjugation an Schwefelsäure schnell gesättigt. Die Folge: Paracetamol muss sich einen anderen Weg zur Metabolisierung suchen und jetzt kommt wieder das Cytochrom-P450-System ins Spiel. Das Enzym CYP2E1, ein Mitglied der Cytochrom-P450-Familie, verstoffwechselt normalerweise lediglich ca. 4% des Wirkstoffs, wobei bei diesem Metabolisierungsweg ein toxisches Zwischenprodukt entsteht, das durch Bindung an Cystein und Mercaptursäure inaktiviert wird. Ist aber der maßgebliche Metabolisierungsweg über die Bindung an Schwefelsäure und Glucuronsäure gesättigt, dann wird diese „Umleitung" genommen und dabei entstehen leider auch mehr toxische Metabolite.

Kennen Sie die Schauspielerin Iris Berben? Sie hat vor einiger Zeit Werbung für einen Hustenlöser gemacht. Sein Name war ACC. ACC steht für Acetylcystein. Haben Sie eine Idee, was ACC und Paracetamol verbindet?

ACC kann bei einer Intoxikation mit Paracetamol (möglichst innerhalb von 10 Stunden) als Antidot verwendet werden. Es stellt nämlich Cystein zur Verfügung, welches den toxischen Metaboliten aus dem Cytochrom-P450-Metabolisierungsweg, das N-Acetyl-Benzochinonimin (den Namen brauchen Sie sich nicht zu merken) „neutralisiert". Allerdings sind hier viel höhere Dosierungen (150 mg/kg Körpergewicht in 200-300 ml isotonischer Infusionslösung, 15 Minuten lang, gefolgt von einer Infusion von 50 mg/kg Körpergewicht über 4 Stunden und dann von 100 mg/kg Körpergewicht über 16 Stunden) erforderlich. Alternativ kann auch Methionin in einer Dosierung von 4 x 1 g (Kinder) bzw. 3 x 3 g (Erwachsene) gegeben werden.

Paracetamol und seine Metabolite werden schließlich renal eliminiert, wobei lediglich 5% unverändert ausgeschieden werden. Innerhalb von 24h werden so ca. 90% einer Dosis aus dem Körper entfernt. Die Halbwertszeit beträgt dabei 2,7 h (Neugeborene: 3,5 Stunden, Säuglinge, Kleinkinder und Kinder: 1-5 bis 2h), die Gesamtkörperclearance beträgt ca. 18l/h.

Die Ausscheidung über die Niere hat zur Folge, dass bei einer schweren Niereninsuffizienz (Kreatininclearance 10-30 ml/min) die Halbwertszeit auf 2 bis 5,3 Stunden ansteigt. Die Eliminationsgeschwindigkeit der Hauptmetabolite sinkt auf 1/3 des Wertes Nierengesunder ab. Interessanterweise ist die Pharmakokinetik bei älteren Patienten, die vielfach auch an einer Niereninsuffizienz und/oder leichten Leberinsuffizienz leiden, unverändert.

17.4.4 Indikationen

Die Paracetamol-Infusionslösung ist für die Kurzzeitbehandlung mäßig starker Schmerzen und zur Kurzzeitbehandlung von Fieber zugelassen, wenn eine intravenöse Therapie dringend erforderlich ist und/oder keine anderen Arten der Anwendung möglich sind.

Tabletten und Suppositorien sind zur Therapie bei leichten und mäßig starken Schmerzen sowie von Fieber zugelassen.

17.4.5 Dosierung

Tabelle 3 gibt eine Übersicht über die Dosierung bei einer Infusion in Abhängigkeit vom Körpergewicht.

Neugeborene, Säuglinge und Kleinkinder unter 10 kg erhalten die 10-ml-Ampulle, zwischen 10 und 33 kg bietet sich die 50-ml-Flasche an und bei einem Körpergewicht von mehr als 33 kg (Kinder, Jugendliche und Erwachsene) verwenden Sie die 100-ml-Flasche.

Analgetika

Tabelle 3: Dosierung einer Paracetamol-Infusion bei verschiedenen Alters- und Risikogruppen.
* Es liegen keine Daten für Frühgeborene vor.
** Patienten mit geringerem Körpergewicht benötigen kleinere Volumina. Der Abstand zwischen zwei Gaben muss > 4 Stunden betragen, bei Patienten mit schwerer Niereninsuffizienz > 6 Stunden. Innerhalb von 24 Stunden dürfen maximal 4 Infusionen erfolgen.
*** Die Tageshöchstdosis gilt nur für Patienten, die keine weiteren paracetamolhaltigen Medikamente erhalten. Ist dies doch der Fall, muss die Gabe entsprechend angepasst werden.

Körpergewicht	Dosis (pro Verabreichung)	Volumen (pro Verabreichung)	Maximales Volumen **	Maximale Tagesdosis ***
< 10 kg *	7,5 mg/kg	0,75 ml/kg	7,5 ml	30 mg/kg
> 10 kg bis < 33 kg	15 mg/kg	1,5 ml/kg	49,5 ml	60 mg/kg, nicht mehr als 2 g
> 33 kg bis < 50 kg	15 mg/kg	1,5 ml/kg	75 ml	60 mg/kg nicht mehr als 3 g
> 50 kg mit zusätzlichen Risikofaktoren für Hepatotoxizität	1 g	100 ml	100 ml	3 g
> 50 kg ohne zusätzliche Risikofaktoren für Hepatotoxizität	1 g	100 ml	100 ml	4 g

Zur Anwendung bei Kindern < 10 kg sollte der Inhalt einer Ampulle im Verhältnis 1:10 verdünnt werden. Idealerweise können Sie zur Volumenkontrolle eine 10-ml-Spritze verwenden. Pro Dosis darf nicht mehr als 7,5 ml injiziert werden.

Tabelle 4 zeigt die Dosierung bei einer oralen oder rektalen Gabe.

Eine Therapie mit Tabletten wird bei Kindern unter 4 Jahren bzw. unter 17 kg aufgrund einer zu hohen Dosierung der Tabletten nicht empfohlen, hier stehen andere Zubereitungen zur Verfügung. Das Dosierungsintervall bei Suppositorien sollte 6h nicht unterschreiten.

Analgetika

Tabelle 4: Dosierung von Paracetamol bei oraler und rektaler Anwendung.

Körpergewicht bzw. Alter	Einzeldosis (Tabletten) bzw. Paracetamol-Dosis (mg)	Erhaltungsdosis (mg)	Max. Tagesdosis (Tabletten) bzw. Paracetamol-Dosis (mg)
3 kg-4 kg jünger als 3 Monate	1 Zäpfchen (75 mg)	alle 8-12 h 75 mg	2 Zäpfchen (150 mg)
4 kg-5 kg jünger als 3 Monate	1 Zäpfchen (75 mg)	alle 6-8 h 75 mg	3 Zäpfchen (225 mg)
4 kg älter als 3 Monate	1 Zäpfchen (75 mg)	alle 6-8 h 75 mg	3 Zäpfchen (225 mg)
5 kg-6 kg älter als 3 Monate	1 Zäpfchen (75 mg)	alle 6 h 75 mg	4 Zäpfchen (300 mg)
7 kg-8 kg 6-9 Monate	1 Zäpfchen (125 mg)		3 Zäpfchen (375 mg)
9 kg-2 kg 9 Monate-2 Jahre	1 Zäpfchen (125 mg)		4 Zäpfchen (500 mg)
13 kg-16 kg 2-4 Jahre	1 Zäpfchen (250 mg)		3 Zäpfchen (750 mg)
17 kg-25 kg Kinder: 4-8 Jahre	1/2 Tablette (250 mg) 1 Zäpfchen (250 mg)		2 Tabletten (4 x 1/2 Tablette, 1000 mg) 4 Zäpfchen (1000 mg)
26 kg bis 32 kg Kinder: 8-11 Jahre	1/2 Tablette (250 mg) 1 Zäpfchen (500 mg)		2 Tabletten (4 x 1/2 Tablette, 1000 mg), in Ausnahmefällen 3 Tabletten (6 x 1/2 Tablette bei einem Dosierungsintervall von > 4 Stunden. 3 Zäpfchen (1500 mg)
33 kg-43 kg Kinder: 11-12 Jahre	1 Tablette (500mg) 1 Zäpfchen (500 mg)		4 Tabletten (2000 mg) 4 Zäpfchen (2000 mg)
43 kg Kinder, Jugendliche und Erwachsene	1-2 Tabletten (500-1000 mg) 1-2 Zäpfchen (500-1000 mg)		8 Tabletten (4000 mg) 8 Zäpfchen (4000 mg)

17.4.6 Gegenanzeigen

Sie bestehen nur bei einer Allergie gegen den Wirkstoff oder einen Bestandteil der Infusionslösung (Mannit, Natriumcitrat, Essigsäure und Wasser) der Suppositorien (Soja, Erdnuss) sowie, und das ist entscheidend, bei einer schweren Leberinsuffizienz. Diese Diagnose steht aber leider den Patienten nicht unbedingt ins Gesicht geschrieben. Aufpassen sollten Sie deshalb bei Alkoholikern (hier ist die Leber vielfach vorgeschädigt), bei mangelernährten Patienten (hier ist die Fähigkeit, den toxischen Metaboliten abzubauen, reduziert), bei einer Dehydratation, einem Gilbert-Syndrom (Meulengracht-Erkrankung, meist harmlose Stoffwechselerkrankung mit einer erhöhten Bilirubin-Konzentration im Serum) und bei Patienten, die unter einem Favismus leiden. Das Wort Favismus leitet sich von der Fava-Bohne (auch

Ackerbohne, dicke Bohne, Saubohne genannt) ab. Patienten, die unter dieser Krankheit leiden (ca. 1% der Bevölkerung in Mitteleuropa, im Mittelmeerraum sowie in Afrika und Asien deutlich mehr, auf Sardinien und bei Kurden bis zu 40%) können durch einen Gendefekt (Glukose-6-Phosphat-Dehydrogenase-Mangel) nicht genügend Glutathion bilden. Das wird aber nicht nur zur Entgiftung toxischer Metabolite benötigt, sondern auch als Antioxidans. Fehlt dieses Antioxidans, dann können sich bei betroffenen Personen innerhalb weniger Stunden nach Gabe des Medikaments Schmerzen, Fieber und ein plötzlicher Hb-Abfall als Zeichen einer Hämolyse einstellen.

17.4.7 Nebenwirkungen

Nebenwirkungen sind bei allen paracetamolhaltigen Präparaten sehr selten. In weniger als 1 Promille der Fälle kommt es zu einer Hypotonie, Unwohlsein oder erhöhten Leberwerten. Noch seltener sind Blutbildveränderungen (Thrombopenie, Leukopenie) oder Symptome einer Allergie.

Interessant ist es auch zu wissen, dass nach längerem Gebrauch von Schmerzmitteln die Analgetika selbst Kopfschmerzen erzeugen können. Auch besteht bei langfristigem Gebrauch fast aller Analgetika, so auch bei Paracetamol, das Risiko einer Nierenschädigung.

17.4.8 Überdosierung

So gering das Nebenwirkungsprofil von Paracetamol auch ist, eine Überdosierung ist eine sehr ernstzunehmende Komplikation. Bei einer Einzeldosis von 7,5 g und mehr (Erwachsene) oder 140 mg/kg KG bei Kindern droht eine Lyse von Leberzellen mit der Gefahr einer vollständigen und irreversiblen Nekrose. 5 g Paracetamol innerhalb von 24 Stunden bei 3 1/2 Jahre alten Kindern, 15-20 g bei Erwachsenen und 10 g bei Alkoholikern führen zu tödlichen Vergiftungen. Der Grund für die hohe Gefährdung von Alkoholikern liegt in einer Induktion (verstärkte Wirkung) des CYP2E1-Enzyms. Hierdurch wird Paracetamol schneller abgebaut, unglücklicherweise entstehen hierbei auch verstärkt die toxischen Metabolite.

17.4.9 Wechselwirkungen

Mit Wechselwirkungen ist nur selten zu rechnen. Eine gleichzeitige Therapie mit Probenecid (wird nur noch sehr selten zur Therapie der Gicht verwendet) halbiert die Clearance von Paracetamol durch Hemmung der Bindung von Paracetamol an Glucuronsäure. Aus dem gleichen Grund besteht auch eine Wechselwirkung mit Salicylamid.

Paracetamol wird in geringem Ausmaß durch das Cytochrom-P450-System verstoffwechselt. Das erklärt mögliche Wechselwirkungen mit bestimmten Schlafmitteln, Sedativa und Antiepileptika (Phenobarbital, Phenytoin, Carbamazepin) sowie Rifampicin. Risikoreich ist auch hier die Bildung eines toxischen Metaboliten bei Dosierungen, die üblicherweise völlig ungefährlich sind.

Analgetika

17.4.10 Besondere Hinweise

Paracetamol darf nur mit NaCl 0,9% und Glucose 5% verdünnt werden. Die verdünnten Lösungen sind 48h chemisch und physikalisch bei Temperaturen von 23°C stabil. Die Infusionsflaschen sollen vor Licht geschützt und bei Temperaturen unter 30°C gelagert werden.
Tabletten sind 5 Jahre haltbar. Besondere Lagerungsbedingungen sind nicht erforderlich.
Die Suppositorien sind 2 Jahre bei Temperaturen < 25°C haltbar.

17.5 Metamizol (Novalgin®)

Schmerzmittel gehören den unterschiedlichsten chemischen Substanzgruppen an. Trotz dieser Verschiedenheit wirken viele Schmerzmittel über einen gemeinsamen Wirkungsmechanismus, nämlich eine Hemmung der Prostaglandin-Freisetzung.
Aufgrund ihrer chemischen Struktur unterscheidet man saure und nicht saure Analgetika. Zu den sauren Analgetika gehört zum Beispiel die Acetylsalicylsäure. Ihre Eigenschaft als Säure wird schon im Namen deutlich. Auch viele andere bekannte Schmerzmittel sind Säuren. So enthalten Indometacin oder Diclofenac eine Essigsäuregruppe. Ibuprofen ist hingegen ein Propionsäure-Abkömmling (Propionsäure ist ein chemischer Verwandter von Propan, was vielfach als Camping-Gas verwendet wird). Diese sauren Analgetika werden auch als nichtsteroidale-Antirheumatika (NSAR) bezeichnet. Es gilt als gesichert, dass diese Substanzgruppe über eine Hemmung von Cyclooxygenasen die Prostaglandin-Synthese unterdrückt.
Prostaglandine sind wesentliche Bestandteile bei der Entstehung von Schmerzen und Fieber und sind auch maßgeblich an entzündlichen Reaktionen beteiligt. Prostaglandine spielen aber nicht nur eine wichtige Rolle im Schmerz- und Entzündungsgeschehen, sondern sie regulieren auch die Magensaftsekretion, die Darmmotilität, den Uterustonus, die Plättchenaggregation und die Natriumionenausscheidung. Dieser Wirkungsmechanismus erklärt auch wesentliche Nebenwirkungen von Schmerzmitteln. Patienten, die lange Zeit ein NSAR eingenommen haben, leiden häufig unter Magengeschwüren und Ödemen. Auch ist ihre Blutdruckeinstellung aufgrund der Natriumionen-Retention vielfach schlechter.

Einige Schmerzmittel, zu ihnen zählt auch das Metamizol, werden als nicht saure antipyretische Analgetika bezeichnet. Ihr Wirkungsmechanismus ist noch nicht vollständig geklärt. Sie können die Blut-Hirn-Schranke leicht passieren und hemmen vermutlich im Rückenmark und Zentralnervensystem die Freisetzung von Prostaglandinen. Zudem gibt es Hinweise, dass Metamizol auch an Cannabis-Rezeptoren bindet.

Die Cyclooxygenasen hingegen werden in therapeutischen Konzentrationen nur schwach gehemmt. Ein zweiter Umstand kommt hinzu: In einem entzündeten Gewebe herrscht üblicherweise ein saurer pH-Wert. Sind die Medikamente selbst auch sauer, können sie leichter in das entzündete Gewebe gelangen. Den nicht sauren Analgetika bleibt folglich der Weg versperrt. Sie gelangen schlichtweg nicht in das entzündete Gewebe hinein.
Die Konsequenz hieraus ist, dass die nicht sauren Analgetika keine entzündungshemmenden Eigenschaften haben, auf der anderen Seite die gastrointestinale Toxizität und die Hemmung der Plättchenaggregation viel schwächer ausfällt.

Metamizol, das bereits 1922 in Deutschland eingeführt wurde, wird deshalb als Analgetikum (Schmerzmittel) und Antipyretikum (Medikament gegen Fieber) eingesetzt. Und es hat noch eine ganz besondere Eigenschaft, es ist nämlich auch spasmolytisch, weshalb es sehr vorteilhaft bei Darm- oder Nierenkoliken eingesetzt werden kann.

17.5.1 Darreichungsformen

Auch Metamizol (Novaminsulfonsäure) steht in verschiedenen Darreichungsformen zur Verfügung. Injektionslösungen enthalten 1 g und 2,5 g Metamizol, die intravenös und intramuskulär appliziert werden können. Weiterhin ist Metamizol als Suppositorien mit 0,3 g bzw. 1 g im Handel erhältlich. Zur oralen Anwendung stehen Filmtabletten mit 500 mg Metamizol zur Verfügung. Metamizol kann auch als Tropfen (500 mg/ml) oder Brausetabletten mit einem Wirkstoffgehalt von 500 mg verabreicht werden.

17.5.2 Pharmakokinetik

Metamizol (Novaminsulfonsäure), der Inhaltsstoff von Novalgin®, ist nicht analgetisch wirksam. Es wird im Körper nach oraler Gabe vollständig zu der eigentlichen Wirksubstanz 4-N-Methylaminoantipyrin (MAA) umgewandelt. Die Bioverfügbarkeit von MAA, also der Anteil einer applizierten Substanz, der dann auch wirklich in der Blutbahn erscheint, liegt bei 90%. Auch MAA wird zu weiteren Metaboliten, dem 4-Aminoantipyrin (AA) sowie den unwirksamen Metaboliten 4-N-Acetylaminoantipyrin (AAA) und 4-N-Formylaminoantipyrin (FAA) verstoffwechselt. Das Verteilungsvolumen für den Hauptmetaboliten MAA wurde mit 1,15l/kg KG errechnet. Nach einer parenteralen Gabe ist innerhalb von 30 Minuten mit einer Wirkung zu rechnen, nach oraler Gabe dauert es bis zu 60 Minuten.

Im Vergleich zur parenteralen Anwendung erreicht eine orale Gabe nur 1/3 der maximalen Plasmakonzentration. Die maximalen Spiegel werden auch erst nach ca. 90 Minuten erreicht, wobei die Bioverfügbarkeit immerhin 93% beträgt. Bei oraler Gabe kann allerdings die Einnahme während der Mahlzeiten die Resorption verlangsamen und damit den Wirkungseintritt verzögern.

Suppositorien haben eine deutlich schlechtere Bioverfügbarkeit, die bei 54% (Erwachsene) bzw. 61% (Kinder) liegt. Bei einer gleichen Dosis erreichen die maximalen Plasmakonzentrationen nur ca. 1/10 (Erwachsene) bzw. 1/8 der Werte, die nach parenteraler Gabe gemessen werden. Auch vergehen 2,4 h (Erwachsene) bzw. 2,8 h (Kinder), bis dass die maximalen Konzentrationen erreicht werden.

Metamizol ist plazentagängig und geht auch in die Muttermilch über. Wieso diese Tatsache so wichtig ist, möchte ich Ihnen im Abschnitt „Nebenwirkungen" erklären.

MAA wird zu etwa 58% an Plasmaproteine gebunden. Die Halbwertszeit für Metamizol liegt bei 14 Minuten, wobei 96% (größtenteils als Metabolite) über die Nieren und 6% über den Stuhl ausgeschieden werden. MAA, der eigentliche Wirkstoff, hat eine beträchtlich längere Halbwertszeit von ca. 2,7h. Die renale Clearance, also die Menge Blut, die pro Minute von MAA „gereinigt" wird, beträgt 5 ml/min.

Bei älteren Menschen sind naturgemäß Leber- und Nierenfunktion etwas abgeschwächt. Das bleibt nicht ohne Folgen: Die Elimination der Wirkstoffe ist verzögert und die Blutspiegel der

Wirkstoffe sind beträchtlich höher. Bei Patienten mit einer Leberzirrhose ist die Halbwertszeit der Wirksubstanz so lang wie bei Lebergesunden. Auch bei einer Niereninsuffizienz ist aufgrund der verzögerten renalen Elimination mit deutlich höheren Wirkspiegeln zu rechnen.

Novalgin kann intravenös und intramuskulär gegeben werden. Die maximale MAA-Plasmakonzentration erreicht nach einer intramuskulären Gabe ca. nur 1/5 der Konzentration, die nach einer i.v. Gabe möglich ist. Auch dauert es 17 mal so lang (1h 40 Minuten), bis diese maximale Konzentration erreicht ist. Für die Therapie akuter Schmerzen kann das schon eine Ewigkeit sein. Vorteilhaft ist aber die längere Wirkdauer nach einer intramuskulären Gabe.

17.5.3 Indikationen
Metamizol hat ein breites Anwendungsspektrum. Es ist zugelassen bei:

- akuten starken Schmerzen nach Verletzungen oder Operationen,
- Koliken,
- Tumorschmerzen und
- hohem Fieber, das auf andere Maßnahmen nicht anspricht.

17.5.4 Dosierung
Die Dosierungsempfehlungen für eine Therapie mit Novalgin® können Sie der folgenden Tabelle 5 entnehmen.

Zur Therapie von Fieber sind bei Kindern erfahrungsgemäß 10 mg Metamizol/kg KG ausreichend. Filmtabletten und Suppositorien kommen für Neugeborene und Kleinkinder unter 4 Jahren aufgrund der hohen Einzeldosis nicht in Frage.

Novalgin wird hepatisch metabolisiert und über die Nieren ausgeschieden, weshalb bei Patienten mit einer bekannten Leber- oder Niereninsuffizienz und in einem reduzierten Allgemeinzustand ggf. die Dosis reduziert werden muss. Dies gilt erfahrungsgemäß nicht bei kurzfristiger Anwendung.

17.5.5 Gegenanzeigen
Die Gabe von Metamizol wird aufgrund möglicher, potentiell lebensbedrohlicher Komplikationen zwar kontrovers diskutiert, vielleicht hilft die folgende Untersuchung aber, die Sorgen und Bedenken ein klein wenig zu zerstreuen. Eine Metaanalyse aus dem Jahr 1998 untersuchte die Sicherheit von nicht-opioiden Analgetika hinsichtlich des absoluten Mortalitätsrisikos. Das lag für Metamizol mit 25 von 100 Millionen Behandelten viel niedriger als das von Acetylsalicylsäure (185 auf 100 Millionen) oder gar Diclofenac (592 auf 100 Millionen).

Analgetika

Tabelle 5: Dosierungsempfehlungen für die parenterale Therapie mit Metamizol (Novaminsulfonsäure).

Alter	Einzeldosis parenteral	Einzeldosis oral	Tages-maximal-dosis oral	Einzeldosis rektal	Tages-maximal-dosis rektal
3-11 Monate (5-8 kg)	0,1-0,2 ml Novalgin® (50-100 mg Metamizol) nur i.m.	2-4 Tropfen (50-100 mg Metamizol)	Bis zu 12 Tropfen (300 mg Metamizol)		
1-3 Jahre (9-15 kg)	0,2-0,5 ml Novalgin® (100-250 mg Metamizol)	3-10 Tropfen (75-250 mg Metamizol)	Bis zu 30 Tropfen (750 mg Metamizol)		
4-6 Jahre (16-23 kg)	0,3-0,8 ml Novalgin® (150-400 mg Metamizol)	5-15 Tropfen (125-375 mg Metamizol)	Bis zu 45 Tropfen (1125 mg Metamizol)	1 Zäpfchen (300 mg Metamizol)	Bis zu 3 Zäpfchen (900 mg Metamizol)
7-9 Jahre (24-30 kg)	0,4-1 ml Novalgin® (200-500 mg Metamizol)	8-20 Tropfen (200-500 mg Metamizol)	Bis zu 60 Tropfen (1500 mg Metamizol)	1 Zäpfchen (300 mg Metamizol)	Bis zu 4 Zäpfchen (1200 mg Metamizol)
10-12 Jahre (31-45 kg)	0,5-1 ml Novalgin® (250-500 mg Metamizol) Einzeldosis 8-16 mg / kg KG	1 Filmtablette (500 mg Metamizol) oder 10-30 Tropfen (250-750 mg Metamizol)	Bis zu 4 Filmtabletten (2000 mg Metamizol) oder Bis zu 90 Tropfen (2250 mg Metamizol)	1 Zäpfchen (300 mg Metamizol)	Bis zu 5 Zäpfchen (1500 mg Metamizol)
13-14 Jahre (46-53 kg)	0,8-1,8 ml Novalgin® (400-900 mg Metamizol) Einzeldosis 8-16 mg / kg KG	1 Filmtablette (500 mg Metamizol) oder 15-35 Tropfen (375-875 mg Metamizol)	Bis zu 4 Filmtabletten (2000 mg Metamizol) oder Bis zu 105 Tropfen (2625 mg Metamizol)	1 Zäpfchen (300 mg etamizol)	Bis zu 6 Zäpfchen (1800 mg Metamizol)
Erwachsene und Jugendliche ab 15 Jahren (> 53 kg)	1-2 ml*) Novalgin® (500-1000 mg Metamizol) Einzeldosis bis 1000 mg Maximal 4 x täglich	1 -2 Filmtabletten (500 -1000 mg Metamizol) oder 20-40 Tropfen (500-1000 mg Metamizol)	Bis zu 8 Filmtabletten (5000 mg Metamizol) ode Bis zu 20 Tropfen (3000 mg Metamizol)	1 Zäpfchen (1000 mg Metamizol)	Bis zu 4 Zäpfchen (4000 mg Metamizol)

Analgetika

Nichtsdestotrotz sollten Sie die folgenden Kontraindikationen abfragen:

- Überempfindlichkeit gegen Metamizol oder gegen andere Pyrazolone bzw. Pyrazolidine (z.B. Phenylbutazon)
- Patienten mit bekanntem Analgetika-Asthma-Syndrom oder allergischen Symptomen (Urtikaria, Rhinitis, Angioödem) nach Gabe von Salicylaten, Paracetamol, Diclofenac, Ibuprofen, Indometacin oder Naproxen
- Störungen der Knochenmarkfunktion (Chemotherapie) oder Erkrankungen mit gestörter Blutbildung (Leukämien, Lymphome)
- Glukose-6-Phosphat- Dehydrogenase (G6PD) Mangel (Hämolyse-Gefahr)
- akute intermittierende hepatische Porphyrie (Gefahr der Auslösung einer Porphyrie-Attacke)
- letztes Drittel der Schwangerschaft
- Stillzeit
- Neugeborene und Säuglinge unter 3 Monaten oder unter 5 kg Körpergewicht
- Säuglinge (3-11 Monate) als intravenöse Injektion
- Hypotonie
- instabiler Kreislauf

Dem Novalgin werden in erster Linie zwei potentiell schwere Nebenwirkungen nachgesagt: da ist zum einen das Risiko einer allergischen Reaktion und zum anderen die Agranulozytose. Insbesondere die parenterale Gabe ist mit einem deutlich höheren Risiko einer allergischen Reaktion behaftet. Besonders gefährdet sind Patienten, die schon zuvor Allergien entwickelt haben.
Selten (0,5-1,1 Erkrankte auf 1 Millionen Behandelte) ist auch die Entwicklung einer Agranulozytose, also dem Fehlen von Granulozyten, einem Teil der weißen Blutkörperchen, wobei das Risiko mit der Behandlungsdauer ansteigt. Mit einer Agranulozytose ist nicht zu spaßen. Immerhin beträgt die Letalität ca. 9%.
Ich wollte Ihnen aber noch verraten, was es mit der Schwangerschaft auf sich hat. Während der Schwangerschaft pumpt das Herz des Ungeborenen Blut durch den Körper, ganz so wie bei uns. Oder etwa nicht? Nein, es gibt da einen ganz entscheidenden Unterschied, und der besteht im Lungenkreislauf. Das Ungeborene atmet nämlich noch nicht, die Lungen sind nicht entfaltet und damit ist auch der Lungenkreislauf verschlossen. Vergehen zwar auch noch ein paar Wochen bis zur Geburt, so hat der Fötus trotzdem ein Herz, was genauso aufgebaut ist wie bei Ihnen und mir, bestehend aus zwei Vorhöfen und zwei Hauptkammern, aufgeteilt in das rechte und das linke Herz. Die linke Herzhälfte versorgt den großen Kreislauf und die rechte Herzhälfte den Lungenkreislauf. Aber wohin mit dem Blut, wenn der Lungenkreislauf noch nicht eröffnet ist? Da hat sich die Natur etwas einfallen lassen, nämlich den Ductus arteriosus Botalli. Er verbindet die Lungenarterie mit der Aorta (siehe Abbildung 8). Das Blut aus dem rechten Herzen gelangt somit in den großen Kreislauf. Nach der Geburt, wenn sich die Lungen entfaltet haben, verschließt sich dieser Kreislauf. Ganz maßgeblich ist an diesem Prozess eine sinkende Konzentration an Prostaglandinen beteiligt. Die Bildung von Prostaglandinen wird aber auch durch Schmerzmittel wie Metamizol gehemmt. Die Folge: Es droht der Verschluss dieser Kurzschluss-Verbindung zwischen Lungenkreislauf und der systemischen Zirkulation mit fatalen Folgen für das Ungeborene.

Analgetika

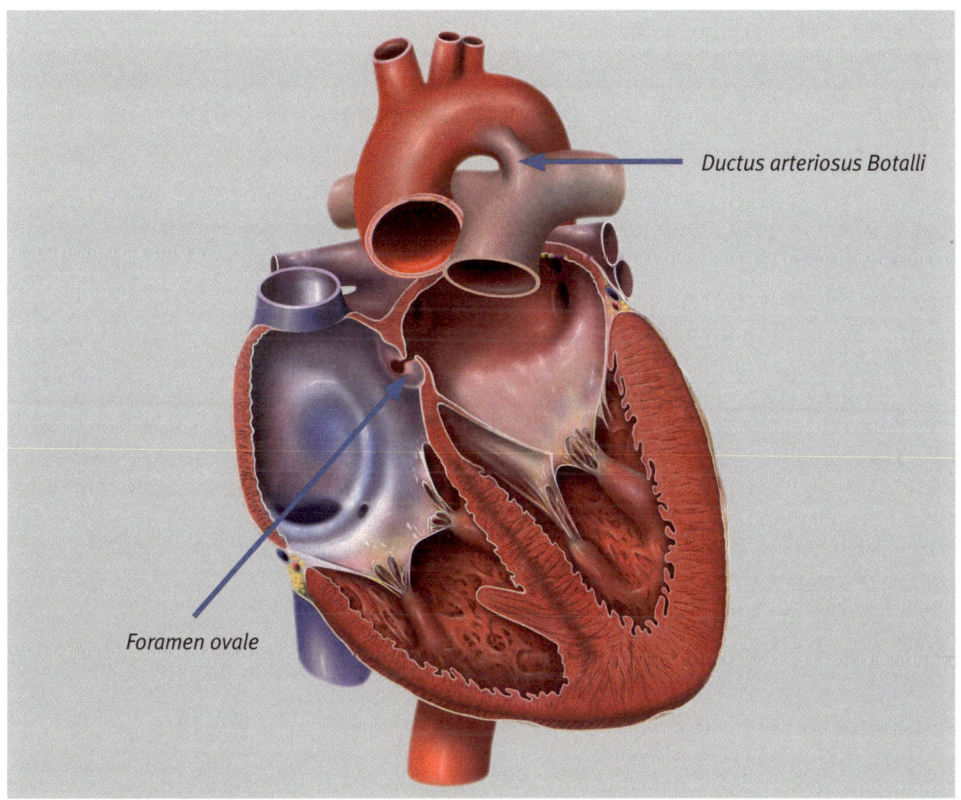

Ductus arteriosus Botalli

Foramen ovale

Abb. 8: Fetale Blutzirkulation

17.5.6 Nebenwirkungen

Bei einer Therapie mit Metamizol ist nur selten mit Nebenwirkungen zu rechnen. Dies betrifft in erster Linie eine Leukopenie oder allergische Reaktionen bis hin zum anaphylaktischen Schock. Etwas häufiger (in 0,1 bis 1% der Fälle) sind ein Blutdruckabfall oder ein Arzneimittelexanthem. Auch diese Effekte sind dosisabhängig und bei parenteraler Gabe häufiger als nach oraler.

Fragen Sie deshalb nach, ob bei den Patienten eine Allergieneigung besteht und/oder eine KHK oder eine Stenose der Halsschlagadern vorliegt. In den beiden letztgenannten Fällen könnte ein Blutdruckabfall kritische Folgen haben.

17.5.7 Wechselwirkungen

Das Wechselwirkungsspektrum ist auch vergleichsweise gering und in der Tabelle 6 zusammengefasst.

Tabelle 6: Wechselwirkungen von Metamizol.

Substanz	Effekte
Ciclosporin	Abnahme der Ciclosporin-Spiegel
Chlorpromazin	Risiko einer Hypothermie erhöht
Methotrexat	Erhöhte Knochenmarkstoxizität
Acetylsalizylsäure	Plättchenaggregation vermindert, erhöhte ASS Wirkung

17.5.8 Besondere Hinweise

Die Novalgin®-Injektionslösung ist 5 Jahre haltbar. Die Lösung muss vor Licht geschützt aufbewahrt werden. Novalgin Injektionslösung kann mit 5%iger Glukose-, 0,9%iger Kochsalz- oder Ringer-Laktat-Lösung gemischt bzw. verdünnt werden. Die verdünnten Lösungen sind sofort zu verwenden.

Die Tropfen sind 3 Jahre haltbar, nach Anbruch sollen sie aber binnen 12 Monaten verbraucht werden. Besondere Lagerungsbedingungen sind nicht erforderlich.

Auch die Filmtabletten können drei Jahre verwendet werden. Auf besondere Lagerungsbedingungen brauchen Sie nicht zu achten.

3 Jahre beträgt auch die Haltbarkeit der Suppositorien. Sie sollen allerdings nicht über 25°C gelagert werden.

Am „kritischsten" sind die Brausetabletten. Sie können nur 2 Jahre verwendet und sollen bei Temperaturen unter 30°C gelagert werden. Zudem ist das Behältnis sofort wieder zu verschließen. Bleibt es zu lange offen gelangt zu viel Feuchtigkeit in das Röhrchen und die Brausetabletten sprudeln dort schon.

17.6 Ibuprofen (Aktren®, Neuralgin®)

Ibuprofen gehört, genau wie Aspirin, Diclofenac, Indomethacin und Piroxicam zu der Gruppe der so genannten klassischen **N**icht **S**teroidalen **A**nti **R**heumatischen Medikamente (NSAR). Die neueren Vertreter wie Celecoxib, Etoricoxib und Parecoxib werden als COX-2-Hemmer bezeichnet. Allen Substanzen ist gemein, dass sie schmerzstillend, entzündungshemmend und fiebersenkend sind. Über 50 verschiedene Substanzen sind weltweit verfügbar. Sie werden zur Schmerztherapie bei Knochen- und Gelenkerkrankungen, bei Frakturen und Gewebeverletzungen eingesetzt, sind auch wirksam in der postoperativen Schmerztherapie, bei Zahnschmerzen, Menstruationsbeschwerden, Kopfschmerzen und Migräne.

Die pharmakologische Wirkung aller Substanzen kommt durch ihre Fähigkeit zustande, so genannte COX-Enzyme zu hemmen, wodurch die Produktion von Prostaglandinen und Thromboxanen gehemmt wird. Von diesen COX-Enzymen gibt es zwei Isoformen, COX-1 und COX-2 genannt. COX-1 ist in den meisten Geweben, so auch im Blutplättchen enthalten und spielt eine wesentliche Rolle in der Homöostase von Geweben, bei der Produktion von Magen-Schutzfaktoren, der Plättchenaggregation und der Autoregulation der Nierendurchblutung.

Im Gegensatz dazu wird COX-2 von Entzündungszellen gebildet und ist hauptsächlich für die Produktion von Prostaglandin-Mediatoren der Entzündung verantwortlich. Die meisten traditionellen NSAR hemmen sowohl COX-1 als auch COX-2, wobei das Ausmaß zwischen den einzelnen Substanzen variiert. Man geht davon aus, dass die entzündungshemmenden und

Analgetika

wahrscheinlich auch schmerzstillenden und fiebersenkenden Wirkungen der meisten NSAR auf die COX-2-Hemmung zurückzuführen ist, während die unerwünschten Wirkungen zu einem beträchtlichen Teil Ergebnis der COX-1-Hemmung sind.

Wie kommen nun die drei genannten pharmakologischen Wirkungen dieser Substanzgruppe (fiebersenkend, schmerzstillend, entzündungshemmend) zustande? Alle Substanzen hemmen die Prostaglandinsynthese. Dieser Synthesehemmung scheint für die entzündungshemmenden Wirkungen eine entscheidende Rolle zuzukommen. Sinkt im entzündeten Gewebe die Konzentration an Prostaglandin E2 und Prostacyklin, fällt die durch eben diese Substanzen verursachte Gefäßerweiterung (Vasodilatation) geringer aus und damit auch das Ödem, das für die Gewebeschwellung verantwortlich ist. Die Anzahl an Entzündungszellen wird aber durch keine dieser Substanzen beeinflusst, auch haben sie keinen Einfluss auf das eigentliche Krankheitsgeschehen, zum Beispiel eine Arthrose (Gelenkverschleiß). Lediglich die Symptome werden gelindert.

Die herabgesetzte Prostaglandinsynthese ist auch für den analgetischen Effekt verantwortlich. Die Empfindlichkeit von schmerzleitenden Nervenendigungen für die Entzündungsmediatoren Bradykinin und Serotonin wird gleichfalls reduziert. Dazu kommt wahrscheinlich noch ein zweiter Wirkmechanismus innerhalb des Rückenmarks. Die günstigen Auswirkungen bei Kopfschmerzen sind möglicherweise auf die durch die Prostaglandinsynthesehemmung ausbleibende Vasodilatation zurückzuführen. NSAR wie Ibuprofen sind somit wirksam bei leichten bis mittelstarken Schmerzen, z.B. bei Arthritiden, Muskelschmerzen, Zahnschmerzen, Regelschmerzen, aber auch Schmerzen bei Knochenmetastasen. NSAR können auch sehr gut in Kombination mit Opioiden gegeben werden. Immerhin wird durchaus eine Reduktion der Opioid-Dosis um 1/3 bei einer Kombination mit einem NSAR wie Ibuprofen beschrieben.

Interleukin-1 kommt eine bedeutende Rolle bei der Fieberentstehung zu, verändert es doch im Zentralnervensystem durch eine Prostaglandinsynthese-Steigerung die Thermostat-Einstellung für die Soll-Körpertemperatur. Ist dieser Thermostat bei einer Infektionskrankheit auf eine höhere Temperatur gestellt, dann können Substanzen wie Ibuprofen die Temperaturregelung wieder auf den Normalbereich zurücksetzen. Die Temperatursenkung geschieht dabei nicht über die Medikamente, sondern über die körpereigenen Mechanismen wie Schwitzen und Erweiterung der Blutgefäße der Haut.

17.6.1 Darreichungsformen

Auch Ibuprofen ist in verschiedenen Darreichungsformen im Handel. Filmtabletten sind mit 200 mg, 400 mg, 600 mg und 800 mg verfügbar, zudem gibt es auch einen Saft mit 2% und 4% Wirkstoff. Wem das nicht reicht, der kann auch auf Suppositorien (500 mg Wirkstoffgehalt) oder eine Injektionslösung (5 mg/ml) zurückgreifen.

17.6.2 Pharmakokinetik

Ibuprofen wird, oral gegeben, in Magen und Dünndarm vollständig resorbiert und nach hepatischer Metabolisierung als unwirksame Metabolite vollständig ausgeschieden. Dabei beträgt der über die Nieren ausgeschiedene Anteil 90%, nur ein geringer Anteil wird biliär ausgeschieden. Maximale Plasmaspiegel werden bei oraler Gabe nach ca. 1-2 Stunden erreicht. Ibuprofen

Analgetika

wird nahezu vollständig an Plasmaproteine gebunden (99%), die Halbwertszeit liegt sowohl bei Gesunden als auch bei Leber- oder Nierenkranken zwischen 1,8-3,5 Stunden. Maximale Plasmaspiegel werden bei nicht retardierten Arzneiformen nach 1-2 Stunden erreicht.

Nach rektaler Gabe von 500 mg Ibuprofen werden maximale Plasmakonzentrationen nach ca. 3,3 Stunden erreicht. Die Resorption ist nahezu vollständig.

17.6.3 Indikationen

Die Indikationen sind nicht für alle Darreichungsformen identisch. *Ibuprofen 200 mg* Filmtabletten sowie beide Zubereitungen als Saft sind für die symptomatische Behandlung von leichten bis mäßig starken Schmerzen sowie von Fieber zugelassen.

Die Zulassung der *Filmtabletten mit 400 mg, 600 mg und 800 m*g umfasst die symptomatische Therapie von Schmerz und Entzündungen bei:

- akuten und chronischen Gelenkentzündungen (z.B. Gicht, Rheuma)
- entzündlichen Veränderungen der Wirbelsäule (M. Bechterew)
- Reizzuständen bei degenerativen Gelenkerkrankungen (Arthrosen)
- entzündlichen weichteilrheumatischen Erkrankungen
- Verletzungen

Suppositorien können verwendet werden bei:

- leichten bis mäßig starken Schmerzen sowie Fieber
- akuten und chronischen Gelenkentzündungen (z.B. Gicht, Rheuma)
- entzündlichen Veränderungen der Wirbelsäule (M. Bechterew)
- Reizzuständen bei degenerativen Gelenkerkrankungen (Arthrosen)
- entzündlichen weichteilrheumatischen Erkrankungen
- Verletzungen

Mit der Injektionslösung hat es etwas ganz besonderes auf sich. Sie wird bei einem persistierenden Ductus arteriosus Botalli (Abb. 8) eingesetzt, um durch eine Reduktion der Prostaglandinsynthese einen Verschluss zu induzieren.

17.6.4 Dosierung

Die Therapie von leichten bis mittelstarken Schmerzen sowie von Fieber erfordert natürlich eine andere (geringere) Dosierung, als es bei Gicht oder Rheuma erforderlich ist. Tabelle 7 fasst die Dosierungen für leichte bis mittelstarke Schmerzen und Fieber zusammen.

Für Kinder ab 12 Jahren und Jugendliche bis 15 Jahren beträgt die empfohlene Tagesgesamtdosis ca. 20 bis 30 mg Ibuprofen pro kg Körpergewicht), verteilt auf 3-4 Einzelgaben.

Die empfohlene Einzeldosis für Jugendliche ab 15 Jahren und für Erwachsene liegt zwischen 200 mg bis 400 mg Ibuprofen. Eine Tagesgesamtdosis von 1200 mg Ibuprofen, verteilt auf 2-4 Einzelgaben, sollte nicht überschritten werden.

Analgetika

Die Tabletten sollen unzerkaut während oder nach den Mahlzeiten eingenommen werden, da die Schicht auf der Tablette eine besondere Funktion hat. Eine Dosisreduktion ist bei älteren Patienten nicht erforderlich, wohl aber bei Patienten mit schwerer Leber- oder Niereninsuffizienz.

Tabelle 7: Dosierung von Ibuprofen bei verschiedenen Altersgruppen.

Alter (Körpergewicht)	Einzeldosis Tablette	Tagesdosis Tablette	Einzeldosis Saft 2%	Tagesdosis Saft 2 %	Einzeldosis Saft 4%	Tagesdosis Saft 4%
6 bis 12 Monate (7-9 kg)			2,5 ml (50 mg)	10 ml (200 mg)		
1-3 Jahre (10-15 kg)			5 ml (100 mg)	15 ml (300 mg)	2,5 ml 100 mg)	7,5 ml (300 mg)
3-6 Jahre (16-19 kg)			7,5 ml (150 mg)	22,5 ml (450 mg)	3,75 ml (150 mg)	11,25 ml (450 mg)
6-9 Jahre (20-29 kg)	1 Tablette (200 mg)	3 Tabletten (600 mg)	10 ml (200 mg)	30 ml (600 mg)	5 ml (200 mg)	15 ml (600 mg)
10 bis 12 Jahre (30 39 kg)	1 Tablette (200 mg)	4 Tabletten (800 mg)			7,5 ml (300 mg)	22,5 ml (900 mg)
Kinder und Jugendliche ab 13 Jahren und Erwachsene (ab 40 kg)	1-2 Tabletten (200-400 mg)	6 Tabletten (1200 mg)			5-10 ml (200-400 mg)	30 ml (1200 mg)

Für die Therapie von Gelenkerkrankungen sind bekanntermaßen andere Dosierungen erforderlich. Jugendliche ab 15 Jahren und Erwachsene erhalten, je nach Ausmaß der Beschwerden und Schmerzen, eine Einzeldosis zwischen 300 mg (1/2 Tablette Ibuprofen 600) und 800 mg (1 Tablette Ibuprofen 800). Die maximale Tagesdosis beträgt 1200 bis 2400 mg Ibuprofen. Suppositorien werden bei Jugendlichen ab 15 Jahren und bei Erwachsenen in Einzeldosen von 300-600 mg Ibuprofen gegeben. Die Tagesmaximaldosis beträgt auch hier 1200-2400 mg Ibuprofen.

17.6.5 Gegenanzeigen

Sie haben in diesem Kapitel viel über die Wirkungsmechanismen von Schmerzmitteln gelernt. Die wichtigsten Kontraindikationen sollten Sie deshalb herleiten können:

Analgetika

- Allergie gegen Ibuprofen oder einen Hilfsstoff
- Bronchospasmus, Asthma, Rhinitis, Angioödem oder Urtikaria im Zusammenhang mit der Einnahme von Acetylsalicylsäure oder anderen nicht-steroidalen Schmerzmitteln (NSAR) in der Anamnese
- Blutbildungsstörungen unklarer Ursache
- schwere Leber- oder Nierenfunktionsstörungen
- Herzerkrankungen
- Schwangerschaft im letzten Drittel
- gastrointestinale Blutung oder Perforation im Zusammenhang mit einer NSAR-Therapie
- bestehende oder in der Vergangenheit wiederholt aufgetretene peptische Ulzera oder Hämorrhagien (mindestens 2 unterschiedliche Episoden nachgewiesener Ulzeration oder Blutung)
- schwerer Herzinsuffizienz (NYHA-Klasse IV)
- schwere Dehydratation (verursacht durch Erbrechen, Diarrhoe oder unzureichende Flüssigkeitsaufnahme)
- zerebrovaskuläre oder sonstige aktive Blutungen

17.6.6 Nebenwirkungen

So wie die NSAR ein weitestgehend ähnliches Wirkspektrum haben, so haben alle Substanzen auch ein sehr ähnliches Profil ihrer Nebenwirkungen.

Gastrointestinal-Trakt

Unerwünschte Wirkungen im Gastrointestinal-Trakt sind die häufigsten Nebenwirkungen aller NSAR. Sie sind hauptsächlich auf die Hemmung des im Magen lokalisierten COX-1-Enzyms zurückzuführen, das für die Prostaglandin-Synthese verantwortlich ist, durch die normalerweise die Säuresekretion gehemmt und die Magenschleimhaut somit geschützt wird. Die Nebenwirkungen machen sich in Form von Völlegefühl, Übersäuerung, Diarrhoe, aber auch durch Übelkeit und Erbrechen sowie Magengeschwüren und gastrointestinalen Blutungen bemerkbar. Ca. 1/3 alle Patienten, die mit NSAR behandelt werden, berichten über derartige Nebenwirkungen. Dabei ist es unerheblich, ob die Medikamente oral oder intravenös gegeben werden. In diesem Zusammenhang ist interessant, dass Aspirin eine direkte magenschädigende Wirkung hat. Die gastrointestinalen Nebenwirkungen scheinen bei den selektiven COX-2-Hemmern geringer zu sein. Vermeiden sollte man Kombinationen aus verschiedenen NSAR. Besonders gefährdet sind ältere Patienten.

Hautreaktionen

Hautreaktionen werden relativ häufig unter einer Therapie mit NSAR beobachtet. Sie reichen von relativ harmlosen Veränderungen wie Rötung, Juckreiz oder einer erhöhten Fotosensitivität bis hin zu ernsthaften Erkrankungen wie dem Stevens-Johnson-Syndrom, bei dem es zu einer großflächigen Ablösung der Haut und Schleimhaut kommt.

Renale Nebenwirkungen

Therapeutische Dosen von NSAR haben bei gesunden Probanden nahezu keine Auswirkungen auf die Nierenfunktion. Wie wir aber gehört haben, spielen die Prostaglandine eine bedeutende Rolle in der Regulation der Nierendurchblutung. So verwundert es nicht, dass bei speziellen Patientengruppen eine Therapie mit einem NSAR wie Ibuprofen zu einem Nierenversagen führen kann. Besonders gefährdet sind ältere Patienten, Patienten die mit einem ACE-Hemmer oder einem Diuretikum behandelt werden und Patienten mit einer Exsikkose. Bei diesen Konstellationen ist das Blutvolumen verringert (Exsikkose, Diuretika-Therapie) bzw. ein weiteres Enzymsystem (Renin-Angotensin-Aldosteron-System) gehemmt, das auch für die Regulation der Nierendurchblutung verantwortlich ist. Ahnen Sie, worum es sich handelt? Dieses System ist dann besonders aktiv, wenn der Patient Natriumionen (oder Kochsalz) verliert, wie es z.B. bei starkem Schwitzen oder einer Diuretika-Therapie der Fall ist. Eine Hypotonie ist eine weitere Situation, bei der das RAA-System aktiviert wird.

ACE-Hemmer und die sogenannten „Sartane" sind Medikamente, die dieses Hormonsystem an unterschiedlichen Stellen hemmen. Hat sich nun zum Beispiel bei einem Patienten durch einen Magen-Darm-Infekt eine Exsikkose mit einer Hypotonie entwickelt, dann wird sowohl durch Stimulation der Prostaglandinsynthese als auch durch eine Aktivierung des RAA-Systems die Nierendurchblutung erhöht, u.a. mit dem Ziel, ein Nierenversagen zu verhindern. Wird nun ein Patient mit einem NSAR und einem ACE-Hemmer therapiert, dann sind zwei maßgebliche Systeme ausgeschaltet, die die Nierendurchblutung verbessern können. Vor allem ältere Patienten haben eine Arteriosklerose, die auch die Nierenarterien betreffen kann (Achtung: auch hierdurch wird die Nierendurchblutung herabgesetzt). Die Patienten leiden zudem an einem Hypertonus (Bluthochdruck) und einer Herzinsuffizienz und womit werden sie behandelt? Sie wissen es schon längst, mit einem ACE-Hemmer und einem Diuretikum. Und wer leidet besonders häufig an einem Gelenkverschleiß und braucht deshalb Schmerzmittel? Es sind wieder die Senioren und dieses Zusammentreffen erklärt die hohe Gefährdung älterer Patienten, unter einer länger dauernden Therapie mit einem Schmerzmittel ein Nierenversagen zu entwickeln. Aber keine Angst, diese Kenntnis soll Sie nicht davon abhalten, bei Bedarf ein Schmerzmittel zu geben. Notfalls wird die Exsikkose mit einer Flüssigkeitssubstitution behandelt.

Kardiovaskuläre Nebenwirkungen

NSAR wie Ibuprofen sind dafür bekannt, dass sie durch eine Retention von Kochsalz und damit auch von Flüssigkeit die blutdrucksenkenden Eigenschaften vieler Antihypertensiva abschwächen können. Klinisch kann sich das durch die Ausbildung von Ödemen bemerkbar machen. Interessant ist auch, dass unter einer Langzeittherapie mit NSAR die kardiovaskuläre Mortalität erhöht ist.

Weitere Nebenwirkungen

Etwa 5% aller mit NSAR behandelten Patienten entwickeln ein sogenanntes „Aspirin-Asthma", wobei diese Nebenwirkung nicht auf Aspirin beschränkt ist. Selten kann es unter einer Dauertherapie mit NSAR auch zu ZNS-Effekten, Knochenmark- und Leberfunktionsstörungen kommen. Therapeutisch genutzt wird die Plättchenaggregationshemmung, ein Effekt, der bei Paracetamol nicht beobachtet wird. Dieser Substanz fehlen auch die klassischen entzündungshemmenden Eigenschaften, die sonst allen NSAR gemein sind.

Analgetika

17.6.7 Wechselwirkungen

Die Tabelle 8 fasst die wichtigsten Wechselwirkungen zwischen Ibuprofen und weiteren Pharmaka zusammen.

Beim Lesen dieses Buches haben Sie viele Ursachen von Wechselwirkungen kennengelernt. Ein stets treuer Begleiter war sicherlich das Cytochrom-P-450-System, was auch hier wieder eine Rolle spielt.

Die reduzierte Nierendurchblutung bei einer Therapie mit Ibuprofen erklärt auch weitere oben angegebene Beispiele. Was aber hat es mit der Eiweißbindung zu tun? Wichtig für das Verständnis dieses Problems ist, dass nur der freie, nicht an Eiweiße gebundene Wirkstoff aktiv ist. Der an Eiweiße gebundene Anteil entfaltet keine Wirkung!

Ibuprofen ist eine Substanz, die in einer vergleichsweise hohen Dosierung gegeben wird. Es ist zu 99% an Eiweiße gebunden. Denken Sie aber jetzt mal an Digitoxin (0,1 mg), Marcumar (3 mg), Nifedipin (10 mg), Glibenclamid (5 mg) oder auch andere in geringen Mengen gegebene Medikamente. Ihre Dosis ist nur ein Bruchteil der Dosis, die bei einer Therapie mit Ibuprofen gegeben wird (z.B. 800 mg).

Eine kritische Situation kann dann auftreten, wenn beide Medikamente eine hohe Eiweißbindung haben. Digitoxin oder auch Marcumar sind, genau wie Ibuprofen, Beispiele für Pharmaka, die zu mehr als 90% an Plasmaeiweiße gebunden werden.

Was passiert nun, wenn Marcumar und Ibuprofen um einen Platz an der Sonne, sprich an einem Eiweißmolekül „kämpfen"? Klar, der stärkere gewinnt und das ist nun mal das 800-mg-„Schwergewicht" Ibuprofen. Für Marcumar bleibt nur der Platz als ungebundene Substanz im Plasma und die ist wirksam! Was passiert folglich? Marcumar ist viel stärker wirksam! Dieses Spiel können Sie immer dann erleben, wenn zwei Pharmaka eine sehr hohe Plasmaeiweißbindung haben. Das „Schwergewicht" verdrängt das „Leichtgewicht" aus der Plasmaeiweißbindung, das Leichtgewicht wird dadurch aber viel stärker wirksam.

17.6.8 Besondere Hinweise

Ibuprofen-Saft ist ungeöffnet drei Jahre haltbar. Nach Anbruch beträgt die Haltbarkeit nur noch 12 Monate. Besondere Lagerungsbedingungen sind nicht erforderlich.

Die Suppositorien sind 5 Jahre haltbar und sollen bei Temperaturen < 25°C aufbewahrt werden.

Filmtabletten können 5 Jahre (400 mg), 4 Jahre (600 mg) bzw. 3 Jahre (200 und 800 mg) aufbewahrt werden. Die 800 mg Präparation soll bei Temperaturen unter 30°C gelagert werden.

Analgetika

Tabelle 8: Wechselwirkungen zwischen Ibuprofen und weiteren Pharmaka.

Substanzgruppe	Wechselwirkung	Ursache
Andere NSAR (inkl. ASS)	erhöhtes Risiko gastrointestinaler Ulzera und Hämorrhagien	Zusätzliche Hemmung der Prostaglandinsynthese, dadurch gesteigerte Säureproduktion
ASS	Kompetitive Hemmung der Thrombozytenaggregationshemmung, Verminderung der kardioprotektiven Wirkung von ASS möglich	
Diuretika, ACE-Hemmer, Betarezeptorenblocker und Angiotensin-II-Antagonisten	Abgeschwächte antihypertensive Wirkung	Ibuprofen retiniert Natrium-Ionen und Wasser
ACE-Hemmer, Angiotensin-II-Antagonist, Diuretikum	Erhöhte Risiko einer Nierenfunktionsstörung	Ibuprofen reduziert die Nierendurchblutung, was unter ACE-Hemmern und Sartanen auch passiert. Diuretika können eine Exsikkose begünstigen
Antikoagulantien (Marcumar®)	Gesteigerte Blutungsneigung	Verdrängung von Marcumar® aus der Eiweißbindung
Selektive Serotonin-Wiederaufnahme-Hemmer (z.B. Cipramil®)	erhöhtes Risiko gastrointestinaler Ulzera und Hämorrhagien	
Glucocortikoide	erhöhtes Risiko gastrointestinaler Ulzera und Hämorrhagien	Zusätzliche Hemmung der Prostaglandinsynthese, dadurch gesteigerte Säureproduktion
Ciclosporin	Erhöhte Nephrotoxizität	Ibuprofen und Ciclosporin reduzieren die Nierendurchblutung
Tacrolimus	Erhöhte Nephrotoxizität	Ibuprofen und Tacrolimus reduzieren die Nierendurchblutung
Sulfonylharnstoffe	Verstärkte Blutzuckersenkung möglich	Verdrängung von Sulfonylharnstoffen aus der Eiweißbindung
Digoxin, Phenytoin, Lithium	Erhöhte Konzentration von Digoxin, Phenytoin oder Lithium möglich	Verdrängung von Digoxin, Phenytoin oder Lithium aus der Eiweißbindung
Antimykotika (Fluconazol, Voriconazol)	Erhöhte Ibuprofenkonzentration möglich	Cytochrom-P-450- Wechselwirkung

Analgetika

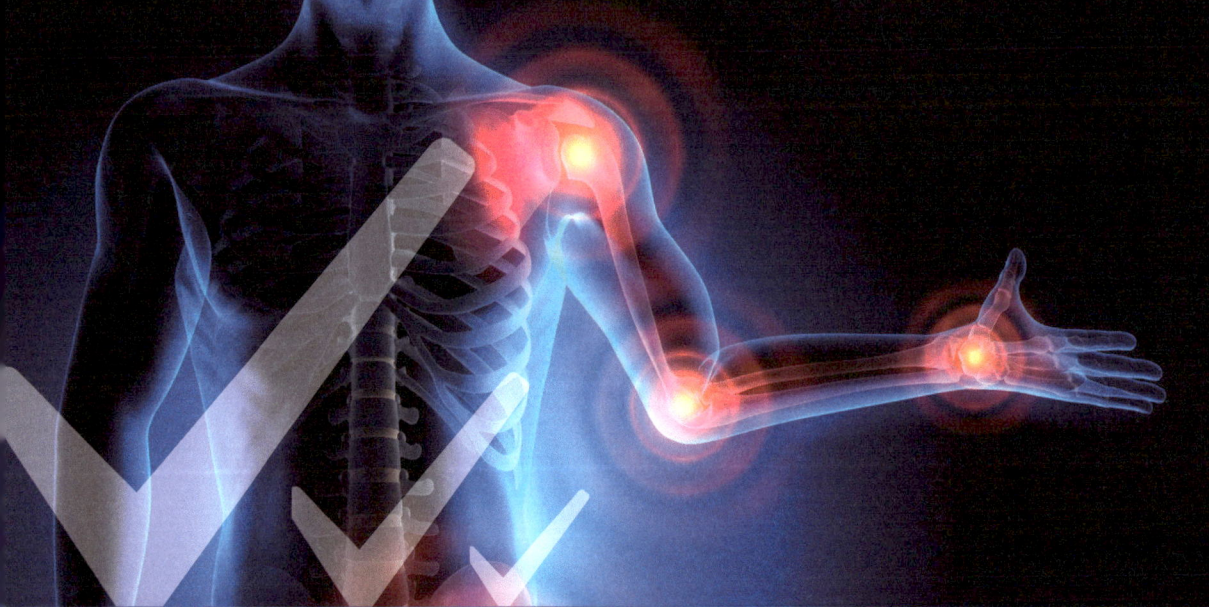

Checkliste Schmerzen

Metamizol-Natrium
Analgetikum
Handelsname: Novalgin®

Wirkweise
    Prostaglandinsynthesehemmer
    Nicht-Opioid-Analgetikum
    Pyrazolon-Derivat

Indikation mit Dosierung
    Abdominelle Schmerzen: i.v. 1000 mg

Nebenwirkungen
    + langsame Injektion (KI), kann Hypotonie und Tachykardie auslösen
    + allergische Potenz
    + Agranulozytose (Störung der Bildung von Granulozyten im Knochenmark [1:1500])

Kontraindikationen
    + Knochenmarkfunktionsstörungen, bekannte Unverträglichkeit, Porphyrie
    + Schwangerschaft/Stillzeit

Analgetika

N-Butylscopolamin
Spasmolytikum
Handelsname: Buscopan®

Wirkweise
Muscarinrezeptor-Antagonist (muscarinerge Acetylcholinrezeptoren)
Motilitätshemmend auf glatte Muskulatur, Tonussenkung am Pylorus, Spasmolyse
Indikation mit Dosierung
kolikartige Schmerzen i. v.: 20 mg

Nebenwirkungen
+ Hautrötungen
+ Völlegefühl
+ Obstipation
+ Sehstörungen
+ verminderte Schweißbildung
+ Herzrasen (Tachykardie)
+ Akkommodationsstörungen
+ trockener Mund / Hyposalivation

Kontraindikationen
+ erhöhter Augeninnendruck (Glaukom oder Grüner Star)
+ Blasenentleerungsstörungen
+ Ileus
+ Herzrhythmusstörungen

Morphinhydrochlorid
Opioides Analgetikum
Handelsnamen: Morphin®, MSI®, MST®

Wirkweise
Opioidrezeptor-Agonist (µ- und ggf. κ-Opioid-Rezeptoren)
Wirkt auch auf das Brechzentrum im Hirnstamm

Indikation mit Dosierung
ACS i. v.: 3-5 mg wiederholt
Analgesie unter Schrittmachertherapie i. v.: 2 mg wiederholt
Analgesie bei traumatischem Schmerz i. v.: 2 mg wiederholt

Analgetika

Nebenwirkungen

+ Atemdepression
+ Obstipation (Motilitätshemmung im Darm)
+ Störungen des Bewusstseins (Halluzinationen)
+ Abfall des Blutdrucks
+ Übelkeit, Erbrechen
+ Miosis

Daneben unterdrückt Morphin den Hustenreiz
(antitussive Wirkung des Morphin-Derivates Codein).

Kontraindikationen

+ Schwangerschaft
+ Kinder < 1 Jahr
+ erhöhte Krampfbereitschaft

Ibuprofen

Analgetikum, Antipyretikum, Antiphlogistikum
NSAR (Nichtsteroidales Antirheumatikum)
Handelsname: Nurofen®

Wirkweise

Prostaglandinsynthesehemmer durch COX I- und COX II-Hemmung
Wirkt

+ antipyretisch
+ analgetisch
+ antiphlogistisch
----->----> Hemmung der Magenschleimproduktion
----->----> reversible Thrombozytenaggregationshemmung

Indikation mit Dosierung

Schmerzen und Fieber: Kinder > 7,5 mg/kg KG
Suppositorium 10 mg/kg KG
Erwachsene und Kinder > 13 Jahre: 200-400 mg p.o.

Nebenwirkungen

+ GI-Beschwerden
+ GI-Blutungen
+ Ulcera
+ Hautausschlag, Pruritus
+ nach operativen Eingriffen kann eine erhöhte Blutungsneigung bestehen
+ Agranulozytose (starke Verminderung von Granulozyten)
+ Ödeme

Kontraindikationen

+ Schwere Nieren-/Leberfunktionsstörungen
+ GI-Blutungen etc.

Analgetika

Paracetamol

[Para-(Acetylamino)phenol]
(Acetaminophen)
Antipyretikum
Analgetikum
Handelsname: ben-u-ron®, Perfalgan®

Wirkweise

Nichtopioides Analgetikum
Wirkt kaum auf die periphere COX(1) (wird nicht als NSAR eingestuft)
Vermutet wird eine Wirkung auf COX-2 und COX-3 (zentral, Großhirnrinde)
lebertoxisch

Indikation mit Dosierung

+ Fieberkrampf > 25 kg KG Suppositorium: 500 mg
+ Fieberkrampf 13-25 kg KG Suppositorium: 250 mg
+ Fieberkrampf 7-12 kg KG Suppositorium: 125 mg
+ Fieberkrampf 3-6 kg KG Suppositorium: 75 mg
Analgesie Erwachsene u. Kind > 50 kg KG i. v.: 1000 mg
Nebenwirkungen
+ Anstieg bestimmter Leberenzyme (Transaminasen) im Serum
+ Sehr selten:
+ Agranulozytose, Thrombozytopenie
+ Allergische Reaktionen, Analgetika-Asthma

Kontraindikationen

+ bekannte Unverträglichkeiten
+ schwere Leberinsuffizienz
+ chronischer Alkoholabusus

Analgetika

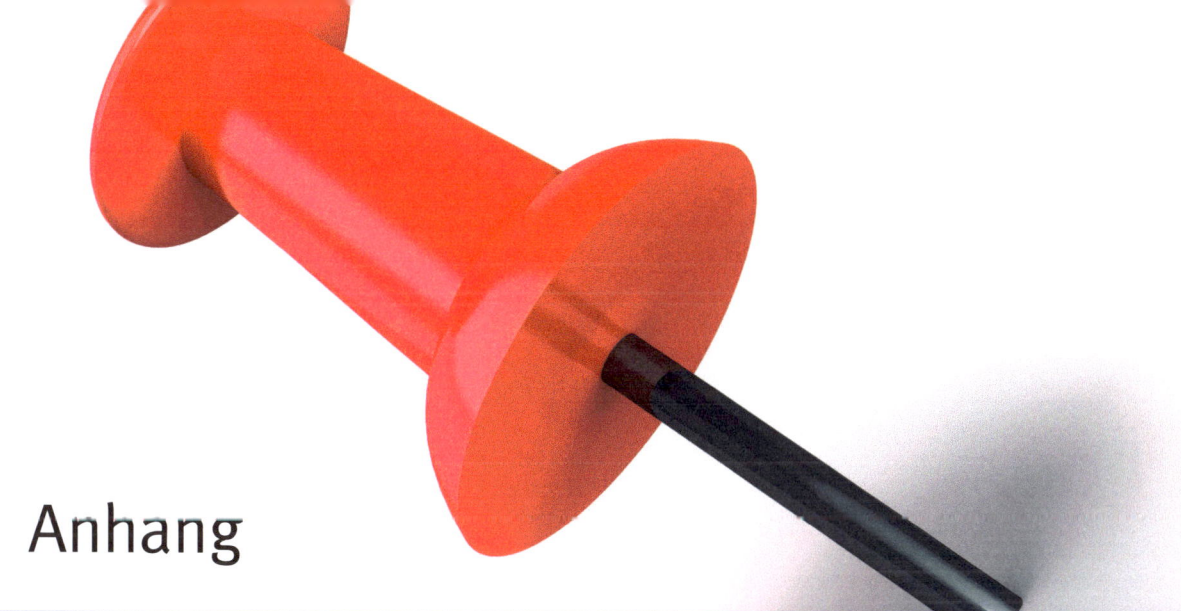

Anhang

Bildnachweise

Alle im vorliegenden Lehrbuch nicht besonders gekennzeichneten Abbildungen: LUHRI GbR, Bonn.

Bildnachweis Titelbild/Cover
- www.fotolia.de

Bildnachweise nach Kapiteln

Kapitel 1 (Rechtsgrundlagen)
- Kapiteldeckblatt: www.fotolia.de
- Abbildungen 1-3: www.fotolia.de

Kapitel 2 (Grundlagen Pharmakologie)
- Kapiteldeckblatt: www.fotolia.de
- Abbildungen 1/3: Frank Geisler, Berlin, www.medical-pictures.de
- Abbildungen 2/4/8: www.fotolia.de
- Abbildungen 6/7: D. Müssemeier, Alfter
- Abbildung 5: LUHRI Verlags GbR, Bonn

Kapitel 3 (Akutes Koronarsyndrom)
- Kapiteldeckblatt: www.fotolia.de
- Abbildungen 1/4: www.fotolia.de
- Abbildungen 2/3/6: LUHRI Verlags GbR, Bonn
- Abbildungen 5/7: Frank Geisler, Berlin, www.medical-pictures.de
- Abbildung 8: Renz-Polster, Basislehrbuch Innere Medizin,
  5. Auflage 2013 © Elsevier GmbH, München

Kapitel 4 (Leitsymptom Anaphylaxie)
- Kapiteldeckblatt: www.fotolia.de
- Abbildungen 1-3: www.fotolia.de
- Abbildungen 4/5: Frank Geisler, Berlin, www.medical-pictures.de
- Abbildung 6: LUHRI Verlags GbR, Bonn

Kapitel 5 (Anästhetika)
- Kapiteldeckblatt: www.fotolia.de
- Abbildungen 1-3: www.fotolia.de
- Abbildung 4: www.fotolia.de
- Abbildung 5: LUHRI Verlags GbR, Bonn

Bildnachweise

Bildnachweise

Kapitel 6 (Leitsymptom Bradykardie)
❚ Kapiteldeckblatt: www.fotolia.de
❚ Abbildungen 1-5: www.fotolia.de

Kapitel 7 (Leitsymptom Dyspnoe Teil 1)
❚ Kapiteldeckblatt: www.fotolia.de
❚ Abbildung 1: www.fotolia.de
❚ Abbildung 2: DBRD e.V., Offenbach a. d. Queich

Kapitel 8 (Leitsymptom Dyspnoe Teil 2)
❚ Kapiteldeckblatt: www.fotolia.de
❚ Abbildung 1: LUHRI Verlags GbR, Bonn (modifiziert nach Rang, Dale et. al.)
❚ Abbildung 2a/2b: www.fotolia.de

Kapitel 9 (Leitsymptom Dyspnoe Teil 3)
❚ Kapiteldeckblatt: www.fotolia.de
❚ Abbildungen 1/2 : Frank Geisler, Berlin, www.medical-pictures.de
❚ Abbildungen 3/4: LUHRI Verlags GbR, Bonn

Kapitel 10 (Erbrechen)
❚ Kapiteldeckblatt: www.fotolia.de
❚ Abbildung 1: Frank Geisler, Berlin, www.medical-pictures.de
❚ Abbildungen 2/3/4: LUHRI Verlags GbR, Bonn

Kapitel 11 (Herz-Kreislaufstillstand Teil 1)
❚ Kapiteldeckblatt: www.fotolia.de
❚ Abbildungen 1-5: www.fotolia.de

Kapitel 12 (Herz-Kreislaufstillstand Teil 2)
❚ Kapiteldeckblatt: www.fotolia.de
❚ Abbildungen 1/4: www.fotolia.de
❚ Abbildungen 2/3/5: LUHRI Verlags GbR, Bonn
❚ Abbildung 6: Prof. Dr. med. H. Hohage, Münster

Kapitel 13 (Leitsymptom Hypoglykämie)
❚ Kapiteldeckblatt: www.fotolia.de
❚ Abbildung 1: Frank Geisler, Berlin, www.medical-pictures.de
❚ Abbildungen 2-7: www.fotolia.de

Kapitel 14 (Leitsymptom Hypertonie)
❚ Kapiteldeckblatt: www.fotolia.de
❚ Abbildungen 1/2/4: LUHRI Verlags GbR, Bonn
❚ Abbildung 3: www.fotolia.de

Kapitel 15 (Intoxikationen)
- Kapiteldeckblatt: www.fotolia.de
- Abbildung 1: Giftnotrufzentrum Nord der Länder Bremen, Hamburg, Niedersachsen und Schleswig-Holstein (GIZ-Nord)
- Abbildungen 2a/2b: www.fotolia.de

Kapitel 16 (Leitsymptom Krampfanfall)
- Kapiteldeckblatt: www.fotolia.de
- Abbildungen 1-6: www.fotolia.de

Kapitel 17 (Schmerz)
- Kapiteldeckblatt: www.fotolia.de
- Abbildung 1: Cruikshank - The Head Ache, https://commons.wikimedia.org/wiki/File:Cruikshank_-_The_Head_Ache.png
- Abbildung 2: LUHRI Verlags GbR, Bonn
- Abbildungen 3/8: Frank Geisler, Berlin, www.medical-pictures.de
- Abbildungen 4-7 (6=Hintergrundbild ohne Abbildungsbezeichnung): www.fotolia.de

Bildnachweise

Literaturverzeichnis

Kapitel 3: Akutes Koronarsyndrom (ACS)

[1] Amsterdam EA, Wenger NK, Brindis RG, Casey DE, Ganiats TG, Holmes DR, et al. 2014 AHA/ACC guideline for the management of patients with non-st-elevation acute coronary syndromes: Executive summary: A report of the american college of cardiology/american heart association task force on practice guidelines. Circulation 2014, Dec 23; 130(25):2354-94

[2] Amsterdam EA, Wenger NK, Brindis RG, Casey DE, Ganiats TG, Holmes DR, et al. 2014 AHA/ACC guideline for the management of patients with non-st-elevation acute coronary syndromes: A report of the american college of cardiology/american heart association task force on practice guidelines. J Am Coll Cardiol 2014, Dec 23; 64(24):e139-228

[3] Antman EM, McCabe CH, Gurfinkel EP, Turpie AG, Bernink PJ, Salein D, et al. Enoxaparin prevents death and cardiac ischemic events in unstable angina/non-q-wave myocardial infarction. Results of the thrombolysis in myocardial infarction (TIMI) 11B trial. Circulation 1999, Oct 12; 100(15):1593-601

[4] Aull L, Chao H, Coy K. Heparin-induced hyperkalemia. DICP 1990, Mar;24(3):244-6

[5] Baigent C, Blackwell L, Collins R, Emberson J, Godwin J, Peto R, et al. Aspirin in the primary and secondary prevention of vascular disease: Collaborative meta-analysis of individual participant data from randomised trials. Lancet 2009; 373(9678):1849-60

[6] Bialobrzeski M, Nencki M. Über die Acetylsalizylsäure. In: Berichte der Deutschen Chemischen Gesellschaft. F. Friedländer; 1986. p. 1776-9

[7] Cohen M, Demers C, Gurfinkel EP, Turpie AG, Fromell GJ, Goodman S, et al. A comparison of low-molecular-weight heparin with unfractionated heparin for unstable coronary artery disease. New England Journal of Medicine 1997;337(7):447-52

[8] Fachinformation Aspirin N 100 mg/ -300 mg. Frankfurt: Rote Liste Service GmbH; 2013

[9] Fachinformation Aspirin i.v. 500 mg. Frankfurt: Rote Liste Service GmbH; 2013

[10] Fachinformation Heparin-Natrium braun 25000 I.E./5ml Injektionslösung. Rote Liste Service GmbH; 2008

[11] Freimark D, Matetzky S, Leor J, Boyko V, Barbash IM, Behar S, Hod H. Timing of aspirin administration as a determinant of survival of patients with acute myocardial infarction treated with thrombolysis. Am J Cardiol 2002, Feb 15;89(4):381-5

[12]   Frilling B, Schiele R, Gitt AK, Zahn R, Schneider S, Glunz H-G, et al. Characterization and clinical course of patients not receiving aspirin for acute myocardial infarction: Results from the MITRA and MIR studies. Am Heart J 2001; 141(2):200-5

[13]   Fries JF. Measuring the quality of life in relation to arthritis therapy. Postgrad Med 1983:49-56

[14]   Henrikson CA, Howell EE, Bush DE, Miles JS, Meininger GR, Friedlander T, et al. Chest pain relief by nitroglycerin does not predict active coronary artery disease. Ann Intern Med 2003; 139(12):979-86

[15]   Masoudi FA, Magid DJ, Vinson DR, Tricomi AJ, Lyons EE, Crounse L, et al. Implications of the failure to identify high-risk electrocardiogram findings for the quality of care of patients with acute myocardial infarction: Results of the emergency department quality in myocardial infarction (EDQMI) study. Circulation 2006, Oct 10; 114(15):1565-71

[16]   McCarthy BD, Beshansky JR, D'Agostino RB, Selker HP. Missed diagnoses of acute myocardial infarction in the emergency department: Results from a multicenter study. Ann Emerg Med 1993; 22(3):579-82

[17]   Mega JL, Braunwald E, Wiviott SD, Bassand J-P, Bhatt DL, Bode C, et al. Rivaroxaban in patients with a recent acute coronary syndrome. New England Journal of Medicine 2012; 366(1):9-19

[18]   Montalescot G, Zeymer U, Silvain J, Boulanger B, Cohen M, Goldstein P, et al. Intravenous enoxaparin or unfractionated heparin in primary percutaneous coronary intervention for st-elevation myocardial infarction: The international randomised open-label ATOLL trial. The Lancet 2011;378(9792):693-703

[19] Nikolaou N, Arntz H, Bellou A, Beygui F, Bossaert L, Cariou A, Danchin N. Das initiale management des akuten koronarsyndroms. Kapitel 8 der leitliinien zur reanimation 2015 des european resuscitation council. Notfall Rettungsmed 2015

[20]   O'Gara PT, Kushner FG, Ascheim DD, Casey DE, Chung MK, de Lemos JA, et al. 2013 ACCF/AHA guideline for the management of st-elevation myocardial infarction: A report of the american college of cardiology foundation/american heart association task force on practice guidelines. J Am Coll Cardiol 2013; 61(4):e78-e140

[21]   O'Gara PT, Kushner FG, Ascheim DD, Casey DE, Chung MK, de Lemos JA, et al. 2013 ACCF/AHA guideline for the management of st-elevation myocardial infarction: A report of the american college of cardiology foundation/american heart association task force on practice guidelines. J Am Coll Cardiol 2013; 61(4):e362-425

[22]   Rang HP, Dale M, Ritter J, Flower R, Henderson G. Rang and dales pharmacology, 7th. Edinburgh: Churchill Livingstone 2012

[23] Reynolds, Parfitt K, Parsons Anne V, Sweetman SC. J R soc med. 30 ed. London: The Pharmaceutical Press; 1993

[24] Schor S, Behar S, Modan B, Barell V, Drory J, Kariv I. Disposition of presumed coronary patients from an emergency room. A follow-up study. JAMA: The Journal of the American Medical Association 1976, Aug 23;236(8):941-3

[25] Sejersten M, Nielsen SL, Engstroem T, Joergensen E, Clemmensen P. Feasibility and safety of prehospital administration of bivalirudin in patients with st-elevation myocardial infarction. Am J Cardiol 2009, Jun 15; 103(12):1635-40

[26] Steg PG, James SK, Atar D, Badano LP, Lundqvist CB, Borger MA, et al. ESC guidelines for the management of acute myocardial infarction in patients presenting with st-segment elevation. Eur Heart J 2012; 33:2569-619

[27] Steg PG, van't Hof A, Hamm CW, Clemmensen P, Lapostolle F, Coste P, et al. Bivalirudin started during emergency transport for primary PCI. N Engl J Med 2013, Dec 5; 369(23):2207-17

[28] Swor R, Hegerberg S, McHugh-McNally A, Goldstein M, McEachin CC. Prehospital 12-lead ECG: Efficacy or effectiveness? Prehospital Emergency Care 2006; 10(3):374-7

[29] Zijlstra F, Ernst N, de Boer MJ, Nibbering E, Suryapranata H, Hoorntje JC, et al. Influence of prehospital administration of aspirin and heparin on initial patency of the infarct-related artery in patients with acute ST elevation myocardial infarction. J Am Coll Cardiol 2002, Jun 5; 39(11):1733-7

Kapitel 4: Anaphylaxie

[1] Choo KJL, Simons F, Sheikh A. Glucocorticoids for the treatment of anaphylaxis. Evidence-Based Child Health: A Cochrane Review Journal 2013; 8(4):1276-94

[2] Fachinformation Ranitidin 50 mg/5ml Injektionslösung. Frankfurt: Rote Liste Service GmbH; 2013

[3] Fachinformation Cimetidin-ct 200 mg/2ml Ampullen Injektionslösung. Frankfurt: Rote Liste Service GmbH; 2013

[4] Fachinformation Fenistil Ampullen. Wien: Austria Codex; 2015

[5] Gikas A, Lazaros G, Kontou-Fili K. Acute st-segment elevation myocardial infarction after amoxycillin-induced anaphylactic shock in a young adult with normal coronary arteries: A case report. BMC Cardiovascular Disorders 2005; 5(1):6

[6] Johansson SG, Bieber T, Dahl R, Friedmann PS, Lanier BQ, Lockey RF, et al. Revised nomenclature for allergy for global use: Report of the nomenclature review committee of the world allergy organization, october 2003. J Allergy Clin Immunol 2004, May; 113(5):832-6

[7] Katzung BG, Trevor AJ. Basic and clinical pharmacology. 13 ed. New York: McGraw-Hill; 2015.

[8] Lieberman P, Camargo CA, Bohlke K, Jick H, Miller RL, Sheikh A, Simons FE. Epidemiology of anaphylaxis: Findings of the american college of allergy, asthma and immunology epidemiology of anaphylaxis working group. Ann Allergy Asthma Immunol 2006, Nov; 97(5):596-602

[9] Rang HP, Dale M, Ritter J, Flower R, Henderson G. Rang and dales pharmacology, 7th. Edinburgh: Churchill Livingstone 2012

[10] Reynolds, Parfitt K, Parsons Anne V, Sweetman SC. J R soc med. 30 ed. London: The Pharmaceutical Press; 1993

[11] Sheikh A, Ten Broek V, Brown SG, Simons FE. H1-antihistamines for the treatment of anaphylaxis: Cochrane systematic review. Allergy 2007, Aug; 62(8):830-7

[12] Soar J, Perkins GD, Abbas G, Alfonzo A, Barelli A, Bierens J, et al. Kreislaufstillstand unter besonderen Umständen: elektrolytstörungen, vergiftungen, ertrinken, unterkühlung, hitzekrankheit, asthma, anaphylaxie, herzchirurgie, trauma, schwangerschaft, stromunfall. Notfall+ Rettungsmedizin 2010;13(7):679-722

[13] Walker S, Krishna DR, Klotz U, Bode JC. Frequent non-response to histamine h2-receptor antagonists in cirrhotics. Gut 1989;30(8):1105-9

Kapitel 5: Anästhesie

[1] Ahern TL, Herring AA, Anderson ES, Madia VA, Fahimi J, Frazee BW. The first 500: Initial experience with widespread use of low-dose ketamine for acute pain management in the ED. Am J Emerg Med 2015, Feb;33(2):197-201

[2] Clements JA, Nimmo WS. Pharmacokinetics and analgesic effect of ketamine in man. Br J Anaesth 1981;53(1):27-30

[3] Collet TH, Gussekloo J, Bauer DC, den Elzen WP, Cappola AR, Balmer P, et al. Subclinical hyperthyroidism and the risk of coronary heart disease and mortality. Arch Intern Med 2012, May 28;172(10):799-809

[4]   FachInformation Ketamin-hameln 50 mg/ml injektionslösung. Frankfurt: Rote Liste Service GmbH; 2014

[5]   Fachinformation Xylocain 1% 2%. Frankfurt: Rote Liste Service GmbH; 2014

[6]   Grant IS, Nimmo WS, Clements JA. Pharmacokinetics and analgesic effects of im and oral ketamine. Br J Anaesth 1981;53(8):805-10

[7]   Katzung BG, Trevor AJ. Basic and clinical pharmacology. 13 ed. New York: McGraw-Hill; 2015

[8]   Lovinger DM, White G, Weight FF. Ethanol inhibits nmda-activated ion current in hippocampal neurons. Science 1989, Mar 31;243(4899):1721-4

[9]   Motov S, Rockoff B, Cohen V, Pushkar I, Likourezos A, McKay C, et al. Intravenous subdissociative-dose ketamine versus morphine for analgesia in the emergency department: A randomized controlled trial. Ann Emerg Med 2015, Sep;66(3):222-229. e1

[10]   Mutschler E, Geisslinger G, Kroemer HK, Schäfer-Korting M. Mutschler Arzneimittelwirkungen, Lehrbuch der Pharmakologie und Toxikologie. 8., Völlig neu bearbeitete und erweiterte Auflage. Suttgart: Wissenschaftliche Verlagsgesellschaft mbH 2001

[11]   Oats JN, Vasey DP, Waldron BA. Effects of ketamine on the pregnant uterus. Br J Anaesth 1979;51(12):1163-6

[12]   Rang HP, Dale MM, Ritter JM, Flower RJ, Henderson G. Rang and dales,. Pharmacology,. 7 ed. London: Churchill Livingstone; 2012

[13]   Reynolds E, Parfitt K, Parsons A, Sweetman S. J R soc med. London: The Pharmaceutical Press; 1993

[14]   Robson RA, Wing LM, Miners JO, Lillywhite KJ, Birkett DJ. The effect of ranitidine on the disposition of lignocaine. Br J Clin Pharmacol 1985, Aug;20(2):170-3

[15]   Tucker GT, Bax NDS, Lennard MS, Al-Asady S, Bharaj HS, Woods HF. Effects of β-adrenoceptor antagonists on the pharmacokinetics of lignocaine. Br J Clin Pharmacol 1984;17(Suppl 1):21S

Literaturverzeichnis

Literaturverzeichnis

Kapitel 6: Bradykardie

[1]   Chamberlain DA, Turner P, Sneddon JM. Effects of atropine on heart-rate in healthy man. The Lancet 1967;290(7505):12-5

[2]   Dauchot P, Gravenstein JS. Effects of atropine on the electrocardiogram in different age groups. Clin Pharmacol Ther 1971;12(2):274

[3]   Deakin CD, Nolan JP, Soar J, Sunde K, Koster RW, Smith GB, Perkins GD. European resuscitation council guidelines for resuscitation 2010 section 4. Adult advanced life support. Resuscitation 2010;81(10):1305-52

[4]   Katzung BG, Trevor AJ. Cholinoceptor-Blocking drugs. In: Basic & Clinical Pharmacology. New York: Lange Medical Books/McGraw Hill; 2015. p. 121-32

[5]   Lehne RA, Rosenthal L. Muscarinic agonists and antagonists. In: Pharmacology for nursing care. Elsevier Health Sciences; 2014. p. 124-34

[6]   Reynolds JE. Martindale: The extra pharmacopoeia. London, UK; The Pharmaceutical Press; 1993

[7]   Rote Liste Service GmbH. Fachinformation Atropinsulfat 0,5 mg/ml. 2003, Apr 1

Kapitel 7: Dyspnoe Teil 1

[1]   Fachinformation Berotec: 2012

[2]   Fachinformation Salbutamol: 2014

[3]   Fachinformation: Bricanyl 2013

[4]   Global strategy for asthma management and prevention. 2009. National Heart, Lung and Blood Institute 2010

[5]   Levy ML, Thomas M, Small I, Pearce L, Pinnock H, Stephenson P. Summary of the 2008 BTS/SIGN british guideline on the management of asthma. Prim Care Respir J 2009, Jan; 18 Suppl 1:S1-16

[6]   Masoli M, Fabian D, Holt S, Beasley R, Global Initiative for Asthma (GINA) Program. The global burden of asthma: Executive summary of the GINA dissemination committee report. Allergy 2004, May;59(5):469-78

[7]   Nationale Versorgungsleitlinie Asthma. Bundesärztekammer 2009

[8]   O'Driscoll BR, Howard LS, Davison AG, British Thoracic Society. BTS guideline for
      emergency oxygen use in adult patients. Thorax 2008, Oct; 63 Suppl 6:vi1-68

[9]   Rodrigo GJ, Nannini LJ. Comparison between nebulized adrenaline and beta2 agonists
      for the treatment of acute asthma. A meta-analysis of randomized trials. Am J Emerg
      Med 2006, Mar; 24(2):217-22

[10] Sly RM, Badiei B, Faciane J. Comparison of subcutaneous terbutaline with epinephrine
      in the treatment of asthma in children. J Allergy Clin Immunol 1977, Feb;59(2):128-35

[11] Soar J, Perkins GD, Abbas G, Alfonzo A, Barelli A, Bierens JJ, et al. European
      resuscitation council guidelines for resuscitation 2010 section 8. Cardiac arrest in
      special circumstances: Electrolyte abnormalities, poisoning, drowning, accidental
      hypothermia, hyperthermia, asthma, anaphylaxis, cardiac surgery, trauma, pregnancy,
      electrocution. Resuscitation 2010, Oct; 81(10):1400-33

Kapitel 8: Dyspnoe Teil 2

[1]   Adcock IM, Ito K. Steroid resistance in asthma: A major problem requiring novel
      solutions or a non-issue? Current Opinion in Pharmacology 2004; 4(3):257-62

[2]   Belda J, Margarit G, Martínez C, Bellido-Casado J, Casan P, Torrejón M, et al. Anti-
      inflammatory effects of high-dose inhaled fluticasone versus oral prednisone in asthma
      exacerbations. Eur Respir J 2007, Dec; 30(6):1143-9

[3]   Fachinformation Ipratropium teva 250 mikrogramm. 2014, Sep 1:1-4

[4]   Fachinformation Prednisolut. 2014, Jun 1:1-6

[5]   Gleeson JG, Green S, Price JF. Air or oxygen as driving gas for nebulised salbutamol.
      Arch Dis Child 1988; 63(8):900-4

[6]   Ito K, Lim S, Caramori G, Chung KF, Barnes PJ, Adcock IM. Cigarette smoking reduces
      histone deacetylase 2 expression, enhances cytokine expression, and inhibits
      glucocorticoid actions in alveolar macrophages. The FASEB Journal 2001;15(6):1110-2

[7]   McFadden Jr ER. Critical appraisal of the therapy of asthma--an idea whose time has
      come. The American Review of Respiratory Disease 1986; 133(5):723

[8]   Nationale Versorgungsleitlinie Asthma. Bundesärztekammer 2009

[9]   Rang, H P, Dale, M M HP, Ritter, J M, Flower, R J, Henderson, G. Rang and dale's pharmacology. 7th ed. In: Churchill Livingstone Elsevier. Edinburgh, London, New York, Oxford, Philadelphia, St Louis, Sydney, Toronto: Elsevier, Churchill Livingstone; 2012b. p. 336-46

[10] Ratto D, Alfaro C, Sipsey J, Glovsky MM, Sharma OP. Are intravenous corticosteroids required in status asthmaticus? JAMA 1988; 260(4):527-9

[11] Renz-Polster H, Krautzig S, Braun J. Basislehrbuch innere Medizin. München, Jena 2006 2012:460-2

[12] Rodrigo G, Rodrigo C. Inhaled flunisolide for acute severe asthma. Am J Respir Crit Care Med 1998, Mar; 157(3 Pt 1):698-703

[13] Rodrigo GJ. Comparison of inhaled fluticasone with intravenous hydrocortisone in the treatment of adult acute asthma. Am J Respir Crit Care Med 2005, Jun 1; 171(11):1231-6

[14] Rossing TH, Fanta CH, Goldstein DH, Snapper JR, McFadden ER. Emergency therapy of asthma: Comparison of the acute effects of parenteral and inhaled sympathomimetics and infused aminophylline. Am Rev Respir Dis 1980, Sep;122(3):365-71

[15] Rowe BH, Spooner CH, Ducharme FM, Bretzlaff JA, Bota GW. Corticosteroids for preventing relapse following acute exacerbations of asthma. Cochrane Database Syst Rev 2001(1):CD000195

[16] Rowe BH, Spooner C, Ducharme F, Bretzlaff J, Bota G. Early emergency department treatment of acute asthma with systemic corticosteroids. The Cochrane Library 2001

[17] Siegel D, Sheppard D, Gelb A, Weinberg PF. Aminophylline increases the toxicity but not the efficacy of an inhaled beta-adrenergic agonist in the treatment of acute exacerbations of asthma. The American Review of Respiratory Disease 1985; 132(2):283-6

[18] Soar J, Perkins GD, Abbas G, Alfonzo A, Barelli A, Bierens JJ, et al. European resuscitation council guidelines for resuscitation 2010 section 8. Cardiac arrest in special circumstances: Electrolyte abnormalities, poisoning, drowning, accidental hypothermia, hyperthermia, asthma, anaphylaxis, cardiac surgery, trauma, pregnancy, electrocution. Resuscitation 2010, Oct;81(10):1400-33

Literaturverzeichnis

Kapitel 9: Dyspnoe Teil 3

[1]   Cody RJ, Franklin KW, Laragh JH. Postural hypotension during tilt with chronic captopril and diuretic therapy of severe congestive heart failure. Am Heart J 1982, Apr; 103(4 Pt 1):480-4

[2]   Dikshit K, Vyden JK, Forrester JS, Chatterjee K, Prakash R, Swan HJC. Renal and extrarenal hemodynamic effects of furosemide in congestive heart failure after acute myocardial infarction. New England Journal of Medicine 1973; 288(21):1087-90

[3]   Fachinformation Furosemid. 2013, Oct.

[4]   Fedullo AJ, Swinburne AJ, McGuire-Dunn C. Complaints of breathlessness in the emergency department; the experience at a community hospital. New York State Journal of Medicine 1986;86(1):4-6

[5]   Fortbildungsausschuss der Arbeitsgemeinschaft in Norddeutschland tätiger Notärzte e.V.Therapieempfehlungen für die Notfallmedizin. Lübeck: Schmidt-Römhild

[6]   Kanz KG, Neumann M, Enhuber K, Maier H, Hölzl G, Schweiberer L. Einsatzanalyse eines großstädtischen notarztdienstes als grundlage für bedarfs-und qualitätsplanung im rettungsdienst. Intensivmed Notfallmed 1997; 34(Suppl 1):85

[7]   Mancia G, Fagard R, Narkiewicz K, Redon J, Zanchetti A, Böhm M, et al. 2013 ESH/ESC guidelines for the management of arterial hypertension the task force for the management of arterial hypertension of the european society of hypertension (ESH) and of the european society of cardiology (ESC). European Heart Journal 2013; 34(28):2159-219

[8]   O Connor GT, Anderson KM, Kannel WB. Prevalence and prognosis of dyspnea in the framingham study. Chest 1987; 92(suppl 2):90S

[9]   Packer M, Lee WH, Medina N, Yushak M, Kessler PD. Functional renal insufficiency during long-term therapy with captopril and enalapril in severe chronic heart failure. Ann Intern Med 1987, Mar;106(3):346-54

[10] Steiness E, Olesen KH. Cardiac arrhythmias induced by hypokalaemia and potassium loss during maintenance digoxin therapy. Br Heart J 1976, Feb; 38(2):167-72

[11] Thummler C. Emergency medicine in an ageing society. EUROPEAN JOURNAL OF GERIATRICS 2002;4:127-30

Literaturverzeichnis

[12] Weintraub NL, Collins SP, Pang PS, Levy PD, Anderson AS, Arslanian-Engoren C, et al. Acute heart failure syndromes: Emergency department presentation, treatment, and disposition: Current approaches and future aims: A scientific statement from the american heart association. Circulation 2010, Nov 9; 122(19):1975-96

[13] Zampaglione B, Pascale C, Marchisio M, Cavallo-Perin P. Hypertensive urgencies and emergencies. Prevalence and clinical presentation. Hypertension 1996, Jan; 27(1):144-7

Kapitel 10: Erbrechen

[1] Bateman DN, Kahn C, Davies DS. The pharmacokinetics of metoclopramide in man with observations in the dog. Br J Clin Pharmacol 1980, Apr; 9(4):371-7

[2] Bateman DN. Clinical pharmacokinetics of metoclopramide. Clin Pharmacokinet 1983;8(6):523-9

[3] Bateman DN, Gokal R, Dodd TR, Blain PG. The pharmacokinetics of single doses of metoclopramide in renal failure. Eur J Clin Pharmacol 1981; 19(6):437-41

[4] Fachinformation Paspertin 10 mg/2ml Ampullen. Frankfurt: Rote Liste Service GmbH; 2014

[5] Fachinformation Vomex A suppositorien. Frankfurt: Rote Liste Service GmbH; 2015

[6] Fachinformation Vomex A Injektionslösung. Frankfurt: Rote Liste Service GmbH; 2014

[7] Katzung BG, Trevor AJ. Basic and clinical pharmacology. 13 ed. New York: McGraw-Hill; 2015

[8]   Kirch W. Bluthochdruck durch Medikamente. In: Arterielle Hypertonie. Heidelberg: Springer; 2015. p. 214

[9] Lehne RA, Rosenthal L. Pharmacology for nursing care. 8 ed. St. Louis: Elsevier Health Sciences; 2013

[10] Mutschler E, Geisslinger G, Kroemer HK, Schäfer-Korting M. Mutscher; arzneimittelwirkungen. Lehrbuch der pharmakologie und toxikologie. 8. ed. Stuttgart: Wissenschaftliche Verlagsgesellschaft; 2001

[11] Rang HP, Dale M, Ritter J, Flower R, Henderson G. Rang and dales pharmacology, 7th. Edinburgh: Churchill Livingstone 2012

[12] Renz-Polster H, Krautzig S, Braun J. Basislehrbuch innere Medizin. Elsevier Health Sciences Germany; 2012

Literaturverzeichnis

[13] Reynolds, Parfitt K, Parsons Anne V, Sweetman SC. J R soc med. 30 ed. London: The Pharmaceutical Press; 1993

[14] Ross-Lee LM, Eadie MJ, Hooper WD, Bochner F. Single-dose pharmacokinetics of metoclopramide. Eur J Clin Pharmacol 1981; 20(6):465-71

[15] Siegenthaler W. Differentialdiagnose innerer Krankheiten. 18 ed. Stuttgart: Georg Thieme Verlag; 2000

[16] Simons KJ, Watson WT, Martin TJ, Chen M, Yu X, Simons F. Diphenhydramine: Pharmacokinetics and pharmacodynamics in elderly adults, young adults, and children. The Journal of Clinical Pharmacology 1990; 30(7):665-71

Kapitel 11: Herz-Kreislaufstillstand

[1] Achleitner U, Wenzel V, Strohmenger HU, Lindner KH, Baubin MA, Krismer AC, et al. The beneficial effect of basic life support on ventricular fibrillation mean frequency and coronary perfusion pressure. Resuscitation 2001, Nov; 51(2):151-8

[2] Angelos MG, Butke RL, Panchal AR, Torres CA, Blumberg A, Schneider JE, Aune SE. Cardiovascular response to epinephrine varies with increasing duration of cardiac arrest. Resuscitation 2008, Apr; 77(1):101-10

[3] Berg RA, Hilwig RW, Kern KB, Ewy GA. Precountershock cardiopulmonary resuscitation improves ventricular fibrillation median frequency and myocardial readiness for successful defibrillation from prolonged ventricular fibrillation: A randomized, controlled swine study. Annals of Emergency Medicine 2002, Dec; 40(6):563-70

[4] Brenner T, Bernhard M, Helm M, Doll S, Völkl A, Ganion N, et al. Comparison of two intraosseous infusion systems for adult emergency medical use. Resuscitation 2008, Sep; 78(3):314-9

[5] Callaway CW, Hostler D, Doshi AA, Pinchalk M, Roth RN, Lubin J, et al. Usefulness of vasopressin administered with epinephrine during out-of-hospital cardiac arrest. Am J Cardiol 2006, Nov 15;98(10):1316-21

[6] Deakin CD, Nolan JP, Soar J, Sunde K, Koster RW, Smith GB, Perkins GD. European resuscitation council guidelines for resuscitation 2010 section 4. Adult. Resuscitation 2010, Oct; 81(10):1305-52

[7] Efrati O, Ben-Abraham R, Barak A, Modan-Moses D, Augarten A, Manisterski Y, et al. Endobronchial adrenaline: Should it be reconsidered? Dose response and haemodynamic effect in dogs. Resuscitation 2003, Oct; 59(1):117-22

[8]   Fachinformation Suprarenin, Rote Liste Service GmbH Frankfurt, April 2014

[9]   Frascone RJ, Jensen JP, Kaye K, Salzman JG. Consecutive field trials using two different intraosseous devices. Prehosp Emerg Care 2007; 11(2):164-71

[10] Fries M, Tang W, Chang YT, Wang J, Castillo C, Weil MH. Microvascular blood flow during cardiopulmonary resuscitation is predictive of outcome. Resuscitation 2006, Nov; 71(2):248-53

[11] Gerritse BM, Scheffer GJ, Draaisma JM. Prehospital intraosseus access with the bone injection gun by a helicopter-transported emergency medical team. J Trauma 2009, Jun; 66(6):1739-41

[12] Goodman LS, Gilman A, Gilman AG. Neurohumoral transmission: The autonomic and somatic motor nervous system. In: Goodman and Gilman's The pharmacological basis of therapeutics. New York: Pergamon Press; 1990f. p. 84-121

[13] Gueugniaud PY, David JS, Chanzy E, Hubert H, Dubien PY, Mauriaucourt P, et al. Vasopressin and epinephrine vs. Epinephrine alone in cardiopulmonary resuscitation. N Engl J Med 2008, Jul 3;359(1):21-30

[14] Herlitz J, Ekstrom L, Wennerblom B, Axelsson A, Bang A, Holmberg S. Adrenaline in out-of-hospital ventricular fibrillation. Does it make any. Resuscitation 1995, Jun; 29(3):195-201

[15] Holmberg M, Holmberg S, Herlitz J. Low chance of survival among patients requiring adrenaline (epinephrine) or. Resuscitation 2002, Jul; 54(1):37-45

[16] Hörnchen U, Schüttler J, Stoeckel H, Eichelkraut W, Hahn N. Endobronchial instillation of epinephrine during cardiopulmonary resuscitation. Crit Care Med 1987, Nov; 15(11):1037-9

[17] Lindner KH, Dirks B, Strohmenger HU, Prengel AW, Lindner IM, Lurie KG. Randomised comparison of epinephrine and vasopressin in patients with out-of-hospital ventricular fibrillation. Lancet 1997, Feb 22; 349(9051):535-7

[18] Manisterski Y, Vaknin Z, Ben-Abraham R, Efrati O, Lotan D, Berkovitch M, et al. Endotracheal epinephrine: A call for larger doses. Anesth Analg 2002, Oct; 95(4):1037-41, table of contents

[19] Muraro A, Roberts G, Worm M, Bilò MB, Brockow K, Fernández Rivas M, et al. Anaphylaxis: Guidelines from the european academy of allergy and clinical immunology. Allergy 2014, Aug;69(8):1026-45

Literaturverzeichnis

[20] Olasveengen TM, Sunde K, Brunborg C, Thowsen J, Steen PA, Wik L. Intravenous drug administration during out-of-hospital cardiac arrest: A. JAMA : The Journal of the American Medical Association 2009, Nov 25;302(20):2222-9

[21] Ong ME, Chan YH, Oh JJ, Ngo AS. An observational, prospective study comparing tibial and humeral intraosseous access using the EZ-IO. Am J Emerg Med 2009, Jan; 27(1):8-15

[22] Prengel AW, Lindner KH, Ensinger H, Grünert A. Plasma catecholamine concentrations after successful resuscitation in patients. Crit Care Med 1992, May; 20(5):609-14

[23] Pytte M, Kramer-Johansen J, Eilevstjønn J, Eriksen M, Strømme TA, Godang K, et al. Haemodynamic effects of adrenaline (epinephrine) depend on chest compression quality during cardiopulmonary resuscitation in pigs. Resuscitation 2006, Dec; 71(3):369-78

[24] Schüttler J, Bartsch A, Ebeling BJ, Hörnchen U, Kulka P, Sühling B, Stoeckel H. [Endobronchial administration of adrenaline in preclinical cardiopulmonary resuscitation]. Anasth Intensivther Notfallmed 1987, Apr; 22(2):63-8

[25] Soar J, Nolan JP, Böttiger BW, Perkins GD, Lott C, Carli P, et al. European resuscitation council guidelines for resuscitation 2015: Section 3. Adult advanced life support. Resuscitation 2015, Oct; 95:100-47

[26] Soar J, Perkins GD, Abbas G, Alfonzo A, Barelli A, Bierens JJ, et al. European resuscitation council guidelines for resuscitation 2010 section 8. Cardiac arrest in special circumstances: Electrolyte abnormalities, poisoning, drowning, accidental hypothermia, hyperthermia, asthma, anaphylaxis, cardiac surgery, trauma, pregnancy, electrocution. Resuscitation 2010, Oct; 81(10):1400-33

[27] Stiell IG, Wells GA, Field B, Spaite DW, Nesbitt LP, De Maio, et al. Advanced cardiac life support in out-of-hospital cardiac arrest. N Engl J Med 2004, Aug 12; 351(7):647-56

[28] Stiell IG, Hébert PC, Wells GA, Vandemheen KL, Tang AS, Higginson LA, et al. Vasopressin versus epinephrine for inhospital cardiac arrest: A randomised controlled trial. Lancet 2001, Jul 14; 358(9276):105-9

[29] Tang W, Weil MH, Sun S, Gazmuri RJ, Bisera J. Progressive myocardial dysfunction after cardiac resuscitation. Crit Care Med 1993, Jul; 21(7):1046-50

[30] Truhlá\vr A, Deakin CD, Soar J, Khalifa GE, Alfonzo A, Bierens JJ, et al. European resuscitation council guidelines for resuscitation 2015: Section 4. Cardiac arrest in special circumstances. Resuscitation 2015; 95:148

[31] Vaknin Z, Manisterski Y, Ben-Abraham R, Efrati O, Lotan D, Barzilay Z, Paret G. Is

Literaturverzeichnis

endotracheal adrenaline deleterious because of the beta adrenergic effect? Anesth Analg 2001, Jun; 92(6):1408-12

[32]   Wenzel V, Lindner KH, Augenstein S, Voelckel W, Strohmenger HU, Prengel AW, Steinbach G. Intraosseous vasopressin improves coronary perfusion pressure rapidly during cardiopulmonary resuscitation in pigs. Crit Care Med 1999, Aug; 27(8):1565-9

[33]   Wenzel V, Krismer AC, Arntz HR, Sitter H, Stadlbauer KH, Lindner KH, European Resuscitation Council Vasopressor during Cardiopulmonary Resuscitation Study Group. A comparison of vasopressin and epinephrine for out-of-hospital cardiopulmonary resuscitation. N Engl J Med 2004, Jan 8;350(2):105-13

Kapitel 12: Herz-Kreislaufstillstand

[1]   Busch MA, Maske UE, Ryl L, Schlack R, Hapke U. Prävalenz von depressiver symptomatik und diagnostizierter depression bei erwachsenen in deutschland. Bundesgesundheitsblatt-Gesundheitsforschung-Gesundheitsschutz 2013;56(5-6):733-9

[2]   Campbell S, Nolan PE, Bliss M, Wood R, Mayersohn M. Stability of amiodarone hydrochloride in admixtures with other injectable drugs. American Journal of Hospital Pharmacy 1986, Apr; 43(4):917-21

[3]   Connolly SJ. Evidence-based analysis of amiodarone efficacy and safety. Circulation 1999, Nov 9; 100(19):2025-34

[4]   Deakin CD, Nolan JP, Soar J, Sunde K, Koster RW, Smith GB, Perkins GD. European resuscitation council guidelines for resuscitation 2010 section 4. Adult. Resuscitation 2010, Oct; 81(10):1305-52

[5]   Dorian P, Cass D, Schwartz B, Cooper R, Gelaznikas R, Barr A. Amiodarone as compared with lidocaine for shock-resistant ventricular. N Engl J Med 2002, Mar 21; 346(12):884-90

[6]   Fachinformation Amiodaron-Ratiopharm® 150 mg / 3 ml. Frankfurt: Rote Liste Service GmbH; 2015

[7]   Fachinformation Amiodaron hcl stragen 50 mg/ml. Frankfurt: Rote Liste Service GmbH; 2015

[8]   Fachinformation Amiodaron-hameln 50 mg/ml. Frankfurt: Rote Liste Service GmbH; 2012

[9]   Fachinformation Cordarex. Frankfurt: Rote Liste Service GmbH; 2015

[10]   Goldschlager N, Epstein A, Naccrelli G, Olshansky B, Singh B. Practical guidelines for clinicians who treat patients with amiodarone. Archives Internal Medicine 2000; 160: 1741-8

[11]   Gulamhusein S, Ko P, Carruthers SG, Klein GJ. Acceleration of the ventricular response during atrial fibrillation in the wolff-parkinson-white syndrome after verapamil. Circulation 1982, Feb; 65(2):348-54

[12]   January CT, Wann LS, Alpert JS, Calkins H, Cigarroa JE, Conti JB, et al. 2014 AHA/ACC/ HRS guideline for the management of patients with atrial fibrillation: A report of the american college of cardiology/american heart association task force on practice guidelines and the heart rhythm society. J Am Coll Cardiol 2014; 64(21):e1-e76

[13]   Kudenchuk PJ, Cobb LA, Copass MK, Cummins RO, Doherty AM, Fahrenbruch CE, et al. Amiodarone for resuscitation after out-of-hospital cardiac arrest due to. N Engl J Med 1999, Sep 16; 341(12):871-8

[14]   Martin WJ2, Rosenow EC. Amiodarone pulmonary toxicity. Recognition and pathogenesis (part I). CHEST Journal 1988; 93(5):1067-75

[15]   Martin WJ, Rosenow EC. Amiodarone pulmonary toxicity. Recognition and pathogenesis (part 2). Chest 1988, Jun; 93(6):1242-8

[16]   Masini E, Planchenault J, Pezziardi F, Gautier P, Gagnol JP. Histamine-releasing properties of polysorbate 80 in vitro and in vivo: Agents and Actions 1985, Sep; 16(6):470-7

[17]   Pramar YV. Chemical stability of amiodarone hydrochloride in intravenous fluids. International Journal of Pharmaceutical Compounding 1997, Sep; 1(5):347-8

[18]   Reynolds JEF, Parfitt K, Sweetman SC, Parsons AV. Martindale the extra pharmacopoeia. 30 ed. London: Pharmaceutical Press; 1993

[19]   Soar J, Nolan JP, Böttiger BW, Perkins GD, Lott C, Carli P, et al. European resuscitation council guidelines for resuscitation 2015: Section 3. Adult advanced life support. Resuscitation 2015, Oct; 95:100-47

[20]   Somberg JC, Timar S, Bailin SJ, Lakatos F, Haffajee CI, Tarjan J, et al. Lack of a hypotensive effect with rapid administration of a new aqueous. Am J Cardiol 2004, Mar 1; 93(5):576-81

Literaturverzeichnis

[21]   Somberg JC, Bailin SJ, Haffajee CI, Paladino WP, Kerin NZ, Bridges D, et al. Intravenous lidocaine versus intravenous amiodarone (in a new aqueous. Am J Cardiol 2002, Oct 15; 90(8):853-9

Kapitel 13: Hypoglykämie

[1]   Abholz HH, Egidi G, Gries A, Haller N, Landgraf R, Loskill H, et al. Nationale versorgungsleitlinie therapie des Typ-2-Diabetes. Nationale VersorgungsLeitlinie 2014, Nov; 1. Auflage (Version 4)

[2]   Amiel SA, Dixon T, Mann R, Jameson K. Hypoglycaemia in type 2 diabetes. Diabetic Medicine 2008; 25(3):245-54

[3]   Bodmer M, Meier C, Krähenbühl S, Jick SS, Meier CR. Metformin, sulfonylureas, or other antidiabetes drugs and the risk of lactic acidosis or hypoglycemia A nested case-control analysis. Diabetes Care 2008; 31(11):2086-91

[4]   Fachinformation Glucose 20% Braun Injektionslösung. Frankfurt : Rote Liste Service GmbH

[5]   Horvath K, Jeitler K, Berghold A, Ebrahim SH, Gratzer TW, Plank J, et al. Long-acting insulin analogues versus NPH insulin (human isophane insulin) for type 2 diabetes mellitus. Cochrane Database Syst Rev 2007(2):CD005613

[6]   Monami M, Marchionni N, Mannucci E. Long-acting insulin analogues versus NPH human insulin in type 2 diabetes: A meta-analysis. Diabetes Res Clin Pract 2008, Aug; 81(2):184-9

[7]   Plank J, Siebenhofer A, Berghold A, Jeitler K, Horvath K, Mrak P, Pieber TR. Systematic review and meta-analysis of short-acting insulin analogues in patients with diabetes mellitus. Arch Intern Med 2005, Jun 27; 165(12):1337-44

[8]   Pramming S, Thorsteinsson B, Bendtson I, Binder C. Symptomatic hypoglycaemia in 411 type 1 diabetic patients. Diabet Med 1991, Apr; 8(3):217-22

[9]   Renz-Polster H, Krautzig S. Basislehrbuch Innere Medizin: Kompakt-greifbar-verständlich; mit student-consult-zugang. 5. Auflage, Urban & Fischer; 2013

[10]   Siebenhofer A, Plank J, Berghold A, Jeitler K, Horvath K, Narath M, et al. Short acting insulin analogues versus regular human insulin in patients with diabetes mellitus. Cochrane Database Syst Rev 2006(2):CD003287

[11] Turner R, Cull C, Holman R. United kingdom prospective diabetes study 17: A 9-year update of a randomized, controlled trial on the effect of improved metabolic control on complications in non-insulin-dependent diabetes mellitus. Ann Intern Med 1996, Jan 1; 124(1 Pt 2):136-45

[12] Whitmer RA, Karter AJ, Yaffe K, Quesenberry CP, Selby JV. Hypoglycemic episodes and risk of dementia in older patients with type 2 diabetes mellitus. JAMA 2009;301(15):1565-72

Kapitel 14: Leitsymptom Hypertonie

[1] Fachinformation Bayotensin akut. Frankfurt: Rote Liste Service GmbH; 2014

[2] Fachinformation Ebrantil i.V. 25 mg. Frankfurt: Rote Liste Service GmbH; 2014

[3] Fachinformation Nitrolingual infus. Frankfurt: Rote Liste Service GmbH; 2012

[4] Fachinformation Nitrolingual akut Spray. Frankfurt: Rote Liste Service GmbH; 2015

[5] Hirschl MM, Seidler D, Zeiner A, Wagner A, Heinz G, Sterz F, Laggner AN. Intravenous urapidil versus sublingual nifedipine in the treatment of hypertensive urgencies. Am J Emerg Med 1993;11(6):653-6

[6] Hirschl MM, Binder M, Bur A, Herkner H, Müllner M, Woisetschläger C, Laggner AN. Safety and efficacy of urapidil and sodium nitroprusside in the treatment of hypertensive emergencies. Intensive Care Med 1997;23(8):885-8

[7] Hirschl MM, Seidler D, Müllner M, Kürkciyan I, Herkner H, Bur A, Laggner AN. Efficacy of different antihypertensive drugs in the emergency department. J Hum Hypertens 1996;10:S143-6

[8] Hirschl MM. Therapie des hypertensiven Notfalls. In: Der hypertensive Notfall. Bremen, London, Boston: Uni-Med Verlag; 2001. p. 52-75

[9] Hochdruckliga Deutsche. Hochdruck und zerebrale Durchblutungsstörungen. Deutsche Hochdruckliga. Heidelberg, Germany 1995

[10] Hochdruckliga Deutsche. Leitlinien zur Behandlung der arteriellen Hypertonie. Nieren- und Hochdruckkrankheiten 2009;38(4):137-88

[11] James PA, Oparil S, Carter BL, Cushman WC, Dennison-Himmelfarb C, Handler J, et al. 2014 evidence-based guideline for the management of high blood pressure in adults: Report from the panel members appointed to the eighth joint national committee (JNC 8). JAMA 2014, Feb 5;311(5):507-20

Literaturverzeichnis

[12] Kaplan NM. Management of hypertensive emergencies. Lancet 1994, Nov 12;344(8933):1335-8

[13] Langtry HD, Mammen GJ, Sorkin EM. Urapidil. A review of its pharmacodynamic and pharmacokinetic properties, and therapeutic potential in the treatment of hypertension. Drugs 1989, Dec;38(6):900-40

[14] Link A, Walenta K, Böhm M. Der hypertensive Notfall. Internist (Berl) 2005;46(5) 557-64

[15] Mancia G, Fagard R, Narkiewicz K, Redon J, Zanchetti A, Böhm M, et al. 2013 ESH/ ESC guidelines for the management of arterial hypertension the task force for the management of arterial hypertension of the european society of hypertension (ESH) and of the european society of cardiology (ESC). Eur Heart J 2013;34(28):2159-219

[16] Middeke M. Hypertensive krise und hypertensiver notfall. In: Therapeutische Umschau. Stuttgart: Georg Thieme Verlag; 2005. p. 170-1754

[17] Middeke M. Hypertensive Krise und hypertensiver Notfall. In: Arterielle Hypertonie. Stuttgart: Georg Thieme Verlag; 2005

[18] Nielsen LH, Knudsen F, Olesen AS. [The use of urapidil in anaesthesia. A selective s1a-serotonin receptor antagonist with antihypertensive action]. Ugeskr Laeger 1990, Apr 23;152(17):1217-9

[19] Pinna G, Pascale C, Fornengo P, Arras S, Piras C, Panzarasa P, et al. Hospital admissions for hypertensive crisis in the emergency departments: A large multicenter italian study. PLoS One 2014;9(4):e93542

[20] Pinna G, Pascale C, Fornengo P, Arras S, Piras C, Panzarasa P, et al. Hospital admissions for hypertensive crisis in the emergency departments: A large multicenter italian study. PLoS One 2014;9(4):e93542

[21] Schellinger PD, Steiner T. Notfall-und intensivbehandlung nach schlaganfall empfehlungen der europäischen konsensus-gruppe*. Nervenarzt 1998;69(6):530-9

[22] Schreiber W, Woisetschläger C, Binder M, Kaff A, Raab H, Hirschl MM. The nitura study--effect of nitroglycerin or urapidil on hemodynamic, metabolic and respiratory parameters in hypertensive patients with pulmonary edema. Intensive Care Med 1998, Jun;24(6):557-63

[23] Thümmler C. Senioren verändern das Einsatzspektrum. DEUTSCHES ARZTEBLATT-KOLN- 2003;100(11):546

Literaturverzeichnis

[24] Trenkwalder P, Elmfeldt D, Hofman A, Lithell H, Olofsson B, Papademetriou V, et al. The study on cognition and prognosis in the elderly (SCOPE). The study on cognition and prognosis in the elderly (SCOPE)-major cardiovascular events and stroke in subgroups of patients. Blood Press 2005;14:31-7

[25] Van der Stroom JG, van Wezel HB, Vergroesen I, Kal JE, Koolen JJ, Dijkhuis JP, et al. Comparison of the effects of urapidil and sodium nitroprusside on haemodynamic state, myocardial metabolism and function in patients during coronary artery surgery. Br J Anaesth 1996, May;76(5):645-51

[26] Wüsten R, Hemelrijck J, Mattheussen M, Lauwers T, Anger C, Van Aken H. [Effect of nifedipine and urapidil on autoregulation of cerebral circulation in the presence of an intracranial space occupying lesion]. Anasth Intensivther Notfallmed 1990, Apr;25(2):140-5

[27] Zampaglione B, Pascale C, Marchisio M, Cavallo-Perin P. Hypertensive urgencies and emergencies prevalence and clinical presentation. Hypertension 1996;27(1):144-7

Kapitel 15: Intoxikationen

[1] Bayer MJ, Danzl D, Gay GR, GIBLER B, JACKIMCZYK K, KENT T, et al. Treatment of benzodiazepine overdose with flumazenil. Clin Ther 1992;14(6):978-95

[2] Coresh J, Selvin E, Stevens LA, Manzi J, Kusek JW, Eggers P, et al. Prevalence of chronic kidney disease in the united states. JAMA 2007; 298(17):2038-47

[3] Director PPC. Ipecac syrup-induced emesis no evidence of benefit. Clinical Toxicology 2005; 43(1)

[4] Dorlars D, Schilling D, Riemann JF. THE PLACE OF ULTRASONOGRAPHY IN THE ASSESSMENT OF ABNORMAL GASTRIC-MOTILITY. Deutsche Medizinische Wochenschrift 1994; 119(16):575-80

[5] Duthie DJ, Nimmo WS. Adverse effects of opioid analgesic drugs. Br J Anaesth 1987; 59(1):61-77

[6] Fachinformation Flumazenil B. Braun 0,1 mg/ml Injektionslösung und Konzentrat zur Herstellung einer Infusionslösung. Frankfurt: Rote Liste Service GmbH; 2011

[7] Fachinformation Naloxon B. Braun 0,4 mg/ml Injektions-/Infusionslösung. Frankfurt: Rote Liste Service GmbH; 2014

[8] Chyka PA, Seger D, Krenzelok EP, Vale JA, European Association of Poisons Centres and Clinical Toxicologists. Position paper: Single-dose activated charcoal. Clin Toxicol (Phila) 2005 ;43(2):61-87

[9] Giftinformationszentrum Nord der Länder Bremen, Hamburg, Niedersachsen und Schleswig Holstein (GIZ-Nord). Jahresbericht 2014. ; 2015

[10] Giftinformationszentrum Nord der Länder Bremen, Hamburg, Niedersachsen und Schleswig Holstein (GIZ-Nord). Toxidrome. ; 2015

[11] Girndt M, Trocchi P, Scheidt-Nave C, Markau S, Stang A. Prävalenz der eingeschränkten Nierenfunktion. Deutsches Ärzteblatt 2016;113(6):85-91

[12] Goodman Gilman A, Rall TW, Nies AS, Taylor P. 8th ed. Pergamon Press; 1990

[13] Höjer J, Troutman WG, Hoppu K, Erdman A, Benson BE, Mégarbane B, et al. Position paper update: Ipecac syrup for gastrointestinal decontamination. Clin Toxicol (Phila) 2013, Mar; 51(3):134-9

[14] Katzung BG, Trevor AJ. Basic and clinical pharmacology. 13 ed. New York: McGraw-Hill; 2015

[15] Kelly AM, Kerr D, Dietze P, Patrick I, Walker T, Koutsogiannis Z. Randomised trial of intranasal versus intramuscular naloxone in prehospital treatment for suspected opioid overdose. Med J Aust 2005, Jan 3; 182(1):24-7

[16] Kielstein JT, Kielstein R. Extrakorporale Therapie von Vergiftungen. Der Nephrologe 2014;9(4):273-7

[17] Lehne RA, Rosenthal L. Pharmacology for nursing care. Elsevier Health Sciences; 2014

[18] Leitsymptome und Toxidrome als diagnostische Hilfe bei Intoxikationen; Schweiz Med Forum. 2001

[19] Lheureux P, Vranckx M, Leduc D, Askenasi R. Flumazenil in mixed benzodiazepine/ tricyclic antidepressant overdose: A placebo-controlled study in the dog. Am J Emerg Med 1992; 10(3):184-8

[20] Mutschler E, Geisslinger G, Kroemer HK, Schäfer-Korting M. Mutschler Arzneimittelwirkungen, Lehrbuch der Pharmakologie und Toxikologie. 8., Völlig neu bearbeitete und erweiterte Auflage. Stuttgart: Wissenschaftliche Verlagsgesellschaft MbH 2001

[21] Robertson TM, Hendey GW, Stroh G, Shalit M. Intranasal naloxone is a viable alternative to intravenous naloxone for prehospital narcotic overdose. Prehosp Emerg Care 2009; 13(4):512-5

Literaturverzeichnis

[22]   Scheidt-Nave C, Kamtsiuris P, Gößwald A, Hölling H, Lange M, Busch MA, et al. German health interview and examination survey for adults (DEGS)-design, objectives and implementation of the first data collection wave. BMC Public Health 2012;12(1):1

[23]   Statistisches Bundesamt. Diagnosedaten 2011

[24]   Statistisches Bundesamt. Diagnosedaten 2015

[25]   Truhlář A, Deakin CD, Soar J, Khalifa GE, Alfonzo A, Bierens JJ, et al. European resuscitation council guidelines for resuscitation 2015: Section 4. Cardiac arrest in special circumstances. Resuscitation 2015, Oct;95:148-201

Kapitel 16: Krampfanfall

[1]   Alldredge BK, Gelb AM, Isaacs SM, Corry MD, Allen F, Ulrich S, et al. A comparison of lorazepam, diazepam, and placebo for the treatment of out-of-hospital status epilepticus. N Engl J Med 2001, Aug 30; 345(9):631-7

[2]   Appleton R, Macleod S, Martland T. Drug management for acute tonic-clonic convulsions including convulsive status epilepticus in children. Cochrane Database Syst Rev 2008(3):CD001905

[3]   Arbeitsgemeinschaft Norddeutscher Notärzte. Therapieempfehlungen für die Notfallmedizin; 2012

[4]   Ashrafi MR, Khosroshahi N, Karimi P, Malamiri RA, Bavarian B, Zarch AV, et al. Efficacy and usability of buccal midazolam in controlling acute prolonged convulsive seizures in children. Eur J Paediatr Neurol 2010, Sep; 14(5):434-8

[5]   Bertler A, Lindgren S, Magnusson JO, Malmgren H. Intramuscular bioavailability of chlorazepate as compared to diazepam. Eur J Clin Pharmacol 1985; 28(2):229-30

[6]   Brevoord JC, Joosten KF, Arts WF, van Rooij RW, de Hoog M. Status epilepticus: Clinical analysis of a treatment protocol based on midazolam and phenytoin. J Child Neurol 2005, Jun; 20(6):476-81

[7]   Chen JW, Wasterlain CG. Status epilepticus: Pathophysiology and management in adults. The Lancet Neurology 2006; 5(3):246-56

[8]   Crevoisier C, Delisle MC, Joseph I, Foletti G. Comparative single-dose pharmacokinetics of clonazepam following intravenous, intramuscular and oral administration to healthy volunteers. Eur Neurol 2003; 49(3):173-7

[9]   Elger CE, Baumgarten C, Beyenburg S, Dennig D, Donati F, Ebner A, et al. Erster epileptischer Anfall und Epilepsien im Erwachsenenalter. In: Leitlinien für Diagnostik und Therapie in der Neurologie: Herausgegeben von der Kommission" Leitlinien" der DGN. Stuttgart: Georg Thieme Verlag; 2012

[10]   Fachinformation Buccolam 2014, Mär.

[11]   Fachinformation Diazepam AbZ 10 Mg Ampullen 2014, Apr.

[12]   Fachinformation Diazepam Desitin Rectal Tube 2013, Dez.

[13]   Fachinformation Dormicum Injektionslösung 2015, Feb.

[14]   Fachinformation Rivotril Konzentrat 2014, Sep.

[15]   Fachinformation Tavor Pro Injectione 2 mg 2013, Dez.

[16]   Fişgin T, Gurer Y, Teziç T, Senbil N, Zorlu P, Okuyaz C, Akgün D. Effects of intranasal midazolam and rectal diazepam on acute convulsions in children: Prospective randomized study. J Child Neurol 2002, Feb; 17(2):123-6

[17]   Handbuch Notfallmedizin. Notfallmedizinisches Kompendium der Arbeitsgemeinschaft Notärzte in NRW. ; 2015

[18]   Kapur J, Macdonald RL. Rapid seizure-induced reduction of benzodiazepine and zn2+ sensitivity of hippocampal dentate granule cell GABAA receptors. The Journal of Neuroscience 1997; 17(19):7532-40

[19]   Katzung BG, Trevor AJ. Basic & clinical pharmacology. 13th ed. Lange Medical Books/ McGraw Hill New York; 2015

[20]   Knake S, Rosenow F, Vescovi M, Oertel WH, Mueller H-H, Wirbatz A, et al. Incidence of status epilepticus in adults in germany: A prospective, population-based study. Epilepsia 2001; 42(6):714-8

[21]   Knake S, Strzelczyk A, Rosenow F. Therapie des status epilepticus. Arzneimitteltherapie 2013;31(3):35-8

[22]   Knudsen FU. Plasma-Diazepam in infants after rectal administration in solution and by suppository. Acta Paediatrica 1977; 66(5):563-7

[23]   Lahat E, Goldman M, Barr J, Bistritzer T, Berkovitch M. Comparison of intranasal midazolam with intravenous diazepam for treating febrile seizures in children: Prospective randomised study. BMJ 2000, Jul 8; 321(7253):83-6

[24] Lowenstein DH, Alldredge BK. Status epilepticus at an urban public hospital in the 1980s. Neurology 1993, Mar; 43(3 Pt 1):483-8

[25] Mahmoudian T, Zadeh MM. Comparison of intranasal midazolam with intravenous diazepam for treating acute seizures in children. Epilepsy Behav 2004, Apr; 5(2):253-5

[26] McIntyre J, Robertson S, Norris E, Appleton R, Whitehouse WP, Phillips B, et al. Safety and efficacy of buccal midazolam versus rectal diazepam for emergency treatment of seizures in children: A randomised controlled trial. Lancet 2005; 366(9481):205-10

[27] McMullan J, Sasson C, Pancioli A, Silbergleit R. Midazolam versus diazepam for the treatment of status epilepticus in children and young adults: A meta-analysis. Academic Emergency Medicine 2010; 17(6):575-82

[28] Nakken KO, Lossius MI. Buccal midazolam or rectal diazepam for treatment of residential adult patients with serial seizures or status epilepticus. Acta Neurologica Scandinavica 2011; 124(2):99-103

[29] Prasad K, Al-Roomi K, Krishnan PR, Sequeira R. Anticonvulsant therapy for status epilepticus. The Cochrane Library 2005

[30] Rosenow F, Besser R, Hamer HM, Holtkamp M, Kluge S, Knake S, et al. Status epilepticus im Erwachsenenalter. In: Leitlinien für Diagnostik und Therapie in der Neurologie: Herausgegeben von der Kommission" Leitlinien" der DGN. Stuttgart: Georg Thieme Verlag; 2012. p. 48-57

[31] Scott RC, Besag FM, Neville BG. Buccal midazolam and rectal diazepam for treatment of prolonged seizures in childhood and adolescence: A randomised trial. Lancet 1999, Feb 20; 353(9153):623-6

[32] Silbergleit R, Durkalski V, Lowenstein D, Conwit R, Pancioli A, Palesch Y, Barsan W. Intramuscular versus intravenous therapy for prehospital status epilepticus. New England Journal of Medicine 2012; 366(7):591-600

Kapitel 17: Schmerzen

[1] Andrade SE, Martinez C, Walker AM. Comparative safety evaluation of non-narcotic analgesics. Journal of Clinical Epidemiology 1998; 51(12):1357-65

[2] Caraco Y, Zylber-Katz E, Fridlander M, Admon D, Levy M. The effect of short-term dipyrone administration on cyclosporin pharmacokinetics. Eur J Clin Pharmacol 1999, Aug; 55(6):475-8

[3]   Diener H-C, Maier C. Das Schmerz-Therapie-Buch: Mit 152 Tabellen. München: Urban & Schwarzenberg; 1997

[4]   Egle UT, Hoffmann SO. Der Schmerzkranke: Grundlagen, Pathogenese, Klinik und Therapie chronischer Schmerzsyndrome aus bio-psycho-sozialer Sicht; mit 104 Tabellen. Schattauer; 1993

[5]   Fachinformation Novalgin Tropfen. Frankfurt: Rote Liste Service GmbH; 2014

[6]   Fachinformation Novalgin akut Brausetabletten. Frankfurt: Rote Liste Service GmbH; 2014

[7]   Fachinformation Ibuprofen abz 400 mg / 600 mg / 800 mg/ Filmtabletten. Frankfurt: Rote Liste Service GmbH; 2015

[8]   Fachinformation Ibuprofen abz 4% Saft. Frankfurt: Rote Liste Service GmbH; 2015

[9]   Fachinformation Ibuprofen abz 2% Saft. Frankfurt: Rote Liste Service GmbH; 2015

[10] Fachinformation Ibuprofen Heumann 200 mg Filmtabletten. Frankfurt: Rote Liste Service GmbH; 2015

[11] Fachinformation Imbun Zäpfchen. Frankfurt: Rote Liste Service GmbH; 2012

[12] Fachinformation Imbun Zäpfchen. Frankfurt: Rote Liste Service GmbH; 2012

[13] Fachinformation MSR 10/20/30 mg Mundipharma. Frankfurt: Rote Liste Service GmbH; 2011

[14] Fachinformation Morphin-Hameln 10/20/100/200 mg Injektionslösung. Frankfurt: Rote Liste Service GmbH; 2015

[15] Fachinformation Morphin-Ratiopharm 10/30/60/100 mg Retardtabletten. Frankfurt: Rote Liste Service GmbH; 2014

[26] Fachinformation Novalgin 1g und 2,5 g Injektionslösung. Frankfurt: Rote Liste Service GmbH; 2014

[17] Fachinformation Novalgin Suppositorien. Frankfurt: Rote Liste Service GmbH; 2014

[18] Fachinformation Novalgin Filmtabletten. Frankfurt: Rote Liste Service GmbH; 2014

[19] Fachinformation Paracetamol CT 500mg Tabletten. Frankfurt: Rote Liste Service GmbH; 2015

[20]   Fachinformation Paracetamol B. Braun 10 mg/ml Infusionslösung. Frankfurt: Rote Liste
       Service GmbH; 2015

[21]   Fachinformation Paracetamol -Ratiopharm 125 mg/250 mg/500 mg/ 1000 mg
       Suppositorien. Frankfurt: Rote Liste Service GmbH; 2015

[22]   Fachinformation Paracetamol -Ratiopharm 75 mg Suppositorien. Frankfurt: Rote Liste
       Service GmbH; 2015

[23]   Fachinformation Pedea 5 mg/ml Injektionslösung. Frankfurt: Rote Liste Service GmbH;
       2013

[24]   Fields HL, Basbaum AI, Heinricher MM. CENTRAL NERVOUS SYSTEM MECHANISMS OF
       PAIN MODULATION. In: Wall & Melzack's Textbook of Pain. Edinburgh: Elsevier; h. p.
       125-42

[25]   Flöter T. Grundlagen der Schmerztherapie. Curriculum spezielle Schmerztherapie
       des schmerztherapeutischen Kolloquiums e.V. Nach dem Kursbuch der
       Bundesärztekammer. München: Medizin und Wissen; 1998

[26]   Forth W. Metamizol: Ein untragbares Risiko. Dtsch. Apoth. Ztg 1981;121:1865

[27]   Fries JF. Quality-of-life considerations with respect to arthritis and nonsteroidal anti-
       inflammatory drugs. Am J Med 1998, Mar 30; 104(3A):14S-20S; discussion 21S-22S

[28]   Ibanez L, Vidal X, Ballarín E, Laporte J-R. Agranulocytosis associated with dipyrone
       (metamizol). Eur J Clin Pharmacol 2005; 60(11):821-9

[29]   Julius D, Basbaum AI. Molecular mechanisms of nociception. Nature 2001;
       413(6852):203-10

[30]   Kurowski M, Wörz R. Pharmakologie peripher wirksamer Analgetika. In:
       Grundlagen der Schmerztherapie. Curriculum Spezielle Schmerztherapie
       des Schmerztherapeutischen Kolloquiums e.V. nach dem Kursbuch der
       Bundesärztekammer. München: Medizin und Wissen; 1998. p. 423

[31]   Lehne RA. Pharmacology for nursing care. eights ed. St.Louis: Elsevier Health Sciences;
       2013

[32]   Levy M, Muszkat M, Rich B, Rosenkranz B, Schlattmann P. Population pharmacokinetic
       analysis of the active product of dipyrone. Int J Clin Pharmacol Ther 2010, Dec;
       48(12):791-7

[33]   Levy M. Risks of agranulocytosis and aplastic anaemia: The international
       agranulocytosis and aplastic anaemia study. J Am Med Assoc 1986;256:1749-57

Literaturverzeichnis

[34] Levy M, Zylber-Katz E, Rosenkranz B. Clinical pharmacokinetics of dipyrone and its metabolites. Clin Pharmacokinet 1995; 28(3):216-34

[35] Marskey H, Able Fessard DG, Bonica JJ. Pain terms; A list with definitions and notes on usage. Pain 1979;6: 249

[36] McQuay H. Opioids in pain management. The Lancet 1999; 353(9171):2229-32

[37] Mutschler E, Geisslinger G, Kroemer HK, Schäfer-Korting M. Mutschler Arzneimittelwirkungen, Lehrbuch der Pharmakologie und Toxikologie. 8., Völlig neu bearbeitete und erweiterte Auflage. Suttgart: Wissenschaftliche Verlagsgesellschaft MbH 2001

[38] Rang HP, Dale MM, Ritter JM, Flower RJ, Henderson G. Rang and Dales, Pharmacology,7 ed. London: Churchill Livingstone; 2012

[39] REINHARDT N, JANTOS R, SINNING C, IMMING P. Renaissance eines Analgetikums. Pharmazeutische Zeitung 2006;151(32)

[40] Renz-Polster H, Krautzig S. Basislehrbuch Innere Medizin: Kompakt-greifbar-verständlich; mit Student-Consult-Zugang. 5th ed. Urban & Fischer; 2013

[41] Rogosch T. Derivate nichtsteroidaler Antirheumatika als potentielle Cannabinoid- und Vanilloid-Rezeptor Liganden und Fettsäure-Derivate des Metamizols als dessen pharmakologisch aktives Prinzip. Dissertation, Philipps-Universität Marburg Fachbereich Pharmazie, 2005

[42] Schwarzbuch Schmerz. Über die Versorgungsrealität von Schmerzpatienten in Deutschland . Oberursel: Deutsche Schmerzliga; 2013

[43] Striebel HW. Therapie chronischer Schmerzen. 3. ed. Stuttgart: F.K. Schattauer; 1999

[44] Xu X, Hirayama H, Pang KS. First-pass metabolism of salicylamide. Studies in the once-through vascularly perfused rat intestine-liver preparation. Drug Metab Dispos 1989;17(5):556-63

[45] Zenz M, Donner B, Kurz-Müller K. Taschenbuch der Schmerztherapie. Stuttgart: Wissenschaftliche Verlagsgesellschaft; 1995

[46] Zylber-Katz E, Granit L, Levy M. Formation and excretion of dipyrone metabolites in man. Eur J Clin Pharmacol 1992; 42(2):187-91